供护理学类专业使用

健康评估实训指导

主　编　曾德建　丁淑贞
副主编　衣运玲　郝春艳　凌　敏　吴　冰
主　审　丁淑贞　孙雪洁
编　者　（以姓氏笔画为序）
　　　　丁淑贞　王丽丽　付馨瑶　衣运玲
　　　　孙雪洁　李　丹　李　岩　李世博
　　　　李艳艳　李淑元　吴　冰　谷　艳
　　　　单津津　郝春艳　宫　颖　徐曼珊
　　　　高筱琪　凌　敏　曾德建　蔡　玮

科学出版社

北　京

内 容 简 介

"健康评估"是护理学专业一门实践性很强的主干课程。为更好地促进和加强学生对健康评估实践技能的训练,使其掌握动手操作技术,我们编写了《健康评估实训指导》一书。本书共分为七章,内容包括常见症状问诊、体格检查、心理评估、社会评估、实验室检查、心电图检查和综合案例。全书重点突出临床化、表格化和系统化,总体设计是围绕培养学生的临床思维、自主学习能力和团队合作能力,是健康评估课程在实训教学改革中的一大尝试。可为护理学专业师生提供一本实用、与临床紧密结合的健康评估实训指导,同时也是广大临床医务人员的参考用书。

图书在版编目(CIP)数据

健康评估实训指导/曾德建,丁淑贞主编.—北京:科学出版社,2017.2
ISBN 978-7-03-051730-2

Ⅰ.健… Ⅱ.①曾… ②丁… Ⅲ.健康—评估—医学院校—教材 Ⅳ.R471

中国版本图书馆 CIP 数据核字(2017)第 024855 号

责任编辑:郝文娜 杨卫华 / 责任校对:钟 洋

责任印制:徐晓晨 / 封面设计:陈 敬

科 学 出 版 社出版
北京东黄城根北街 16 号
邮政编码:100717
http://www.sciencep.com

北京东华虎彩印刷有限公司 印刷
科学出版社发行 各地新华书店经销

*

2017 年 2 月第 一 版 开本:787×1092 1/16
2018 年 1 月第二次印刷 印张:14
字数:340 000

定价:39.00 元
(如有印装质量问题,我社负责调换)

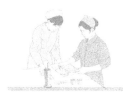

前　言

　　"健康评估"是护理学专业一门实践性很强的主干课程。为更好地促进和加强对学生健康评估实践技能训练，使其掌握动手操作的技术，我们编写了这本《健康评估实训指导》。

　　本书重点突出临床化、表格化和系统化。

　　"临床化"体现在：借助情景模拟、角色扮演和案例讨论等方式进行实践技能演练。如在涉及案例情景下，学生通过角色扮演进行常规症状问诊；体格检查等技能训练中加入案例，强化学生在掌握基本操作技能的同时思考检查的目的和临床意义，让实训课堂更贴近临床；心电图检查部分则采取典型案例和心电图图谱相结合的教学方法，使抽象难记的图形在临床案例导入中提高学生理解和分析能力；课堂讨论题均来源于临床情景，课后思考题主要是培养学生对知识的分析和综合能力。另外，心理评估、社会评估和实验室检查部分等均与临床紧密衔接，方便学生进行学习与训练。

　　"表格化"是本书的另一个突出特点，我们注重以表格的形式呈现理论知识和实训流程，使知识结构重点突出、清晰明了，方便阅读、利于记忆。将每部分的检查项目、内容、操作方法和注意事项等集中在一个表格内，既保证了知识点的完整性，又使繁杂的内容变得直观、有序，方便学生查阅学习。

　　"系统化"主要体现在两个方面，一是课堂内容设置的系统化，遵循从"学习重点"回顾，到"实训流程"，再到"教师总结"的课堂程序进度，对每一个程序进行细致的设计，使实训课堂变得充实、生动、有效。其中，"学习重点"是需要学生课前掌握的内容；"教师总结"中的思考题可作为课后作业；部分章节"实训流程"中的案例讨论也可布置为课前预习任务，课堂上则进行小组间讨论，以增强学生的合作与交流能力；问诊、体格检查、心理和社会评估、心电图检查部分的操作方法也被嵌入到了"实训流程"中，以避免在实训课堂上仅仅进行单一的操作训练；我们还设计了体格检查和心电图检查考核标准，使教师和学生共同掌握操作标准，有利于调动学生学习的主动性。二是在案例和思考题设置部分强调对学生的综合评估和分析能力的训练，即知识与实践的完整性。

　　本书的总体设计是围绕培养学生的临床思维、自主学习能力和团队合作能力，是健康评估课程在实训教学改革中的一大尝试。

　　本书全体编者都以高度认真的态度参与了编写工作，但因水平限制，内容可能存在不当之处，恳请各位读者提出宝贵意见和建议，以求进一步改进和完善。

丁淑贞　曾德建

2016 年 11 月

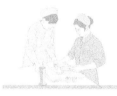

目 录

第1章　常见症状问诊 ……………………………………………………………… (1)

 第一部分　发热 ……………………………………………………………………… (1)

 第二部分　抽搐与惊厥 ……………………………………………………………… (3)

 第三部分　水肿 ……………………………………………………………………… (5)

 第四部分　脱水 ……………………………………………………………………… (7)

 第五部分　呼吸困难 ………………………………………………………………… (9)

 第六部分　发绀 …………………………………………………………………… (11)

 第七部分　咳嗽与咳痰 …………………………………………………………… (13)

 第八部分　咯血 …………………………………………………………………… (15)

 第九部分　心悸 …………………………………………………………………… (17)

 第十部分　恶心与呕吐 …………………………………………………………… (19)

 第十一部分　呕血与黑粪 ………………………………………………………… (21)

 第十二部分　疼痛 ………………………………………………………………… (23)

 第十三部分　黄疸 ………………………………………………………………… (25)

 第十四部分　腹泻 ………………………………………………………………… (27)

 第十五部分　便秘 ………………………………………………………………… (29)

 第十六部分　尿潴留 ……………………………………………………………… (31)

 第十七部分　尿失禁 ……………………………………………………………… (33)

 第十八部分　便血 ………………………………………………………………… (35)

 第十九部分　意识障碍 …………………………………………………………… (37)

第2章　体格检查 ……………………………………………………………………… (39)

 第一部分　一般检查 ……………………………………………………………… (39)

 第二部分　头面部与颈部检查 …………………………………………………… (43)

 第三部分　胸部检查 ……………………………………………………………… (49)

 第四部分　腹部检查 ……………………………………………………………… (57)

 第五部分　肛门、直肠与男性生殖器检查 ……………………………………… (61)

 第六部分　脊柱与四肢检查 ……………………………………………………… (65)

 第七部分　神经系统检查 ………………………………………………………… (69)

 第八部分　血管检查 ……………………………………………………………… (73)

 第九部分　全身体格检查 ………………………………………………………… (76)

第3章　心理评估 ……………………………………………………………… (81)

　第一部分　认知评估 …………………………………………………………… (81)

　第二部分　焦虑评估 …………………………………………………………… (84)

　第三部分　抑郁评估 …………………………………………………………… (86)

　第四部分　应激评估 …………………………………………………………… (88)

　第五部分　健康行为评估 ……………………………………………………… (90)

　第六部分　自我概念评估 ……………………………………………………… (92)

第4章　社会评估 ……………………………………………………………… (94)

　第一部分　角色与角色适应 …………………………………………………… (94)

　第二部分　文化评估 …………………………………………………………… (97)

　第三部分　家庭评估 ………………………………………………………… (100)

　第四部分　环境评估 ………………………………………………………… (103)

第5章　实验室检查 ………………………………………………………… (105)

　第一部分　血液一般检查 …………………………………………………… (105)

　第二部分　出血性及血栓性疾病检查 ……………………………………… (108)

　第三部分　尿液检查 ………………………………………………………… (110)

　第四部分　粪检查 …………………………………………………………… (114)

　第五部分　心肌损伤实验室检查 …………………………………………… (116)

　第六部分　肾病实验室检查 ………………………………………………… (118)

　第七部分　肝病实验室检查 ………………………………………………… (120)

　第八部分　血清脂质与脂蛋白检查 ………………………………………… (122)

第6章　心电图检查 ………………………………………………………… (124)

　第一部分　常规心电图描记 ………………………………………………… (124)

　第二部分　心房、心室肥大 ………………………………………………… (132)

　第三部分　心肌缺血与心肌梗死 …………………………………………… (139)

　第四部分　心律失常 ………………………………………………………… (149)

第7章　综合案例 …………………………………………………………… (173)

　第一部分　案例信息 ………………………………………………………… (173)

　第二部分　护理诊断步骤与思维方法 ……………………………………… (178)

　第三部分　实训流程 ………………………………………………………… (180)

参考答案 …………………………………………………………………… (181)

参考文献 …………………………………………………………………… (218)

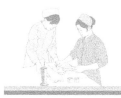

第1章　常见症状问诊

　　问诊是发生在护士与患者之间目的明确而有序的交谈过程,又称病史采集。常见症状问诊实训内容主要包括发热、疼痛、水肿、脱水、呼吸困难、咳嗽与咳痰、咯血、发绀、心悸、恶心与呕吐、呕血与黑粪、便血、腹泻、便秘、黄疸、尿潴留、尿失禁、抽搐与惊厥、意识障碍 19 个部分。学生应掌握各常见症状的问诊要点、问诊内容及相关护理诊断与合作性问题,能够灵活运用所学知识对患者实施问诊。

第一部分　发　热

一、学习重点

　　发热的问诊要点与内容主要包括临床表现特点,对患者的影响,病史与诱因,诊断、治疗与护理经过 4 个方面,见表 1-1。

表 1-1　发热问诊要点与内容一览表

问诊要点	问诊内容	相关护理诊断
1. 临床表现特点		
(1)起病时情况	发热是从什么时候开始的? 什么情况下发生的	
(2)体温变化情况	体温最高时有多少度? 持续了多长时间? 体温变化有什么规律	体温过高:与病原体感染有关;与体温调节中枢功能失调有关
(3)伴随症状	发热时伴有哪些不适	
2. 对患者的影响		
(1)食欲	发热以来,食欲有无改变	
(2)恶心、呕吐	是否出现过恶心、呕吐? 有几次? 呕吐物的颜色、气味和性状	
(3)体重	发热以来,体重有无下降? 下降了多少	营养失调——低于机体需要量;与长期发热所致机体物质消耗增加及营养物质摄入不足有关
(4)脱水	是否有大量出汗的时候? 出汗时是否感觉口渴? 每天饮水量多少	体液不足:与体温下降期出汗过多和(或)液体量摄入不足有关

（续　表）

问诊要点	问诊内容	相关护理诊断
（5）意识变化	发热时是否出现过幻觉或乱语？（可询问家属）	潜在并发症：意识障碍
（6）小儿高热惊厥	发热时，小孩是否出现过抽搐、两眼发直或意识丧失等表现	潜在并发症：惊厥
3. 病史与诱因	有过哪些疾病？有无外伤、大手术等	
4. 诊断、治疗与护理经过	接受过哪些检查？结果如何	
	发热后服用过哪些药物？服用剂量是多少？用药多长时间了？疗效如何？有无不良反应	
	采取过哪些降温措施？效果如何	

注意事项：①问诊内容应通俗易懂，避免使用专业术语；②患者为儿童或有认知功能障碍时，护士应向其家属或主要照顾者核实信息

二、实训流程

1. 阅读下列案例，进行小组讨论并回答问题

患儿，男性，3岁，发热、咽痛3天。3天前于淋雨受凉后出现畏寒、寒战，当晚发热，体温39.8℃，诉头痛、喉痛、烦躁，不能入睡。次日，患儿精神差，有恶心、呕吐。入院前半小时突发惊厥而急诊入院。尿少、色深。

体格检查：体温41.2℃，呼吸30次/分，脉搏116次/分，血压106/80mmHg。嗜睡，面色潮红，口唇干燥，咽部充血明显，双侧扁桃体Ⅱ度肿大，表面有脓点。两肺呼吸音正常。

初步诊断：急性扁桃体炎。

（1）该患儿发热原因可能是什么？

（2）发热对该患儿的影响表现在哪些方面？

（3）对该患儿进一步问诊的重点内容有哪些？

（4）根据案例提供的资料，列举初步护理诊断与合作性问题及其相关因素。

2. 情景模拟与角色扮演

（1）角色设计：3名学生分别扮演儿科护士、患儿和患儿家属。

（2）场景设计：儿科病房。

（3）情景主题：儿科护士对发热患儿及其家属进行问诊。

三、教师总结

1. 讨论时，小组成员应积极参与；角色扮演时，护士应主要针对案例中未提供或不明确的资料进行问诊；问诊要点全面，没有遗漏；能做出准确的护理诊断；该案例主要的信息提供者应该是家属；护士应关爱患儿，语音清晰，动作轻柔。

2. 通过本次实训，学生应在掌握发热问诊要点和问诊内容的基础上，对实际案例进行问诊，并做出初步护理诊断。

3. 思考题

（1）该患儿经历体温上升期、高热期与体温下降期时，分别可能出现哪些临床表现？

（2）评估稽留热患者时应特别注意哪些问题？

第二部分 抽搐与惊厥

一、学习重点

抽搐与惊厥的问诊要点和内容主要包括临床表现特点,对患者的影响,病史与诱因,诊断、治疗与护理经过 4 个方面,见表 1-2。

表 1-2 抽搐与惊厥问诊要点与内容一览表

问诊要点	问诊内容	相关护理诊断
1. 临床表现特点		
(1)起病时情况	什么情况下发生的?起病时的年龄是多大	
(2)发作时表现	抽搐发生的部位在哪儿?呈持续性还是间歇性?持续多长时间	
(3)伴随症状	发作时伴有哪些不适	
2. 对患者的影响		
(1)受伤	有无发作后导致的跌伤、舌咬伤、肌肉酸痛	有受伤的危险:与惊厥发作所致的不受控制的强直性肌肉收缩和意识丧失有关
(2)体温	发作后是否出现过高热?体温为多少度?	潜在并发症:高热
(3)呼吸	发作过程中是否出现过呼吸困难	潜在并发症:窒息
(4)大小便	是否有排便失禁或尿失禁的情况发生	排尿障碍/排便失禁:与抽搐与惊厥发作所致短暂意识丧失有关
(5)情绪	患者是否存在害怕的感觉?家属是否因患者的病情感到不安	恐惧:与不可预知的惊厥发作有关
(6)角色适应	家属是否知道如何应对	照顾者角色紧张:与照顾接受者的健康不稳定性及照顾情景的不可预测性有关
3. 病史与诱因	有过哪些疾病?有无脑部疾病、全身性疾病、癔症、毒物接触、外伤等病史?患儿应询问分娩史、生长发育异常史	
4. 诊断、治疗与护理经过	接受过哪些检查?结果如何 服用过哪些药物?药名是什么?服用剂量是多少?用药多长时间了?疗效如何?有无不良反应 采取过哪些降温措施?效果如何	

注意事项:①问诊时关注患者家属反应,尤其是有意识障碍发生时,须问及相关家属;②患者为儿童或有认知功能障碍时,护士必须向家属或主要照顾者核实信息

二、实训流程

1. 阅读下列案例,进行小组讨论并回答问题

患者,男性,53岁,发作性双下肢强直3天。3天前睡眠中突发双下肢强直,伴左上肢不自主抽动,无意识障碍,无大小便异常,无跌伤及咬伤,2～3分钟后缓解。随后3天,上述症状反复发作4次,其中2次为日间发作,有1次导致患者倒地后擦伤右上肢皮肤。发作间期一切正常。患者担心有重大疾病,精神差,失眠,家属焦虑不安。入院后查脑CT示未见异常。

既往史:1年前脑外伤病史。

体格检查:体温36.2℃,呼吸18次/分,脉搏76次/分,血压106/80mmHg。神志清,右下肢腱反射亢进,右下肢跟膝胫试验稍差。

初步诊断:继发性癫痫。

(1)该患者抽搐的原因可能是什么?

(2)抽搐对患者的影响表现在哪些方面?

(3)对该患者进一步问诊的重点内容有哪些?

(4)根据案例提供的资料,列举初步护理诊断与合作性问题及其相关因素。

2. 情景模拟与角色扮演

(1)角色设计:3名学生分别扮演神经内科护士、患者和患者家属。

(2)场景设计:神经内科病房。

(3)情景主题:神经内科护士对抽搐患者及其家属进行问诊。

三、教师总结

1. 讨论时,小组成员的参与程度如何;角色扮演时,护士问诊要点全面与否;能否做出合理的护理诊断。

2. 通过本次实训,学生应在掌握抽搐临床表现特点和问诊要点的基础上,对实际案例进行问诊,并做出初步护理诊断。

3. 思考题

(1)分析全身性抽搐与局限性抽搐临床表现的不同。

(2)评估抽搐患者时应特别注意哪些问题?

第三部分　水　肿

一、学习重点

水肿的问诊要点与内容主要包括临床表现特点，对患者的影响，病史与诱因，诊断、治疗与护理经过 4 个方面，见表 1-3。

表 1-3　水肿问诊要点与内容一览表

问诊要点	问诊内容	相关护理诊断
1. 临床表现特点		
（1）起病时情况	水肿是从什么时候开始的？什么情况下发生的？水肿初起于什么部位	
（2）水肿变化	按压后有什么反应？有没有向别的位置转移？累及到哪些地方？发展速度快慢？水肿是否受体位影响	
（3）伴随症状	水肿时是否伴有其他不适？具体有哪些	
2. 对患者的影响		
（1）体重	水肿以来，体重有无改变？有无尿量减少	体液过多——水肿：与右心功能不全有关；与肾脏疾病所致的钠水潴留有关
（2）呼吸与运动	是否出现过呼吸困难？呼吸困难的表现特点是什么？是否咳粉红色泡沫样痰 是否影响到活动？影响程度如何	潜在并发症：急性肺水肿 活动无耐力：与胸腹腔积液所致的呼吸困难有关；与腹腔积液所致的呼吸困难有关
（3）皮肤	水肿以来，是否出现皮肤破损？破损处是否发生感染？伤口修复情况如何	皮肤完整性受损/有皮肤完整性受损的危险：与水肿所致组织、细胞营养不良有关
3. 病史与诱因	有过哪些疾病？有无心、肝、肾及内分泌疾病史，有无营养不良史。是否接受过肾上腺皮质激素、睾酮、雌激素及其他药物治疗 有无药物过敏史，女性问月经婚育史	
4. 诊断、治疗与护理经过	接受过哪些检查？结果如何 水肿后服用过哪些药物？药名是什么？服用剂量是多少？用药多长时间了？疗效如何？有无不良反应 采取过哪些护理措施？效果如何	

注意事项：①注意鉴别患者是水肿还是肥胖；②特别关注患者的体重变化和皮肤有无损伤

二、实训流程

1. 阅读下列案例,进行小组讨论并回答问题

患者,女性,39岁,乏力2个月,水肿1周。2个月前无明显诱因出现乏力,活动后加重,1周前出现眼睑及双下肢水肿。无尿量减少、无胸闷气急,无黑矇晕厥,无呕血、黑粪。未经任何诊治,未见好转,遂来就诊。患者现情绪低落,乏力明显。

体格检查:体温36.1℃,呼吸18次/分,脉搏72次/分,血压106/60mmHg。眼睑水肿,双肺呼吸音清,未闻及干、湿啰音,心率72次/分,心律齐,未闻及明显病理性杂音,腹平软,无压痛,肝脾肋下未触及,双下肢轻度非凹陷性水肿。

辅助检查:甲状腺彩超示双侧甲状腺弥漫性病变;心电图及肝、脾、肾彩超未见异常;甲状腺功能检查示:总 T_4(TT$_4$)$<30\mu g/L$、总 T_3(TT$_3$)$<0.1\mu g/L$、游离 T_3(FT$_3$)0.36ng/L、游离 T_4(FT$_4$)36ng/L,TSH 135.84mU/L,抗甲状腺过氧化物酶抗体(TPOAb)>1300.0kU/L、抗甲状腺球蛋白抗体(TGAb)>500.0kU/L。

初步诊断:甲状腺功能减退。

(1)该患者水肿的原因可能是什么?

(2)水肿对患者的影响表现在哪些方面?

(3)对该患者进一步问诊的重点内容有哪些?

(4)根据案例资料,列举初步护理诊断与合作性问题及其相关因素。

2. 情景模拟与角色扮演

(1)角色设计:2名学生分别扮演内分泌科护士、患者。

(2)场景设计:内分泌科病房。

(3)情景主题:内分泌科护士对患者进行问诊。

三、教师总结

1. 讨论时,小组成员的参与程度如何;角色扮演时,护士问诊要点全面与否;能否做出合理的护理诊断。

2. 通过本次实训,学生应在掌握水肿临床表现特点和问诊要点的基础上,对实际案例进行问诊,并做出初步护理诊断。

3. 思考题

(1)比较心源性水肿、肾源性水肿、肝源性水肿和营养不良性水肿临床表现有哪些不同?

(2)评估特发性水肿患者时应特别注意哪些问题?

第四部分　脱　水

一、学习重点

脱水的问诊要点与内容主要包括临床表现特点,对患者的影响,病史与诱因,诊断、治疗与护理经过 4 个方面,见表 1-4。

表 1-4　脱水问诊要点与内容一览表

问诊要点	问诊内容	相关护理诊断
1.临床表现特点		
(1)起病时情况	脱水是从什么时候开始的?什么情况下发生的	
(2)脱水的表现	体重有无变化?有无口渴?喝水多少?排尿多少?出汗多少?以往血管是否能看清?精力是否充沛	
(3)伴随症状	脱水时是否伴有其他不适?具体有哪些	
2.对患者的影响		
(1)体重	脱水以来,体重有无改变?皮肤是否干燥,缺乏弹性	体液不足:与液体摄入不足或丢失过多有关
(2)活动	是否出现心慌、乏力?是否影响到活动?影响程度如何	活动无耐力:与体液不足后液体补充不合理或不充分有关
(3)意识	睡眠时间是否延长?是否发生过昏迷	潜在并发症:意识障碍
3.病史与诱因	有过哪些疾病?有无处于高温环境史?有无消化道疾病导致的饮食摄入困难?有无多尿?是否接受过利尿药治疗	
4.诊断、治疗与护理经过	接受过哪些检查?结果如何发病后服用过哪些药物?药名是什么?服用剂量是多少?用药多长时间了?疗效如何?有无不良反应采取过哪些护理措施?效果如何	

注意事项:①正常情况下,机体获得水分方式包括饮食中所含水分和代谢内生水两部分,排出的方式有通过肾排出的尿液,从胃肠道排出的粪,从皮肤排出的汗液,从肺通过呼吸排出的不显性水,问诊时从上述几方面全面考虑;②综合分析患者的血浆渗透压、血清电解质的检测结果,补充液体的方式、量、成分、速度及其效果等情况

二、实训流程

1. 阅读下列案例,进行小组讨论并回答问题

患儿,男性,21 个月,因腹泻、呕吐 3 天入院。发病以来,每天腹泻 7～8 次,水样便,呕吐

3~4次,不能进食,于社区卫生服务中心每日补5%葡萄糖注射液1000ml。现患儿精神萎靡,呕吐、腹泻、尿量减少,腹胀。家属焦虑。

体格检查:体温37.6℃(肛),脉搏148次/分,呼吸38次/分,血压85/50mmHg;两眼凹陷,皮肤弹性减退,腹胀、肠鸣音减弱,腹壁反射消失,四肢凉,膝跳反射迟钝。

实验室检查:血清钠离子125mmol/L,血清钾离子3.2mmol/L。

初步诊断:急性胃肠炎。

(1)该患儿出现了什么问题?

(2)本病对患儿造成了哪些影响?

(3)对该患儿家属进一步问诊的重点内容有哪些?

(4)根据案例提供的资料,列举初步护理诊断与合作性问题及其相关因素。

2.情景模拟与角色扮演

(1)角色设计:3名学生分别扮演儿科护士、患儿、患儿家属。

(2)场景设计:儿科病房。

(3)情景主题:儿科护士对患儿家属进行问诊。

三、教师总结

1.讨论时,小组成员的参与程度如何;角色扮演时,护士能否合理运用评估技巧对患儿家属进行问诊;问诊要点全面与否;能否做出合理的护理诊断。

2.通过本次实训,学生应在掌握脱水临床表现特点和问诊要点的基础上,对实际案例进行问诊,并做出初步护理诊断。

3.思考题

(1)从病因与临床表现上综合比较不同类型脱水的差异。

(2)上列案例出现血清钠离子125mmol/L的原因是什么?

第五部分 呼吸困难

一、学习重点

呼吸困难的问诊要点与内容主要包括临床表现特点,对患者的影响,病史与诱因,诊断、治疗与护理经过4个方面,见表1-5。

表 1-5 呼吸困难问诊要点与内容一览表

问诊要点	问诊内容	相关护理诊断
1. 临床表现特点		
(1)起病时情况	呼吸困难是从什么时候开始的?突然发生还是逐渐出现的	
(2)呼吸困难性质	呼吸困难什么情况下明显?是吸气困难,还是呼气困难?与体位有没有关系	低效性呼吸形态:与上呼吸道梗阻有关;与心肺功能不全有关 气体交换障碍:与心肺功能不全、肺部感染等引起有效肺组织减少、肺弹性减退有关
(3)伴随症状	呼吸困难时是否伴有其他不适?具体有哪些	
2. 对患者的影响		
(1)活动	是否因呼吸困难影响了日常活动?影响程度如何	活动无耐力:与呼吸困难所致的能量消耗和机体缺氧有关 自理缺陷:与呼吸困难有关
(2)情绪	是否有紧张不安等情绪改变	焦虑或恐惧:与呼吸困难有关
3. 病史与诱因	有过哪些疾病?是否发生过药物中毒?是否受过精神刺激	
4. 诊断、治疗与护理经过	接受过哪些检查?结果如何 服用过哪些药物?药名是什么?服用剂量是多少?用药多长时间了?疗效如何?有无不良反应 采取过哪些护理措施?效果如何	

注意事项:①呼吸困难患者多易疲劳,注意问诊时简单明了,可以多次间断提问,以补充评估内容;②若怀疑为左心衰竭引起的呼吸困难,应做好急救准备,以免耽误病情

二、实训流程

1. 阅读下列案例,进行小组讨论并回答问题

患者,男性,63岁。"咳嗽、咳痰20余年,加重3天"入院。患者咳嗽、咳痰20余年,以冬

春季节为甚,且逐年加重。近 10 年来,出现心悸、气短,双下肢水肿。3 天前,受凉后上述症状明显加重。现咳嗽、咳痰,痰量多,呈黏液脓性痰,不易咳出,气短,呼吸困难,发绀,不能平卧。有吸烟史 35 年,每日 40 支。

体格检查:体温 37.8℃,呼吸 22 次/分,脉搏 90 次/分,血压 130/80mmHg。口唇发绀,双肺呼吸音粗,双肺满布干、湿啰音,心率 90 次/分,心律齐,未闻及明显病理性杂音,腹平软,无压痛,肝脾肋下未触及,双下肢凹陷性水肿。

辅助检查:肺 CT 示双肺炎性改变,肺气肿;血常规示白细胞 13×10^9/L,中性粒细胞 0.80;血气分析示 PaO_2 55mmHg。

初步诊断:慢性阻塞性肺气肿,急性大叶性肺炎。

(1)该患者出现呼吸困难是什么原因引起的?

(2)本病对患者造成了哪些影响?

(3)对该患者进一步问诊的重点内容有哪些?

(4)根据案例提供的资料,列举初步护理诊断与合作性问题及其相关因素。

2. 情景模拟与角色扮演

(1)角色设计:2 名学生分别扮演呼吸科护士、患者。

(2)场景设计:呼吸科病房。

(3)情景主题:呼吸科护士对患者进行问诊。

三、教师总结

1. 讨论时,小组成员的参与程度如何;角色扮演时,护士问诊时能否注意到患者的体力与精力情况,合理使用问诊技巧;要点全面与否;能否做出合理的护理诊断。

2. 通过本次实训,学生应在掌握呼吸困难临床表现特点和问诊要点的基础上,对实际案例进行问诊,并做出初步护理诊断。

3. 思考题

(1)比较不同类型呼吸困难的异同点。

(2)分析呼吸困难的病因有哪些?

第六部分 发 绀

一、学习重点

发绀的问诊要点与内容主要包括临床表现特点,对患者的影响,病史与诱因,诊断、治疗与护理经过 4 个方面,见表 1-6。

表 1-6 发绀问诊要点与内容一览表

问诊要点	问诊内容	相关护理诊断
1. 临床表现特点		
(1)起病时情况	发绀从什么时候开始的?什么情况下发生的?发绀出现的缓急	
(2)发绀的特点及严重程度	发绀的部位与范围、程度?发绀能否消退?消退的原因是什么	
(3)伴随症状	是否伴有其他不适?具体有哪些	
2. 对患者的影响		
(1)呼吸	是否出现过呼吸困难?呼吸困难的表现的特点是什么	低效性呼吸形态:与肺泡通气、换气弥散功能障碍有关
(2)活动	对日常活动有无影响?影响程度怎样	活动无耐力:与心肺功能不全所致肺淤血有关
(3)情绪	是否对患者的情绪造成影响?是否影响患者的睡眠	焦虑/恐惧:与缺氧所致呼吸费力有关
3. 病史与诱因	有过哪些疾病?是否有心肺疾病或周围血管性疾病?服用过什么药物?是否进食过变质蔬菜	
4. 诊断、治疗与护理经过	接受过哪些检查?结果如何	
	发绀后有无采取氧气疗法?服用过哪些药物?药名是什么?服用剂量是多少?用药多长时间了?疗效如何?有无不良反应	
	采取过哪些护理措施?效果如何	

注意事项:①问诊应结合体格检查中视诊发现的体征,有重点进行,患者发绀时,多伴活动无耐力,避免长时间评估造成患者疲劳;②特别关注患者皮肤颜色和温度的变化

二、实训流程

1. 阅读下列案例,进行小组讨论并回答问题

案例参考第五部分呼吸困难案例。

(1)该患者发绀的原因是什么?

(2)发绀对患者的影响表现在哪些方面?

（3）对该患者进一步问诊的重点内容有哪些？

（4）根据案例提供的资料，列举初步的护理诊断与合作性问题及其相关因素。

2. 情景模拟与角色扮演

（1）角色设计：2名学生分别扮演呼吸科护士、患者。

（2）场景设计：呼吸科病房。

（3）情景主题：呼吸科护士对发绀患者进行问诊。

三、教师总结

1. 讨论时，小组成员的参与程度如何；角色扮演时，护士评估时能否恰当结合体格检查的方法，进行重点评估；问诊要点全面与否；能否做出合理的护理诊断。

2. 通过本次实训，学生应在掌握发绀临床表现特点和问诊要点的基础上，对实际案例进行问诊，并做出初步护理诊断。

3. 思考题

（1）比较周围性发绀、高铁血红蛋白血症和硫化血红蛋白血症临床表现有哪些不同？

（2）中心性发绀患者的表现特点与常见病因有哪些？结合本案例分析其发生机制。

第七部分 咳嗽与咳痰

一、学习重点

咳嗽与咳痰的问诊要点与内容主要包括临床表现特点,对患者的影响,病史与诱因,诊断、治疗与护理经过4个方面,见表1-7。

表 1-7 咳嗽与咳痰问诊要点与内容一览表

问诊要点	问诊内容	相关护理诊断
1. 临床表现特点		
(1)起病时情况	咳嗽咳痰是从什么时候开始的?什么情况下发生的	
(2)咳嗽与咳痰的情况	持续多长时间?咳嗽的特点、与体位有没有关系?痰液的性状、颜色、量、气味?哪些情况可使咳嗽加重或减轻	清理呼吸道无效:与痰液黏稠有关;与极度衰竭、无力咳嗽有关;与胸腹部手术后引起的无效咳嗽有关
(3)伴随症状	咳嗽咳痰时是否伴有其他不适?具体有哪些	
2. 对患者的影响		
(1)睡眠	咳嗽咳痰以来,患者有无失眠或睡眠不足	睡眠形态紊乱:与夜间频繁咳嗽有关
(2)呼吸	是否出现过胸痛、呼吸困难?呼吸困难的表现特点是什么	潜在并发症:自发性气胸
(3)体重	患者是否出现体重下降:下降的程度如何	营养不良——低于机体需要量:与长期频繁咳嗽所致能量消耗增加、营养摄入不足有关
3. 病史与诱因	有过哪些疾病?有无吸烟等不良嗜好?近期接受过哪种药物治疗	
4. 诊断、治疗与护理经过	接受过哪些检查?结果如何 咳嗽咳痰后服用过哪些药物?药名是什么?服用剂量是多少?用药多长时间了?疗效如何?有无不良反应 采取过哪些促进排痰的护理措施?效果如何	

注意事项:①问诊时允许中断,在患者咳嗽咳痰发作时给予帮助,如提供痰盂、纸巾,协助叩背促进排痰等;②特别关注患者的咳嗽咳痰与体位、气候及环境变化有无关系

二、实训流程

1. 阅读下列案例,进行小组讨论并回答问题

案例参考第五部分呼吸困难案例。

(1)该患者咳嗽咳痰的原因可能是什么?

(2)咳嗽咳痰对患者的影响表现在哪些方面?

(3)对该患者进一步问诊的重点内容有哪些?

(4)根据案例提供的资料,列举初步的护理诊断与合作性问题及其相关因素。

2. 情景模拟与角色扮演

(1)角色设计:2名学生分别扮演呼吸科护士、患者。

(2)场景设计:呼吸科病房。

(3)情景主题:呼吸科护士对咳嗽咳痰患者进行问诊。

三、教师总结

1. 讨论时,小组成员的参与程度如何;角色扮演时,护士问诊要点全面与否;能否做出合理的护理诊断。

2. 通过本次实训,学生应在掌握咳嗽、咳痰临床表现特点和问诊要点的基础上,对实际案例进行问诊,并做出初步护理诊断。

3. 思考题

(1)综合回顾痰液性质及其临床意义。

(2)比较不同音调的咳嗽有何临床意义?

第八部分　咯　血

一、学习重点

咯血的问诊要点与内容主要包括临床表现特点,对患者的影响,病史与诱因,诊断、治疗与护理经过 4 个方面,见表 1-8。

表 1-8　咯血问诊要点与内容一览表

问诊要点	问诊内容	相关护理诊断
1. 临床表现特点		
(1)起病时情况	咯血是从什么时候开始的?什么情况下发生的?是否为初次咯血?与以往有何不同	
(2)咯血的特点	咯血持续多长时间?咯出的血是什么样的?每天咯血量多少	
(3)伴随症状	咯血时是否伴有其他不适?具体有哪些	
2. 对患者的影响		
(1)意识	是否有烦躁不安、四肢湿冷、少尿等表现?脉搏血压有无变化	潜在并发症:失血性休克
(2)呼吸	有无咯血突然减少或中止,表情紧张、大汗淋漓、口唇发绀、抽搐、呼吸停止等表现?有无突发胸闷、呼吸困难、口唇发绀表现	潜在并发症:窒息 潜在并发症:肺不张
(3)体温	有无发热、咳嗽加剧表现?	潜在并发症:肺部继发感染
(4)情绪	有无紧张、恐惧、不安等心理反应?程度如何	焦虑:与咯血不止有关 恐惧:与大量咯血有关
3. 病史与诱因	有过哪些疾病?有无剧烈咳嗽、用力过度或情绪激动等情况?有无结核病接触史、吸烟史	
4. 诊断、治疗与护理经过	接受过哪些检查?结果如何?是否确诊为咯血,有无使用过止血药物?药名是什么?服用剂量是多少?用药多长时间了?疗效如何?有无不良反应 采取过哪些护理措施?效果如何	

注意事项:①特别关注患者的咯血量及咯血是否引起潜在并发症;②注意监测患者生命体征

二、实训流程

1. 阅读下列案例,进行小组讨论并回答问题

患者,男性,60 岁,因"发热咳嗽 3 天伴咯血 6 小时"入院,吸烟 30 年,每日 20 支。慢性咳嗽、咳痰病史 10 余年。3 天前,受凉后上述症状明显加重,痰量增多,呈黏液脓性痰,不易咳出。口服头孢类抗生素(具体不详)抗感染及布洛芬降温,未见明显好转。6 小时前无明显诱

因出现咯血,现患者时有咳嗽,痰中带血,伴有发热、失眠、焦虑不安。

体格检查:体温 38.1℃,呼吸 20 次/分,脉搏 85 次/分,血压 120/70mmHg。双肺呼吸音粗,可闻及干、湿啰音,心率 85 次/分,心律齐,未闻及明显病理性杂音,腹平软,无压痛,肝脾肋下未触及,双下肢无水肿。

辅助检查:肺 CT 示支气管扩张,双肺炎;心电图、心脏彩超未见异常;血常规示白细胞 14×10^9/L,中性粒细胞 0.78。

初步诊断:支气管扩张,急性大叶性肺炎。

(1)该患者咯血的原因可能是什么?

(2)咯血对患者的影响表现在哪些方面?

(3)对该患者进一步问诊的重点内容有哪些?

(4)根据案例提供资料,列举初步的护理诊断与合作性问题及其相关因素。

2.情景模拟与角色扮演

(1)角色设计:2 名学生分别扮演呼吸科护士、患者。

(2)场景设计:呼吸科病房。

(3)情景主题:呼吸科护士对咯血患者进行问诊。

三、教师总结

1.讨论时,小组成员的参与程度如何;角色扮演时,护士能否给予患者及时的支持;问诊要点全面与否;能否做出合理的护理诊断。

2.通过本次实训,学生应在掌握咯血临床表现特点和问诊要点的基础上,对实际案例进行问诊,并做出初步护理诊断。

3.思考题

(1)怎样根据咯血量多少区分咯血的程度?

(2)如何鉴别咯血与呕血?

第九部分　心　悸

一、学习重点

心悸的问诊要点与内容主要包括临床表现特点,对患者的影响,病史与诱因,诊断、治疗与护理经过4个方面,见表1-9。

表1-9　心悸问诊要点与内容一览表

问诊要点	问诊内容	相关护理诊断
1. 临床表现特点		
(1)起病时情况	心悸是从什么时候开始的?什么情况下发生的	
(2)心悸特点	发作的缓急、频率、持续与间隔时间?性质、程度	
(3)伴随症状	心悸时是否伴有其他不适?具体有哪些	
2. 对患者的影响		
(1)活动	心悸发作时是否影响了患者的日常生活活动,影响程度如何	活动无耐力;与心悸发作所致疲乏无力有关
(2)睡眠	有无睡眠障碍?表现特点如何	睡眠形态紊乱;与心悸发作所致不适有关
(3)神志	心悸以来,是否出现过意识丧失?有无大小便失禁	潜在并发症:猝死
(4)情绪	有无焦虑、恐惧等情绪反应	焦虑;与心悸发作所致不适有关
3. 病史与诱因	有过哪些疾病?有无吸烟、饮料刺激及精神刺激等诱发因素	
4. 诊断、治疗与护理经过	接受过哪些检查?结果如何 心悸后服用过哪些药物?药名是什么?服用剂量是多少?用药多长时间了?疗效如何?有无不良反应?有无电复律、人工起搏器治疗,效果如何 采取过哪些护理措施?效果如何	

注意事项:①特别关注患者的心律及心率变化,必要时进行心电监护;②注意关注患者有无晕厥,做好急救措施;对怀疑存在急性心肌梗死的患者须采取床头心电图检查的方式

二、实训流程

1. 阅读下列案例,进行小组讨论并回答问题

患者,女性,49岁,因"反复胸闷心悸1年余,再发1小时"急诊入院。患者近1年无明显诱因时有胸闷、心悸、头晕、乏力,无明显胸痛,无咳嗽发热,无恶心、呕吐,无意识丧失。休息后可缓解,间歇期如常,未给予重视。1小时前于劳累后突然出现胸闷心悸,伴头晕、乏力,休息后未缓解,遂"120"急诊入院,既往体健,否认高血压、糖尿病等病史,否认传染病及家族遗传病

史,无药物及食物过敏史。现患者胸闷、心悸,头晕、乏力,无咳嗽、发热,无恶心、呕吐,大小便正常。

体格检查:体温 36.5℃,脉搏 152 次/分,呼吸 20 次/分,血压 90/65mmHg。神志清,精神不振,发育正常,营养中等,自主体位,查体合作。面色苍白,全身皮肤黏膜无黄染及出血点,浅表淋巴结未触及肿大,口唇无发绀,伸舌居中,扁桃体不大。胸廓对称无畸形,双肺呼吸音清,未闻及明显干、湿啰音,心音强,心率 150 次/分,心律齐,未闻及明显病理性杂音。腹平软,无压痛及反跳痛,肝脾肋下未触及,双肾区无叩击痛,双下肢无水肿,四肢肌力肌张力正常。生理反射存在,病理反射未引出。

辅助检查:心电图示室上性心动过速。

初步诊断:室上性心动过速。

(1)该患者心悸的原因可能是什么?

(2)心悸对患者的影响表现在哪些方面?

(3)对该患者进一步问诊的重点内容有哪些?

(4)根据案例提供资料,列举初步的护理诊断与合作性问题及其相关因素。

2. 情景模拟与角色扮演

(1)角色设计:2 名学生分别扮演心内科护士、患者。

(2)场景设计:心内科病房。

(3)情景主题:心内科护士对心悸患者进行问诊。

三、教师总结

1. 讨论时,小组成员的参与程度如何;角色扮演时,护士能否注意鉴别是否存在严重心脏疾病;问诊要点全面与否;能否做出合理的护理诊断。

2. 通过本次实训,学生应在掌握心悸临床表现特点和问诊要点的基础上,对实际案例进行问诊,并做出初步护理诊断。

3. 思考题

(1)生理性心悸由哪些原因引起,其临床特点是什么?

(2)病理性心悸的临床表现特点有哪些?

第十部分　恶心与呕吐

一、学习重点

恶心与呕吐的问诊要点与内容主要包括临床表现特点、对患者的影响、病史与诱因，诊断、治疗与护理经过4个方面，见表1-10。

表1-10　恶心与呕吐问诊要点与内容一览表

问诊要点	问诊内容	相关护理诊断
1. 临床表现特点		
（1）起病时情况	恶心、呕吐是从什么时候开始的？什么情况下发生的	
（2）恶心与呕吐的特点	呕吐的频率、呕吐物的性质和量	舒适度减弱——恶心/呕吐：与急性胃炎有关；与幽门梗阻有关等
（3）伴随症状	恶心、呕吐时是否伴有其他不适？具体有哪些	
2. 对患者的影响		
（1）心跳与呼吸	有无心动过速、呼吸急促、血压降低	有误吸的危险：与呕吐物误入肺内有关　潜在并发症：窒息
（2）脱水	有无肌无力、口渴、皮肤干燥、弹性减退、尿量减少	体液不足/有体液不足的危险：与呕吐引起的体液丢失或摄入量不足有关
（3）食欲与体重	有无食欲减退、体重减低	营养失调：低于机体量：与长期频繁呕吐和食物摄入量不足有关
（4）情绪	有无焦虑、恐惧等情绪反应	焦虑/恐惧：与频繁呕吐，不能进食有关
3. 病史与诱因	有过哪些疾病？有无进食不洁食物史、头部外伤史？有无药物过敏史	
4. 诊断、治疗与护理经过	接受过哪些检查？结果如何	
	呕吐后服用过哪些药物？药名是什么？服用剂量是多少？用药多长时间了？疗效如何？有无不良反应	
	采取过哪些护理措施？效果如何	

注意事项：①问诊过程中提供患者必要的帮助，如纸巾、痰桶；若患者神志不清，注意采取合适的头偏一侧位，防止呕吐物误吸；②特别关注患者的精神状态

二、实训流程

1. 阅读下列案例，进行小组讨论并回答问题

患儿，男性，4个月，反复呕吐3天。3天前患儿吃冰箱保存的母乳后，出现呕吐，吐出为胃

内容物,非喷射性,无惊厥,伴发热,哭闹、易激惹。现患儿时有哭闹,呕吐后缓解,吃奶稍差,精神萎靡,泡沫样大便。既往体健,第 1 胎第 1 产,足月自然分娩,生后母乳喂养。

体格检查:体温 38.4℃,脉搏 140 次/分,呼吸 44 次/分,血压 80/60mmHg,心律齐,双肺未闻及明显干、湿啰音,腹部有抵抗感,有压痛。

实验室检查:血常规示血红蛋白 112g/L,白细胞 29.6×10^9;粪常规示白细胞 3 个/HP,RBC 2 个/HP。

初步诊断:急性胃肠炎。

(1)该患儿呕吐的原因是什么?

(2)呕吐对患儿的影响表现在哪些方面?

(3)对该患儿家属进一步问诊的重点内容有哪些?

(4)根据案例提供资料,列举初步的护理诊断与合作性问题及其相关因素。

2.情景模拟与角色扮演

(1)角色设计:3 名学生分别扮演儿科护士、患儿、患儿家长。

(2)场景设计:儿科病房。

(3)情景主题:儿科护士对呕吐患儿家属进行问诊。

三、教师总结

1. 讨论时,小组成员的参与程度如何;角色扮演时,护士能否结合患儿表现,合理使用问诊技巧,对患儿家属进行问诊;问诊要点全面与否;能否做出合理的护理诊断。

2. 通过本次实训,学生应在掌握呕吐临床表现特点和问诊要点的基础上,对实际案例进行问诊,并做出初步护理诊断。

3. 思考题

(1)比较反射性呕吐、中枢性呕吐、前庭障碍性呕吐和神经性呕吐的临床表现有哪些不同?

(2)综合回顾具有诊断意义的呕吐物特点有哪些?

第十一部分 呕血与黑粪

一、学习重点

呕血与黑粪的问诊要点与内容主要包括临床表现特点,对患者的影响,病史与诱因,诊断、治疗与护理经过 4 个方面,见表 1-11。

表 1-11 呕血与黑粪问诊要点与内容一览表

问诊要点	问诊内容	相关护理诊断
1. 临床表现特点		
(1)起病时情况	呕血与黑粪是从什么时候开始的?什么情况下发生的	
(2)呕血与黑粪的特点	呕血的量有多少?次数多少?呕血与黑粪的颜色、性状如何	
(3)伴随症状	呕血、黑粪时是否伴有其他不适?具体有哪些	
2. 对患者的影响		
(1)活动	有无口渴、头晕乏力、活动后心慌气短等表现	活动无耐力:与呕血与黑粪所致贫血有关
		组织灌注量无效:与上消化道出血所致血容量不足有关
(2)神志	有无头晕眼花、意识模糊	潜在并发症:休克
(3)情绪	有无烦躁不安、恐惧等心理反应	恐惧:与大量呕血与黑粪有关
3. 病史与诱因	有过哪些疾病?是否饮酒或进食坚硬食物,是否接受过肾上腺糖皮质激素、阿司匹林、华法林及其他药物治疗	
4. 诊断、治疗与护理经过	接受过哪些检查?结果如何	
	呕血、黑粪后服用过哪些药物?药名是什么?服用剂量是多少?用药多长时间了?疗效如何?有无不良反应	
	采取过哪些止血和护理措施?效果如何	

注意事项:①黑粪应与食动物血、铁剂、铋剂等造成的黑粪鉴别;②特别关注患者的精神状态

二、实训流程

1. 阅读下列案例,进行小组讨论并回答问题

患者,男性,45 岁,反复黑粪 3 周,腹痛伴呕血 1 天。3 周前,患者无明显诱因出现上腹部不适,偶有嗳气、反酸,口服西咪替丁有好转,但发现粪便色黑,每日 1~2 次,成形,未给予注意,一天前,进食辣椒及烤馒头后,觉上腹疼痛,伴恶心欲便,排出柏油样便约 600ml,呕鲜血约

500ml后,晕倒,家人急送入院,急查血红蛋白 48g/L。患者现乏力明显,无呕吐、腹泻,偶有发热(体温最高 37.8℃),近半年体重减轻约 5kg。

HbsAg 携带史 30 年,"胃溃疡"史 10 年,常用制酸剂。否认疫区接触史,无烟酒嗜好,无药物过敏史,否认高血压、心脏病史,否认结核史、家族遗传病史。

体格检查:体温 37℃,脉搏 120 次/分,呼吸 20 次/分,血压 90/70mmHg。神志清,精神萎靡,皮肤浅黄,无出血点,面颊见蜘蛛痣 2 个,浅表淋巴结不大,结膜浅黄,巩膜黄染,心界正常,心率 120 次/分,心律齐,未闻及杂音,双肺未闻及干、湿啰音。腹饱满,腹壁静脉曲张,上腹部压痛,肝肋下 5cm,边缘钝、质韧、有触痛,脾肋下 11cm,并过正中线 2cm,质硬,Murphy 征(一),肠鸣音每分钟 3~5 次。

辅助检查:B 超示贲门增大,壁增厚;腹段食管壁内不规则圆形液体流注回声;肝回声增强,门静脉增宽及腹腔积液。

初步诊断:肝硬化,消化性溃疡。

(1)该患者呕血、黑粪的原因可能是什么?

(2)呕血、黑粪对患者的影响表现在哪些方面?

(3)对该患者进一步问诊的重点内容有哪些?

(4)根据案例提供资料,列举初步护理诊断与合作性问题及其相关因素。

2. 情景模拟与角色扮演

(1)角色设计:3 名学生分别扮演消化内科护士、患者、家属。

(2)场景设计:消化内科病房。

(3)情景主题:消化内科护士对呕血患者及家属进行问诊。

三、教师总结

1. 讨论时,小组成员的参与程度如何;角色扮演时,护士问诊要点全面与否;能否做出合理的护理诊断。

2. 通过本次实训,学生应在掌握呕血和黑粪临床表现特点和问诊要点的基础上,对实际案例进行问诊,并做出初步护理诊断。

3. 思考题

(1)呕血与咯血应如何鉴别?

(2)如何根据临床表现判断患者的出血量?

第十二部分　疼　痛

一、学习重点

疼痛的问诊要点与内容主要包括临床表现特点,对患者的影响,病史与诱因,诊断、治疗与护理经过4个方面,见表1-12。

表1-12　疼痛问诊要点与内容一览表

问诊要点	问诊内容	相关护理诊断
1. 临床表现特点		
(1)起病时情况	疼痛是从什么时候开始的? 什么情况下发生的? 有无可以使之减轻的方法	
(2)疼痛变化	疼痛的部位、程度、性质是什么样的? 有没有向别的位置转移或放射? 疼痛是否受体位影响	急性/慢性疼痛:与各种伤害性刺激作用于机体引起的不适有关
(3)伴随症状	疼痛时是否伴有其他不适? 具体有哪些	
2. 对患者的影响		
(1)活动	活动中是否出现头晕气短、呼吸困难,疲乏无力的表现	活动无耐力:与疼痛影响患者日常活动有关
(2)睡眠	疼痛是否影响到睡眠? 影响程度如何	睡眠形态紊乱:与疼痛有关
(3)情绪	有无烦躁不安、恐惧紧张等表现	焦虑:与疼痛频繁发作有关;与长期慢性疼痛有关 恐惧:与剧烈疼痛有关
3. 病史与诱因	有过哪些疾病? 有无传染病、寄生虫、重金属接触史,有无外伤史。是否接受过抗凝药及其他药物治疗。有无药物过敏史,女性问月经婚育史	
4. 诊断、治疗与护理经过	接受过哪些检查? 结果如何 出现疼痛后服用过哪些药物? 药名是什么? 服用剂量是多少? 用药多长时间了? 疗效如何? 有无不良反应 采取过哪些护理措施? 效果如何	

注意事项:①问诊时结合具体的疼痛部位、性质、起病缓急,快速缩小问诊范围,注意心源性疼痛的位置变异;②特别关注患者的血压、意识状态变化

二、实训流程

1. 阅读下列案例,进行小组讨论,回答问题

案例参考第十一部分呕血与黑粪。

(1)该患者腹痛的原因可能是什么?

(2)腹痛对患者的影响表现在哪些方面?

(3)对该患者进一步问诊的重点内容有哪些?

(4)根据案例提供的资料,列举初步的护理诊断与合作性问题及其相关因素。

2.情景模拟与角色扮演

(1)角色设计:2名学生分别扮演消化内科护士、患者。

(2)场景设计:消化内科病房。

(3)情景主题:消化内科护士对腹痛患者进行问诊。

三、教师总结

1.讨论时,小组成员的参与程度如何;角色扮演时,护士问诊要点全面与否;能否做出合理的护理诊断。

2.通过本次实训,学生应在掌握疼痛临床表现特点和问诊要点的基础上,对实际案例进行问诊,并做出初步护理诊断。

3.思考题

(1)综合回顾不同性质头痛的诱发、加重与缓解因素有哪些?

(2)综合回顾引起内脏牵涉痛的疾病及部位对应特点有哪些?

第十三部分　黄　疸

一、学习重点

黄疸的问诊要点与内容主要包括临床表现特点,对患者的影响,病史与诱因,诊断、治疗与护理经过 4 个方面,见表 1-13。

表 1-13　黄疸问诊要点与内容一览表

问诊要点	问诊内容	相关护理诊断
1. 临床表现特点		
(1)起病时情况	黄疸是从什么时候开始的?什么情况下发生的?黄疸初起于什么部位	
(2)黄疸变化	黄疸的颜色深度和持续时间?累及到哪些地方?发展速度快慢?尿液、粪便颜色如何	体像紊乱:与黄疸所致皮肤、黏膜和巩膜发黄有关
(3)伴随症状	出现黄疸时是否伴有其他不适?具体有哪些	
2. 对患者的影响		
(1)皮肤	有无皮肤瘙痒,其程度如何	舒适度减弱——皮肤瘙痒:与胆红素排泄障碍,血中胆盐增高有关
	黄疸以来,是否出现过皮肤破损?破损处是否发生感染?伤口修复情况如何	有皮肤完整性受损的危险:与皮肤瘙痒有关潜在并发症:皮肤感染
(2)睡眠	是否出现睡眠异常?与皮肤瘙痒有无关系	睡眠形态紊乱:与胆汁淤积性黄疸所致皮肤瘙痒有关
(3)情绪	是否出现焦虑、抑郁?是否对患者生活、社交、工作造成影响	焦虑:与担心病情继续发展有关
3. 病史与诱因	有过哪些疾病?有无肝胆胰疾病史,有无传染病、寄生虫接触史。是否接受过异烟肼、奎尼丁、抗生素、激素及其他药物治疗。有无饮酒史、血制品输注史,有无家族遗传病史	
4. 诊断、治疗与护理经过	接受过哪些检查?结果如何?黄疸后服用过哪些药物?药名是什么?服用剂量是多少?用药多长时间了?疗效如何?有无不良反应采取过哪些护理措施?效果如何	

注意事项:①问诊时注意黄疸真假的鉴别,关注巩膜与尿液的颜色;②关注黄疸对患者全身的影响

二、实训流程

1. 阅读下列案例,进行小组讨论并回答问题

案例参考第十一部分呕血与黑粪。

(1)该患者黄疸的原因可能是什么?

(2)黄疸对患者的影响表现在哪些方面?

(3)对该患者进一步问诊的重点内容有哪些?

(4)根据案例提供的资料,列举初步护理诊断与合作性问题及其相关因素。

2. 情景模拟与角色扮演

(1)角色设计:2 名学生分别扮演消化内科护士、患者。

(2)场景设计:消化内科病房。

(3)情景主题:消化内科护士对黄疸患者进行问诊。

三、教师总结

1. 讨论时,小组成员的参与程度如何;角色扮演时,护士问诊要点全面与否;能否做出合理的护理诊断。

2. 通过本次实训,学生应在掌握黄疸临床表现特点和问诊要点的基础上,对实际案例进行问诊,并做出初步护理诊断。

3. 思考题

(1)比较溶血性黄疸、肝细胞性黄疸、胆汁淤积性黄疸临床表现的不同点。

(2)评估溶血性黄疸患者时应特别注意哪些问题?

第十四部分 腹 泻

一、学习重点

腹泻的问诊要点主要包括临床表现特点,对患者的影响,病史与诱因,诊断、治疗与护理 4 个方面,见表 1-14。

表 1-14 腹泻问诊要点与内容一览表

问诊要点	问诊内容	相关护理诊断
1. 临床表现特点		
(1)起病时情况	腹泻什么时候开始的?什么原因引起的?持续多长时间了	
(2)腹泻变化	1 天排便几次?每次排便量是多少?排便的颜色?大便是什么样的	腹泻:与肠道感染、炎症或胃大部切除等有关
(3)加重或缓解情况	腹泻与吃什么东西有无关系	
2. 对患者的影响		
(1)脱水	感觉口渴吗?每天饮水量多少?每天排尿几次?尿量大约多少?皮肤变松弛了吗	体液不足/有液体不足的危险:与腹泻所致体液丢失过多有关
(2)体重	腹泻以来,食欲有变化吗?每天吃几顿饭?每餐吃多少?体重有没有变化	营养失调——低于机体需要量:与长期慢性腹泻有关
(3)皮肤	肛门周围皮肤有没有破损	有皮肤完整性受损的危险:与排便次数增多及排泄物对肛周皮肤刺激有关
(4)睡眠	睡眠怎么样	
3. 病史与诱因	得过哪些疾病?接触过有毒的物质吗?吃过不干净的食物吗?腹泻与情绪有没有关系	
4. 诊断、治疗与护理经过	接受过哪些检查?结果如何?是否有明确诊断?腹泻后服用过哪些药物?服用剂量是多少?用药多长时间了?疗效如何?有无不良反应	

注意事项:①问诊过程中注意患者身体及情绪状况,着重人文关怀与保护患者隐私;②患者为儿童或有认知功能障碍时,护士必须向其家属或主要照顾者核实信息

二、实训流程

1. 阅读下列案例,进行小组讨论并回答问题

患者,男性,28 岁,腹泻 3 天。3 天前无明显诱因出现腹痛、排稀水样便,无黏液血丝,每日 8~10 次,患者自行服用思密达,腹泻症状渐好转,1 天前患者出现发热,体温 38.8℃,仍有腹泻,伴有腹痛,尿少、色深,以急诊入院。

体格检查:体温 38.9℃,呼吸 28 次/分,脉搏 90 次/分,血压 90/60mmHg。精神萎靡,皮肤弹性差,口唇干燥,两肺呼吸音清,未闻及干、湿啰音,腹肌平软,未触及腹部包块。

初步诊断:急性肠炎?

(1)腹泻对患者的影响表现在哪些方面?

(2)对该患者进一步问诊的重点内容有哪些?

(3)根据案例提供的资料,列举初步护理诊断与合作性问题及其相关因素?

2. 情景模拟与角色扮演

(1)角色设计:2 名学生分别扮演消化科护士,患者。

(2)场景设计:消化科病房。

(3)情景主题:消化科护士对患者进行问诊。

三、教师总结

1. 讨论时,小组成员应积极参与;角色扮演时,护士应主要针对案例中未提供或不明确的资料进行问诊;问诊要点全面,没有遗漏;能做出准确的护理诊断;该案例主要的信息提供者应该是患者;护士应关爱患者,语音清晰,动作轻柔、保护患者隐私。

2. 通过本次实训,学生应在掌握腹泻问诊要点和问诊内容的基础上,对实际案例进行问诊,并做出初步护理诊断。

3. 思考题

(1)比较慢性腹泻、急性腹泻的病因。

(2)儿童患者与成年患者相比较,问诊时应更要注重哪些要点?

第十五部分　便　秘

一、学习重点

便秘的问诊要点主要包括临床表现特点,对患者的影响,病史与诱因,诊断、治疗与护理 4 个方面,见表 1-15。

表 1-15　便秘问诊要点与内容一览表

问诊要点	问诊内容	相关护理诊断
1. 临床表现特点		
(1)起病时情况	便秘什么时候开始的?什么原因引起的?持续多长时间了	
(2)排便变化	多长时间排便 1 次?每次排便量多少?每次排便用多长时间?大便的软硬程度怎样?排便是否费力	便秘:与饮食中纤维数量过少有关;与运动量过少有关;与液体摄入不足有关;与排便环境改变有关;与长期卧床有关;与精神紧张有关
(3)加重或缓解情况	每餐吃的食物有哪些?每天都做运动吗?运动多久?每天喝多少水?有没有控制便意或按时排便的习惯	知识缺乏:与缺乏有关排便机制及促进排便的知识有关
2. 对患者的影响		
(1)疼痛	便秘以来,感觉腹胀、腹痛吗	慢性疼痛:与粪便过于干硬及排便困难有关
(2)皮肤	排便时感觉肛周疼痛吗?有便纸带血、粪便表面带血吗	组织完整性受损/有组织完整性受损的危险:与便秘所致肛周组织损伤有关
(3)情绪	便秘以来,食欲有变化吗?每天吃几顿饭?每餐吃多少便秘期间情绪紧张吗?影响了你的心情吗	焦虑:与长期排便困难有关
(4)药物	用过泻药吗?对泻药有依赖吗	
3. 病史与诱因	有过哪些疾病?做过手术吗?吃过哪些药物吗?最近感觉情绪紧张吗?每天吃多少蔬菜水果?活动量如何?有定时排便的习惯吗	
4. 诊断、治疗与护理经过	接受过哪些检查?结果如何?便秘后服用过哪些药物?服用剂量是多少?用了多长时间?疗效如何?有无不良反应?还采用过其他缓解便秘的措施吗?效果如何	

注意事项:①问诊过程中注意患者身体及情绪变化,注重人文关怀与保护患者隐私;②患者为儿童或有认知功能障碍时,护士必须向其家属或主要照顾者核实信息

二、实训流程

1. 阅读下列案例,进行小组讨论并回答问题

患者,男性,68 岁,因"7 天未排便"入院。自述体弱,近 3 年来,每 3～5 天排便 1 次,大便秘结、干硬、多为球状,排便费力,常伴有腹胀,经常服用通便药物,如果导片、番泻叶,用药后缓解,停药后又复发。患者现情绪低落、不思饮食。

否认消化系统疾病病史,否认高血压等心血管疾病病史。

体格检查:生命体征平稳,面色暗沉。

初步诊断:便秘。

(1)便秘对该患者产生哪些方面的影响?

(2)对该患者进一步问诊的重点内容有哪些?

(3)根据案例提供的资料,列举初步护理诊断与合作性问题及其相关因素?

2. 情景模拟与角色扮演

(1)角色设计:2 名学生分别扮演消化科护士、患者。

(2)场景设计:消化科病房。

(3)情景主题:消化科护士对患者进行问诊。

三、教师总结

1. 讨论时,小组成员应积极参与;角色扮演时,护士应主要针对案例中未提供或不明确的资料进行问诊;问诊要点全面,没有遗漏;能做出准确的护理诊断;该案例主要的信息提供者应该是患者;护士应关爱患者,语音清晰,动作轻柔、保护患者隐私。

2. 通过本次实训,学生应在掌握便秘问诊要点和问诊内容的基础上,对实际案例进行问诊,并做出初步护理诊断。

3. 思考题

(1)比较功能性便秘、器质性便秘的病因。

(2)针对功能性便秘患者重点问诊的内容包括哪些?

第十六部分 尿潴留

一、学习重点

尿潴留的问诊要点主要包括临床表现特点,对患者的影响,病史与诱因,诊断、治疗与护理4个方面,见表1-16。

表 1-16 尿潴留问诊要点与内容一览表

问诊要点	问诊内容	相关护理诊断
1. 临床表现特点		
(1)起病时情况	尿潴留什么时候开始的?突然发生还是缓慢发生?什么原因引起的?持续多长时间了	
(2)排尿变化	每天排尿几次?每次排尿量是多少?每次排尿的时间	
(3)加重或缓解情况	什么情况下排尿困难会加重?什么情况下会减轻	尿潴留:与尿道梗阻有关;与神经系统病变有关;与服用药物有关;与精神紧张有关
(4)伴随症状	有什么伴随症状	潜在并发症:感染
2. 对患者的影响		
(1)疼痛	排尿时有无疼痛或其他不适?有留置导尿吗	舒适度减弱:与尿液无法正常排出有关
(2)情绪	排尿困难时情绪有无影响?影响休息吗	焦虑:与无法有效排空膀胱有关
3. 病史与诱因	患过哪些疾病或进行过哪些手术?服用哪些药物?情绪是否有改变?排尿的环境和方式有变化吗	
4. 诊断、治疗与护理经过	接受过哪些检查?结果如何 服用过哪些药物?药名是什么?服用剂量是多少?用药多长时间了?疗效如何?有无不良反应?还采用过什么其他缓解排尿困难的措施吗?效果如何	

注意事项:①尿潴留患者胀痛难忍,辗转不安,问诊时态度柔和、语言亲切、注意保护患者隐私;②患者为儿童或有认知功能障碍时,护士必须向其家属或主要照顾者核实信息

二、实训流程

1. 阅读下列案例,进行小组讨论并回答问题

患者,男性,48 岁。以"进行性排尿困难 5 年,加重 1 日"入院。患者 5 年前无明显诱因出现尿频,日间 7～9 次,夜间 4～5 次,排尿困难、尿线细、尿分叉。1 天前突然出现排尿困难、尿

液不能自行排出,下腹胀痛,来院就诊。

体格检查:生命体征平稳,表情痛苦,耻骨联合上膨隆,触及一囊性包块,叩诊浊音。

初步诊断:前列腺增生?

(1)尿潴留对该患者产生哪些方面的影响?

(2)对该患者进一步问诊的重点内容有哪些?

(3)根据案例提供的资料,列举初步护理诊断与合作性问题及其相关因素。

2. 情景模拟与角色扮演

(1)角色设计:2名学生分别扮演泌尿外科护士、患者。

(2)场景设计:泌尿外科病房。

(3)情景主题:泌尿外科病房护士对尿潴留患者进行问诊。

三、教师总结

1. 讨论时,小组成员应积极参与;角色扮演时,护士应主要针对案例中未提供或不明确的资料进行问诊;问诊要点全面,没有遗漏;能做出准确的护理诊断;该案例主要的信息提供者应该是患者;护士应关爱患者,语音清晰,动作轻柔、保护患者隐私。

2. 通过本次实训,学生应在掌握尿潴留问诊要点和问诊内容的基础上,对实际案例进行问诊,并做出初步护理诊断。

3. 思考题

(1)比较急性尿潴留、慢性尿潴留的临床表现。

(2)尿潴留会给患者带来多方面的影响,面对这些影响问诊的要点有哪些?

第十七部分　尿　失　禁

一、学习重点

尿失禁由多种原因引起,临床表现可以是暂时的,也可以是持续的,尿液可大量流出,也可点滴而出。关于尿失禁的问诊要点与内容主要包括临床表现特点,对患者的影响,病史与诱因,诊断、治疗与护理经过 4 个方面,见表 1-17。

表 1-17　尿失禁问诊要点与内容一览表

问诊要点	问诊内容	相关护理诊断
1. 临床表现特点		
(1)起病时间及尿量	尿失禁是从什么时候开始的?是间断的还是持续发生	
(2)排尿前的自身意识	排尿前自身是否有尿意?是否能及时意识到漏尿	
(3)严重程度	每次漏尿的间隔是多少?每次的尿量有多少	
2. 对患者的影响		
(1)情绪、社会交往	是否出现过自卑或抑郁的情况 是否因不方便而影响了正常的工作?是否影响了与他人正常交往	情境性低自尊/有情景性低自尊的危险:与不能自主控制尿液排出有关
(2)皮炎、压疮	是否限制液体摄入 是否出现过皮肤损伤?严重程度如何	皮肤完整性受损/有皮肤完整性受损的危险:与尿液浸湿并刺激皮肤有关
(3)跌倒、骨折	是否摔倒过?有无骨折	有跌倒的危险:与尿急有关
3. 病史与诱因	有过哪些疾病?接受过什么手术治疗?是否是痴呆患者 发病前服用过什么药物	
4. 诊断、治疗与护理经过	接受过哪些检查?结果如何 服用过什么药物?药物的服用剂量是多少?用药多长时间了?疗效如何?有无不良反应 是否采取减少尿失禁发生的措施,如盆底肌训练、膀胱训练?效果如何	

注意事项:①尿失禁患者由于生活上诸多不便,患者常有自卑或抑郁情况发生,问诊时注意问诊的态度与语气,避免造成患者的反感或对病情的隐瞒;②患者为儿童或有认知功能障碍时,护士必须向其家属或主要照顾者核实信息

二、实训流程

1. 阅读下列案例,进行小组讨论并回答问题

患者,女性,65 岁,尿液不自主溢出 2 年余,加重半年。2 年前开始出现打喷嚏、咳嗽或负重后时尿液流出,无尿频、尿急、尿痛,无寒战发热,无腰背疼痛,于当地医院就诊,未给予治疗。半年前由于持续咳嗽,漏尿症状明显加重,主要表现为缓慢行走时尿液不自主流出。既往史:2 年前体检见子宫 I 度脱垂,未给予治疗。

体格检查:体温 36.5℃,脉搏 78 次/分,呼吸 18 次/分,血压 125/75mmHg。未触及双肾下明显包块,双肾区叩痛(一)。膀胱内压正常,在膀胱充盈状态下,站立时可见随咳嗽尿液漏出,咳嗽停止仍有漏尿发生。

初步诊断:子宫脱垂。

(1)该患者尿失禁是由哪些原因引起的什么类型的尿失禁?

(2)对该患者进一步问诊的重点内容有哪些?

(3)根据案例提供的资料,列举初步护理诊断与合作性问题及其相关因素。

2. 情景模拟与角色扮演

(1)角色设计:2 名学生分别扮演病房护士、患者。

(2)场景设计:泌尿外科病房。

(3)情景主题:护士对尿失禁患者进行问诊。

三、教师总结

1. 讨论时,小组成员应积极参与;角色扮演时,护士应主要针对案例中未提供或不明确的资料进行问诊;问诊要点全面,没有遗漏;能做出准确的护理诊断。

2. 通过本次实训,学生应在掌握尿失禁问诊要点和问诊内容的基础上,对实际案例进行问诊,并做出初步护理诊断。

3. 思考题

(1)分析五种类型尿失禁的临床表现不同点。

(2)如何应用 ICI-Q-LF 问卷评估尿失禁的程度?

第十八部分 便 血

一、学习重点

便血的问诊要点与内容主要包括临床表现特点,对患者的影响,病史与诱因,诊断、治疗与护理经过4个方面,见表1-18。

表1-18 便血问诊要点与内容一览表

问诊要点	问诊内容	相关护理诊断
1. 临床表现特点		
(1)起病时情况	便血是从什么时候开始的?什么情况下发生的?多长时间了	
(2)便血表现	一天便血次数多少?每次量多少?什么颜色?是否与粪便混在一起?有没有特殊气味	
2. 对患者的影响		
(1)情绪	有没有紧张、焦虑或恐惧的情况	焦虑:与长期便血病因不明有关 恐惧:与大量便血有关
(2)活动	有没有乏力、头晕或活动后心慌气短的表现	活动无耐力:与便血所致贫血有关
(3)伴随症状	发作时是否伴有其他不适?具体有哪些	
3. 病史与诱因	有过哪些疾病 有没有进食生冷刺激食物或饮酒,服用水杨酸类药物	
4. 诊断、治疗与护理经过	接受过哪些检查?结果如何 采取过哪些止血措施?效果如何	

注意事项:①便血患者常有焦虑、恐惧,问诊时注意语气和态度,避免引起患者紧张不适;②患者为儿童或有认知功能障碍时,护士必须向其家属或主要照顾者核实信息

二、实训流程

1. **阅读下列案例,进行小组讨论并回答问题**

患者,女性,63岁,排便次数增多,偶有腹泻与便秘交替3个月。近3个月出现暗红色血便,同时伴有右中上腹部持续性钝痛。曾服用肠道抗生素后,上述症状消失。近1个月来,症状重新出现,疼痛转为阵发性,排便后减轻。自觉无力、消瘦,食欲缺乏,失眠害怕,为求进一步诊疗而住院。

体格检查:体温36.8℃,脉搏88次/分,呼吸19次/分,血压100/70mmHg。腹部略膨隆,右上腹压痛,无反跳痛,无肌紧张,右中腹可触及一包块,边界不清,活动度欠佳,肝脾未触及,移动性浊音阴性,肠鸣音大致正常,肛门指诊未触及异常。

辅助检查:粪隐血(+)。

初步诊断：便血原因待查。

(1)该患者出现便血原因可能是什么？

(2)便血对患者的影响表现在哪些方面？

(3)对该患者进一步问诊的重点内容有哪些？

(4)根据案例提供的资料,列举初步护理诊断与合作性问题及其相关因素。

2. **情景模拟与角色扮演**

(1)角色设计：2名学生分别扮演病房护士、患者。

(2)场景设计：普外科病房。

(3)情景主题：普外科护士对便血患者进行问诊。

三、教师总结

1. 讨论时,小组成员应积极参与;角色扮演时,护士应主要针对案例中未提供或不明确的资料进行问诊;问诊要点全面,没有遗漏;能做出准确的护理诊断。

2. 通过本次实训,学生应在掌握便血问诊要点和问诊内容的基础上,对实际案例进行问诊,并做出初步护理诊断。

3. 思考题：综合回顾有诊断意义的便血的特点。

第十九部分　意识障碍

一、学习重点

意识障碍的问诊要点与内容主要包括临床表现特点,对患者的影响,病史与诱因,诊断、治疗与护理经过4个方面,见表1-19。

表1-19　意识障碍问诊要点与内容一览表

问诊要点	问诊内容	相关护理诊断
1. 临床表现特点		
(1)起病时情况	神志不清是从什么时候开始的?什么情况下发生的?持续多长时间了	
(2)意识障碍程度及变化	能不能睁开眼睛?能不能对疼痛有反应?能不能回答时间、地点、人物等问题	急性意识障碍:与脑出血有关;与肝性脑病有关等
(3)伴随症状	有没有头痛、呕吐	
2. 对患者的影响		
(1)安全	是否发生坠床、摔倒等意外	有受伤的危险:与意识障碍所致躁动不安有关
(2)营养	自理程度如何?有没有体重下降、肌肉萎缩等表现	营养失调——低于机体需要量:与意识障碍不能进食有关
(3)大小便	有无大小便失禁情况	排尿障碍:与意识丧失所致排尿功能障碍有关 排便失禁:与意识障碍所致排便功能障碍有关
(4)压疮	卧床者有没有皮肤破损	有皮肤完整性受损的危险:与意识障碍所致自主运动消失有关;与意识障碍所致排便、排尿失禁有关
(5)感染	有没有发热、咳嗽、尿频、尿急、尿痛、口腔皮肤破损、角膜发红等表现	清理呼吸道无效:与意识障碍所致咳嗽、吞咽反射减弱或消失有关 口腔黏膜受损:与意识障碍丧失自理能力及唾液分泌减少有关 有感染的危险:与意识障碍所致咳嗽、吞咽反射减弱或消失有关
3. 病史与诱因	有无颅脑疾病或外伤?有无心、肺、肝、肾部疾病?糖尿病病史 有无意外伤害如溺水、触电中暑或有毒物质接触史	

（续　表）

问诊要点	问诊内容	相关护理诊断
4. 诊断、治疗与护理经过	接受过哪些检查？结果如何？服用过什么药物？用量多少？效果如何	

注意事项：①患者为儿童或有认知功能障碍时，护士必须向其家属或主要照顾者核实信息；②意识障碍患者也可采用格拉斯哥昏迷评分表（Glasgow coma scale,GCS）对意识障碍程度进行判断

二、实训流程

1. 阅读下列案例，进行小组讨论并回答问题

患者，男性，73 岁，发现神志不清 1 小时急诊入院。1 小时前与家人散步，突然倒下，神志不清，呼之不应，大小便失禁，立即拨打 120 电话送入医院急诊科。既往有"高血压"病史，服药治疗，血压控制情况不明。体温 36.2℃，脉搏 92 次/分，呼吸 22 次/分，血压 170/95mmHg。

专科检查：瞳孔等大，对光反应消失，GCS 评分为 6 分；脑 CT 示右基底节小团状高密度区，量 60～80ml，周围水肿征象不显著，脑室形态良好，脑中线结构居中。

初步诊断：脑出血。

(1)该患者昏迷原因可能是什么？

(2)昏迷对患者的影响表现在哪些方面？

(3)对该患者进一步问诊的重点内容有哪些？

(4)根据案例提供的资料，列举初步护理诊断与合作性问题及其相关因素。

2. 情景模拟与角色扮演

(1)角色设计：3 名学生分别扮演急诊科护士、患者和患者家属。

(2)场景设计：急诊科。

(3)情景主题：急诊科护士对家属进行问诊。

三、教师总结

1. 讨论时，小组成员应积极参与；角色扮演时，护士应主要针对案例中未提供或不明确的资料进行问诊；问诊要点全面，没有遗漏；能做出准确的护理诊断。

2. 通过本次实训，学生应在掌握意识障碍问诊要点和问诊内容的基础上，对实际案例进行问诊，并做出初步护理诊断。

3. 思考题

(1)比较嗜睡和昏睡临床表现的不同点。

(2)分析不同程度昏迷临床表现的不同点。

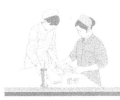

第2章 体格检查

为进一步验证问诊中获得的有临床意义的症状,护士需运用自己的感官,或借助检查器具如体温计、血压计、听诊器和叩诊锤等,对患者进行体格检查,发现患者存在的体征,为确定护理诊断提供客观依据。通过实训,学生应掌握体格检查的检查内容与检查方法,能准确地对患者实施体格检查。

第一部分 一般检查

一、学习重点

一般检查包括全身状态、皮肤和浅表淋巴结的检查。实训课前,学生应首先掌握一般检查项目及其异常表现和临床意义等内容,见表2-1。

表2-1 一般检查项目与要点说明一览表

检查项目	要点说明
1. 全身状态	
(1)营养状态	营养状态异常,如:①营养不良:消瘦、重者呈恶病质,见于慢性消耗性疾病;②营养过度:继发性肥胖,见于某些内分泌疾病
(2)面容与表情	异常特征性面容与表情,如:①急性病容,见于急性感染性疾病;②慢性病容,见于慢性消耗性疾病;③甲状腺功能亢进面容,见于甲状腺功能亢进症;④黏液性水肿面容,见于甲状腺功能减退症;⑤二尖瓣面容,见于风湿性心脏病二尖瓣狭窄;⑥满月面容,见于库欣综合征及长期应用糖皮质激素者
(3)体位	①被动体位:见于极度衰竭或意识丧失者;②强迫侧卧位:见于一侧胸膜炎和大量胸腔积液者;③强迫坐位:端坐呼吸,见于心肺功能不全者;④角弓反张位:见于破伤风及小儿脑炎
(4)步态	①蹒跚步态:见于佝偻病、进行性肌营养不良等;②醉酒步态:见于小脑疾病、酒精及巴比妥中毒;③共济失调步态:见于脊髓病变者;④慌张步态:见于帕金森病;⑤剪刀步态:见于脑性瘫痪与截瘫患者

（续 表）

检查项目	要点说明
2. 皮肤	
（1）颜色	①苍白：见于贫血、休克、虚脱及主动脉瓣关闭不全等；②发红：见于发热性疾病、阿托品及一氧化碳中毒等；③发绀：见于心肺疾病或亚硝酸盐中毒等；④黄染：见于胆道梗阻、肝细胞损害或溶血性疾病所致黄疸者
（2）温度与湿度	温度异常，如：①全身皮肤发热：见于发热性疾病、甲状腺功能亢进症；②全身皮肤发冷：见于休克、甲状腺功能减退症等。湿度异常，如①多汗：见于风湿病、结核病等；②盗汗：见于结核病；③冷汗：见于休克、虚脱者
（3）弹性	皮肤弹性减退见于长期消耗性疾病、严重脱水、营养不良等
（4）水肿	①凹陷性水肿：见于心源性、肾源性、肝源性及营养不良性水肿；②非凹陷性水肿：黏液性水肿，见于甲状腺功能减退症及丝虫病
（5）皮肤损害	皮疹，如：①斑疹，见于斑疹伤寒、丹毒、风湿性多形性红斑等；②玫瑰疹，见于伤寒或副伤寒；③丘疹及斑丘疹，见于药物疹、猩红热等；④荨麻疹，见于各种过敏反应
	压疮：见于长期卧床导致局部组织受压者
	皮下出血，如瘀点、紫癜、瘀斑和血肿，见于造血系统疾病、重症感染、毒物或药物中毒及外伤等
	蜘蛛痣与肝掌：见于急、慢性肝炎或肝硬化
3. 浅表淋巴结	
（1）分布、大小	浅表淋巴结呈组群分布，正常淋巴结体积较小，直径多在 0.2～0.5cm，质地柔软，表面光滑，无压痛，与毗邻组织无粘连，不易被触及
（2）检查顺序	视诊和触诊，以触诊为主。按顺序以滑动触诊的手法触诊全身淋巴结
（3）检查内容	触及肿大淋巴结时应注意其部位、大小、数目、硬度、有无压痛、活动度、有无粘连，以及局部皮肤有无红肿、紫癜和瘘管等，同时寻找引起淋巴结肿大的原发病灶。①局部性淋巴结肿大：见于非特异性淋巴结炎、淋巴结结核和恶性肿瘤淋巴结转移；②全身性淋巴结肿大：见于白血病、淋巴瘤、系统性红斑狼疮等
4. 观看操作视频	观看操作视频时请注意一般检查项目、内容和检查方法

二、实训流程

1. 阅读下列案例，对案例中的患者实施体格检查

患者，男性，66 岁，近 2 年来经常出现上腹部不适、胀痛，近 2 个月上腹胀痛加重与进食无关，伴头晕、乏力、食欲缺乏，进行性消瘦。1 周前出现黑粪，2 天前无明显诱因恶心、呕吐，呕吐物为咖啡样物。胃镜检查可见胃小弯溃疡，面积为 4cm×5cm，活检病理诊断为胃癌。

2. 重点与难点

重点：营养状态检查、皮肤弹性检查、皮肤水肿检查、浅表淋巴结检查。

难点：浅表淋巴结触诊的方法、腋窝淋巴结触诊。

3. 用物准备 体重计。

4. 操作步骤 见表 2-2。

表 2-2 一般检查项目与要点说明

检查项目	要点说明
1. 营养状态	视诊患者的头发光泽及有无松脆、脱发,颜面、口唇色泽,指甲色泽、表面是否光滑或粗糙,锁骨上窝和肋间隙的深浅度;触诊四肢肌肉是否结实有力,对患者的营养状态进行综合判断
2. 皮肤	
(1)颜色与完整性	视诊患者皮肤颜色,有无苍白、发绀、皮疹、压疮、皮下出血、蜘蛛痣或肝掌等
(2)温度与湿度	触诊患者皮肤的温度与湿度,通常以手背触摸皮肤感知皮肤的温度
(3)弹性	护士以拇指和示指将患者手背或上臂内侧皮肤提起,1～2 秒后松开,观察皮肤皱褶平复的速度
(4)有无水肿	护士以双手拇指分别按压患者左、右下肢胫前及踝部皮肤 3～5 秒钟,去除压力后观察受压部位组织有无凹陷及其持续时间
3. 淋巴结	
(1)头面部淋巴结	护士以示、中、环 3 指并拢,指腹平贴于检查部位,由浅入深,通过指腹按压的皮肤与皮下组织之间的滑动进行顺序触诊:耳前、耳后、枕、颌下、颏下淋巴结
(2)颈部淋巴结	患者头稍低,使颈部皮肤和肌肉放松,护士按顺序触诊颈前和颈后淋巴结;评估锁骨上窝淋巴结时,嘱患者取坐位或仰卧位,坐位者头稍向前屈,护士用双手进行触诊,左手 2、3、4 指触诊右侧,右手 2、3、4 指触诊左侧,由浅入深逐步触至锁骨上窝深部
(3)上肢淋巴结	触诊腋窝淋巴结时,护士左手扶持患者左前臂使其外展并抬高 45°,另一只手 2、3、4 指并拢,掌面贴近胸壁,向上逐渐达腋窝顶部进行滑动触诊,右手触诊左侧,左手触诊右侧,依次触诊腋窝后壁、内壁、前壁,再翻掌向外,将患者外展之臂下垂,触诊腋窝外侧壁。触诊滑车上淋巴结时,护士用左(右)手扶持患者左(右)前臂,右(左)手 3 指并拢,掌面向上,在肱二头肌与肱三头肌沟中由浅入深进行滑动触诊
(4)下肢淋巴结	患者取仰卧位,双下肢屈曲,触诊腹股沟淋巴结时,护士以 2、3、4 指指腹在腹股沟区进行滑动触摸上、下两群淋巴结,先上后下。触诊腘窝淋巴结时,护士以 2、3、4 指指腹在腘窝处滑动触摸,先左后右

注意事项:①环境舒适,光线适宜;②态度和蔼,动作轻柔、准确规范;③充分显露受检部位,按一定顺序进行;④评估淋巴结时,要求被评估部位放松,以利于触诊

三、教师总结

1. 案例中患者实施体格检查可能出现的阳性体征:消瘦、贫血貌,左侧锁骨上窝可触及淋巴结肿大、质硬、有橡皮样感,与周围组织粘连固定,不易推动,一般无压痛。

2. 思考题

(1)如何评价患者的营养状态?

(2)如何检查并判断患者有无水肿并说明其临床意义?

四、考核标准

一般检查操作考核标准,见表 2-3。

表 2-3　一般检查操作考核标准

项目		总分 100 分	操作要点	标准分	扣分及说明
评估 (12分)	仪表	4	仪表端庄,服装整洁,不留长指甲,按要求着装	4	
	物品环境	4	用物备齐,放置合理	2	
			环境清洁、安静(酌情关闭门窗或屏风遮挡,请其他人员回避)	2	
	患者	4	核对床号、姓名	1	
			了解患者病情,意识状态及配合能力	1	
			解释操作目的、过程、配合方法	2	
皮肤 (30分)	颜色与完整性	8	视诊皮肤颜色,有无皮疹、压疮、皮下出血等	6	
			视诊部位合理	2	
	温度与湿度	8	触诊受检者皮肤温度与湿度	4	
			以手背触摸皮肤,感知皮肤的温度	4	
	弹性	6	检查受检者手背或上臂内侧皮肤弹性	6	
	有无水肿	8	视诊全身皮肤有无水肿	2	
			以拇指按压患者某些部位骨前(胫前)皮肤,观察无凹陷及持续时间	6	
淋巴结 (50分)	头面部	16	触诊顺序:耳前、耳后、枕后、颌下和颏下淋巴结	6	
			触诊方法正确	10	
	颈部	9	触诊顺序:颈前、颈后和锁骨上淋巴结	3	
			触诊检查方法正确,锁骨上淋巴结采用双手同时触诊	6	
	上肢	16	触诊顺序:左侧腋窝、右侧腋窝、左侧滑车上和右侧滑车上淋巴结	6	
			触诊方法正确,检查者左右手配合合理	10	
	下肢	9	触诊顺序:患者仰卧位,双下肢屈曲,依次触诊左侧腹股沟、右侧腹股沟、左侧腘窝和右侧腘窝淋巴结	4	
			触诊方法正确	5	
评价 (8分)	熟练	4	程序正确,内容完整、动作规范,按时完成	4	
	沟通	4	沟通有效,以患者为中心,态度和蔼、体现人文关怀	4	

主考教师签名:　　　　　　　　　　日期:　年　月　日　　　得分:

注:①考核时间为 4 分钟;用物准备:模拟患者;②扣分及说明部分,空格空间不够时可在本页反面续写

第二部分 头面部与颈部检查

一、学习重点

(一)头面部检查

头面部检查以视诊和触诊为主,内容包括头发与头皮、头颅和颜面及其器官的检查。实训课前,学生应首先掌握头面部检查项目及其异常表现和临床意义等内容,见表2-4。

表2-4 头面部检查项目与要点说明一览表

检查项目	要点说明
1. 头发与头皮	脱发常见于甲状腺功能减退、头皮脂溢性皮炎、肿瘤放疗和化疗后
2. 头颅	头颅异常,如:①小颅,见于囟门过早闭合引起的小头畸形,常伴智力障碍;②方颅,见于小儿佝偻病;③巨颅,常见于脑积水;④头部不随意颤动,见于帕金森病
3. 颜面及其器官	
(1)眼	眼睑异常,如:①上眼睑下垂,双侧见于重症肌无力,单侧见于动眼神经麻痹;②眼睑闭合障碍,双侧见于甲状腺功能亢进症,单侧见于面神经麻痹;③眼睑水肿,见于肾炎、营养不良、贫血等
	结膜异常,如:①结膜充血,见于结膜炎或角膜炎;②结膜黄染,见于黄疸;③球结膜水肿,见于重症水肿、颅内压增高
	瞳孔异常,如:①双侧瞳孔大小不等,见于脑外伤、脑肿瘤、脑疝等病变;②瞳孔对光反应迟钝或消失,见于昏迷患者;③双侧瞳孔散大伴有对光反应消失,见于濒死状态
(2)耳	①乳突部皮肤红肿、压痛,见于乳突炎;②听力减退或丧失,见于听神经损害
(3)鼻	①鼻翼扇动,为呼吸困难的表现,见于支气管哮喘或心源性哮喘发作时;②鼻窦压痛,伴鼻塞、流涕、头痛,见于鼻窦炎;③鼻出血,见于鼻腔感染、外伤或鼻咽癌等
(4)口	口唇颜色异常,如:①口唇苍白,见于贫血、虚脱;②口唇发绀,见于心力衰竭和呼吸衰竭等
	口腔黏膜异常,如:①麻疹黏膜斑,为麻疹早期的体征;②口腔黏膜有白色乳凝块状物,为白色念珠菌感染,见于重病衰弱者或长期使用广谱抗生素和抗癌药后
	咽部及扁桃体异常,如:①咽部黏膜充血、红肿,见于急、慢性咽炎;②扁桃体肿大、增大,见于扁桃体炎症。扁桃体肿大分为三度:不超过咽腭弓者为Ⅰ度;超过咽腭弓,未达到咽后壁中线者为Ⅱ度;达到或超过咽后壁中线者为Ⅲ度
4. 观看操作视频	观看操作视频时请注意头面部检查项目、内容和检查方法

(二)颈部检查

颈部检查主要包括颈部外形与运动、颈部血管、甲状腺和气管的检查。实训课前,学生应首先掌握颈部检查项目及其异常表现和临床意义等内容,见表2-5。

表 2-5　颈部检查项目与要点说明一览表

检查项目	要点说明
1. 患者体位	检查时,患者最好取舒适坐位,充分显露颈部和肩部
2. 颈部外形与运动	颈部强直为脑膜受刺激的特征
3. 颈部血管	正常人在坐位或半坐位(即上身与水平面呈 45°)时,颈静脉多不显露,亦看不到颈静脉搏动;若患者在坐位或半坐位时颈静脉明显充盈,则为颈静脉怒张。颈静脉怒张提示静脉压增高,见于右心衰竭、心包积液、胸腔或腹腔压力增高等
4. 甲状腺	
(1)解剖位置	甲状腺位于甲状软骨下方,呈蝶状紧贴于气管两侧。甲状腺表面光滑、柔软不易触及
(2)检查顺序	甲状腺检查一般按视诊、触诊和听诊的顺序进行。视诊和触诊时需嘱患者做吞咽动作
(3)甲状腺肿大分度	甲状腺肿大可分三度:Ⅰ度,不能看出肿大但能触及者;Ⅱ度,能看出肿大又能触及,但在胸锁乳突肌边缘以内者;Ⅲ度,超过胸锁乳突肌外缘者
	甲状腺肿大见于甲状腺功能亢进、单纯性甲状腺肿、甲状腺癌等
5. 气管	
(1)解剖位置	查阅解剖图谱,明确胸锁关节、胸骨上窝的位置
(2)气管偏移	移向健侧见于大量胸腔积液、积气、纵隔肿瘤及单侧甲状腺肿大;移向患侧见于肺不张、肺纤维化和胸膜粘连等
6. 观看操作视频	观看操作视频时请注意颈部检查项目、内容和检查方法

二、实训流程

(一)头面部检查

1. 阅读下列案例,对案例中的患者实施体格检查

患者,女性,28 岁,因发热、咽痛 4 天,呼吸急促、吞咽困难 1 天就诊。患者于 4 天前受凉后出现发热,自测体温达 39.6℃,在家里自服解热药、抗生素未见好转,1 天前自觉症状加重,并出现呼吸急促、吞咽困难等症状。实验室检查:血常规:白细胞计数 $16.1×10^9/L$,临床诊断为急性扁桃体炎。

2. 重点与难点

重点:结膜和巩膜检查、瞳孔检查、鼻窦区压痛检查、口腔检查。

难点:翻转上睑结膜、扁桃体检查。

3. 用物准备　近视力表、软尺、压舌板、手电筒。

4. 操作步骤　见表 2-6。

表 2-6　头面部检查项目与要点说明

检查项目	要点说明
1. 头颅	
(1)头发与头皮	观察头发色泽、分布、疏密度及脱发情况;分开头发观察头皮
(2)头颅外形与运动	视诊头颅大小、外形变化和有无异常运动

检查项目	要点说明
（3）头围测量	患者取坐位，以软尺自眉间向右绕到颅后通过枕骨粗隆，再从对侧绕回到眉间，读数、记录
2. 眼	
（1）近视力	患者取坐位，护士将近视力表置于患者眼前约33cm处，分别检查患者左、右眼近视力，注意用手遮挡对侧眼
（2）眼睑与眼球外形	视诊患者眼睑有无水肿、上睑下垂，有无眼球突出或凹陷。嘱患者闭眼，观察有无眼睑闭合障碍
（3）结膜与巩膜	检查下睑结膜、球结膜与巩膜时，护士将双手拇指置于患者下睑中部，嘱其向上看，同时向下按下睑边缘，显露下睑结膜、穹窿结膜、球结膜和巩膜，注意结膜和巩膜的颜色；检查上睑结膜、球结膜与巩膜时，需翻转上眼睑，其要领为：嘱患者向下看，护士用示指和拇指捏住患者上睑中部的边缘，轻轻向前下方牵拉，同时以示指向下压迫睑板上缘，与拇指配合将睑缘向上捻转即可将眼睑翻开
（4）瞳孔	视诊瞳孔大小、形状、双侧是否等大正圆。嘱患者双眼平视前方，护士手持手电筒，自眼外侧迅速将光源移向一侧瞳孔，观察该侧瞳孔直接对光反应；用同样的方法检查另一侧。注意勿使光线同时照射双眼
	护士用手于患者鼻根部隔开双眼，用手电光直接照射左侧瞳孔并观察右侧瞳孔，如缩小，称间接对光反应。同法检查右侧
3. 耳	
（1）外耳及耳后区	护士用手将患者耳郭向后上牵拉，头部稍转向对侧，观察其耳郭有无畸形、结节、红肿及牵拉痛，外耳道有无溢液，乳突皮肤有无红肿，拇指按压乳突，观察有无压痛
（2）双耳粗听力	嘱患者闭目，并用手指堵塞一侧耳道，护士以拇指与示指互相摩擦，自1m以外逐渐移近其耳部，直到患者听到声音为止，测量距离。用同样方法检测另一耳粗听力
4. 鼻	
（1）鼻外形	视诊鼻外形、鼻部皮肤及周围组织颜色，有无鼻翼扇动
（2）鼻道通气状况	护士以左手示指按捏患者左侧鼻前庭，嘱患者吸气，以检查患者右鼻道通气情况；以左手拇指按捏患者右侧鼻前庭以检查患者左鼻道通气情况
（3）鼻前庭	护士用左手拇指将患者鼻尖轻轻上推，用手电筒先后照射左、右鼻前庭，观察鼻黏膜有无充血、肿胀，鼻腔有无出血或异常分泌物
（4）鼻窦区压痛	检查顺序为额窦、筛窦、上颌窦。检查额窦时，护士双手置于患者双侧颞部，双手拇指分别置于左右眼眶上方稍内，用力向后按压；检查筛窦时，护士双手置于患者双侧耳后，双手拇指分别置于鼻根部与眼内眦之间，向内后方按压；检查上颌窦时，护士双手置于患者两侧耳后，双手拇指分别置于患者左右颧部向后按压，观察并询问患者有无疼痛
5. 口	
（1）口唇	视诊口唇颜色，有无疱疹、皲裂、口角糜烂、口角歪斜

（续　表）

检查项目	要点说明
(2)口腔	嘱患者张口,护士左手持手电筒以适当角度照明口腔,右手借助压舌板,自左下开始,按左下→右下→右上→左上的顺序,依次检查两侧颊黏膜、牙齿、牙龈、舌和硬腭,观察有无黏膜肿胀、出血点、溃疡和真菌感染,有无龋齿、义齿、残根,牙龈颜色,有无肿胀、溃疡及出血。然后嘱患者头稍后仰,张口并发"啊"音,护士持压舌板轻压其舌前 2/3 处,显露软腭、腭垂、咽腭弓、舌腭弓、扁桃体和咽后壁,观察有无充血、肿胀、分泌物及扁桃体肿大

注意事项:①环境舒适,光线适宜;②翻转上眼睑时,动作轻柔;③检查乳突和鼻窦压痛时,力度适中;④检查咽部及扁桃体时,压舌板放置位置应正确

(二)颈部检查

1. 阅读下列案例,对案例中的患者实施体格检查

患者,女性,30 岁,患有甲状腺功能亢进症 1 年余,一直服用丙硫氧嘧啶治疗。最近由于遭遇婚姻变故,患者突然出现烦躁不安、心慌气短、多汗、四肢无力,体温 39.5℃,心率 130 次/分。

2. 重点与难点

重点:颈部血管检查、甲状腺检查、气管位置检查。

难点:甲状腺触诊。

3. 用物准备　听诊器。

4. 操作步骤　见表 2-7。

表 2-7　颈部检查项目与要点说明

检查项目	要点说明
1. 颈部外形与运动	
(1)颈部外形	患者取坐位或卧位,充分显露颈部和肩部,视诊是否直立,两侧是否对称
(2)颈部运动	嘱患者做颈部前屈、后伸、左右侧弯和旋转动作,观察有无活动异常或受限
2. 颈部血管	
(1)颈静脉	嘱患者取坐位或半坐位,观察颈静脉有无显露,有无搏动
(2)颈动脉	嘱患者头偏向一侧,观察颈动脉有无搏动
3. 甲状腺	
(1)视诊	患者取坐位,头稍后仰,嘱其做吞咽动作的同时,观察甲状腺的大小与对称性
(2)触诊	前面触诊:护士立于患者前面,一手拇指施压于一侧甲状软骨,将气管推向对侧,另一手示、中指在对侧胸锁乳突肌后缘向前推挤甲状腺侧叶,拇指在胸锁乳突肌前缘触诊,配合吞咽动作,重复检查。用同法检查另一侧甲状腺
	后面触诊:护士立于患者后面,一手示、中指施压于一侧甲状软骨,将气管推向对侧,另一手拇指在对侧胸锁乳突肌后缘向前推挤甲状腺,示、中指在其前缘触诊甲状腺,配合吞咽动作,重复检查。用同法检查另一侧甲状腺
(3)听诊	当触及肿大的甲状腺时,用钟型听诊器直接置于肿大的甲状腺上,听诊有无血管杂音

（续　表）

检查项目	要点说明
4. 气管	嘱患者取坐位或仰卧位,使颈部处于自然直立状态。护士将右手示指与环指分别置于患者两侧的胸锁关节上,中指置于胸骨上窝气管之上,观察中指是否在示指与环指中间

注意事项:①环境应安静、舒适;②充分显露受检部位,按一定顺序进行;③评估气管位置时,姿势要端正;④态度和蔼,动作轻柔、准确规范

三、教师总结

1. 对案例中患者实施体格检查可能出现的阳性体征

(1)扁桃体检查:扁桃体Ⅱ度肿大、充血,在扁桃体隐窝内有黄白色分泌物。

(2)甲状腺检查:甲状腺Ⅱ度肿大,质地柔软,触诊时有震颤,听诊有血管音。

2. 思考题

(1)护士值班过程中发现一重症患者出现双侧瞳孔散大伴对光反应消失,首先应考虑什么问题?

(2)护士触诊甲状腺时为何要嘱咐患者做吞咽动作以配合检查?

(3)体格检查时,若发现患者的气管向左移位,请说明其临床意义。

四、考核标准

头面部与颈部检查操作考核标准,见表 2-8。

表 2-8　头面部与颈部检查操作考核标准

项目		总分 100 分	操作要点	标准分	扣分及说明
评估 (9分)	仪表	3	仪表端庄,服装整洁,不留长指甲,按要求着装	3	
	物品环境	3	用物备齐,放置合理	2	
			环境清洁、安静	1	
	患者	3	核对患者床号、姓名	1	
			了解患者病情,意识状态及配合能力	1	
			解释操作目的、过程、配合方法	1	
头颅 (6分)	头发头皮	2	视诊头发颜色、疏密度,有无脱发,拨开头发观察头皮	2	
	头颅外形	2	视诊头颅外形	2	
	头围测量	2	将软尺置于患者眉间,向右绕经枕骨粗隆	2	
眼 (25分)	近视力	3	受检者取坐位,近视力表置于其眼前约33cm处,分别检查左右眼近视力	3	
	眼睑眼球外形	6	视诊眼睑有无水肿、下垂、闭合障碍	3	
			有无眼球突出或凹陷	3	

（续　表）

项目		总分 100分	操作要点	标准分	扣分及说明
	睑结膜与巩膜	8	请受检者向上看,同时向下按下睑边缘,显露下睑结膜、穹隆结膜、球结膜和巩膜	3	
			检查上睑结膜、球结膜和巩膜时,需翻转眼睑	5	
	瞳孔	8	视诊瞳孔大小、形状、双侧是否等大	2	
			对光反应:直接和间接对光反应	6	
耳 (8分)	外耳及耳后区	4	向后上牵拉耳郭,观察其耳郭有无畸形、结节、红肿及牵拉痛,外耳道有无溢液,乳突皮肤有无红肿及压痛	4	
	耳粗听力	4	受检者掩耳闭目,检查者以拇指与示指互相摩擦,自1m以外逐渐移近其耳部,直到听到声音为止,测量距离	4	
鼻 (15分)	鼻外形	3	视诊内容(口述)	3	
	鼻前庭	3	检查者用左手拇指将受检者鼻尖轻轻上推,用手电筒先后照射,观察左右鼻前庭	3	
	通气状况	3	检查方法正确	3	
	鼻窦	6	检查者双手自上而下分别按压患者双侧额窦、筛窦和上颌窦,按压部位正确	6	
口 (12分)	口唇	4	视诊内容(口述)	4	
	口腔	8	嘱受检者张口,检查者左手持手电筒以适当角度照明口腔,右手借助压舌板,自左下开始,按左下→右下→右上→左上→咽和扁桃体的顺序,依次检查(口述检查内容)	8	
颈部 (17分)	颈部血管	3	患者体位正确	1	
			口述颈静脉怒张的表现	2	
	甲状腺	10	受检者取坐位,检查者嘱受检者做吞咽动作,视诊其甲状腺	4	
			以滑动触诊法检查甲状腺两叶,方法正确	6	
	气管	4	检查者将示指、环指分别置于受检者左右两侧胸锁关节上,中指置于气管中间	4	
评价 (8分)	熟练	4	程序正确,内容完整、动作规范,按时完成	4	
	沟通	4	沟通有效,以患者为中心,态度和蔼,体现人文关怀	4	
主考教师签名:			日期: 年 月 日	得分	

注:①考核时间为6分钟,用物准备为近视力表、压舌板、手电筒、软尺;②扣分及说明部分,空格空间不够时可在本页反面续写

第三部分 胸部检查

一、学习重点

(一)胸廓与肺部检查

胸廓与肺部检查包括视诊、触诊、叩诊和听诊,主要内容有胸部体表标志、胸壁、胸廓与乳房、肺和胸膜的检查。实训课前,学生应首先掌握胸廓与肺部检查项目及其异常表现和临床意义等内容,见表2-9。

表 2-9　胸廓与肺部检查项目与要点说明一览表

检查项目	要点说明
1. 胸部体表标志	包括骨骼标志、人工划线与分区、自然陷窝
2. 胸壁、胸廓与乳房	
(1)胸壁	①胸壁静脉充盈或曲张:见于腔静脉阻塞;②皮下气肿:见于自发性气胸、纵隔气肿、胸部外伤等;③胸壁压痛:见于肋骨骨折、肋软骨炎等;④胸骨压痛和叩击痛:见于急性白血病
(2)胸廓	形态异常,如:①扁平胸,见于慢性消耗性疾病;②桶状胸,见于严重肺气肿;③佝偻病胸,包括鸡胸、漏斗胸、肋骨串珠、肋膈沟,见于佝偻病
(3)乳房	乳房检查依据正确的程序,先健侧后患侧,先视诊,后触诊。局部皮肤外观呈"橘皮样"改变,见于乳腺癌
3. 肺和胸膜	
(1)视诊	视诊内容:呼吸运动、呼吸频率与深度、呼吸节律
	呼吸运动异常,如:①呼吸运动增强,见于代偿性肺气肿、酸中毒深大呼吸等;②呼吸运动减弱或消失,见于肺实变、肺气肿、肺部肿瘤、胸腔积液等
	呼吸困难,如:①吸气性呼吸困难,"三凹征"见于气管阻塞,如气管异物等;②呼气性呼吸困难,见于支气管哮喘或阻塞性肺气肿;③混合性呼吸困难,见于广泛性肺组织病变
	呼吸节律异常,如:①潮式呼吸,见于脑炎、脑膜炎、脑出血等;②间停呼吸,见于患者呼吸完全停止前
(2)触诊	触诊内容:胸廓扩张度、语音震颤、有无胸膜摩擦感
	胸廓扩张度改变:①一侧胸廓扩张度增强,见于对侧肺不张、肋骨骨折;②一侧胸廓扩张度降低,见于同侧大量胸腔积液、气胸等;③双侧胸廓扩张度降低,见于双侧胸膜炎、肺气肿等
	语音震颤改变:①语音震颤增强,见于肺组织实变;②语音震颤减弱或消失,见于大量胸腔积液、气胸等
	胸膜摩擦感:见于胸膜炎等

（续　表）

检查项目	要点说明
（3）叩诊	叩诊内容：肺部对比叩诊，肺上界、肺下界及肺下界移动度
	正常人平静呼吸时，两侧肺下界大致相等，于锁骨中线、腋中线和肩胛下线上分别为第6、8、10肋间隙；正常肺下界移动范围为6～8cm
	肺界叩诊异常，如：①肺上界变窄，见于肺结核等；②肺上界变宽见于肺气肿；③肺下界上移，见于肺不张等；④肺下界下移，见于肺气肿等
	肺下界移动范围改变，如：①肺下界移动范围减少，见于肺组织萎缩；②肺下界移动范围消失，见于大量胸腔积液、积气等
	胸部叩诊音异常，如：①浊音或实音，见于肺部含气量减少的病变等；②过清音，见于肺气肿；③鼓音，见于肺内空腔性病变等
（4）听诊	听诊内容：正常呼吸音、异常呼吸音、啰音、语音共振及有无胸膜摩擦音。正常呼吸音包括支气管呼吸音、支气管肺泡呼吸音、肺泡呼吸音
	①异常支气管呼吸音：见于肺组织实变、肺内大空腔、压迫性肺不张。②异常支气管肺泡呼吸音：见于支气管肺炎、肺结核等。③异常肺泡呼吸音：如一侧肺泡呼吸音增强，见于肺结核、肺炎肺肿瘤等；肺泡呼吸音减弱或消失，见于胸廓活动受限、呼吸肌病变、呼吸道阻塞。④干啰音：见于喘息性支气管炎、支气管哮喘和心源性哮喘等。⑤湿啰音：见于支气管肺炎、急性肺水肿等
4. 观看操作视频	观看操作视频时请注意胸廓与肺部检查项目、内容和检查方法

（二）心脏检查

心脏检查主要包括心前区外形视诊、心尖搏动视诊与触诊、心脏相对浊音界叩诊以及心脏瓣膜听诊区的检查。实训课前，学生应首先掌握心脏检查项目及其异常表现和临床意义等内容，见表2-10。

表2-10　心脏检查项目与要点说明一览表

检查项目	要点说明
1. 视诊	
（1）心前区外形	①心前区局部隆起：见于先天性心脏病如法洛四联症；②心前区饱满：见于成人大量心包积液
（2）心尖搏动	坐位时，正常成人心尖搏动位于左侧第5肋间锁骨中线内0.5～1.0cm处，搏动范围直径2.0～2.5cm。①左心室增大，心尖搏动向左下移位；②右心室增大时，心尖搏动向左移位
2. 触诊	①抬举性心尖搏动：为左心室肥大的重要体征；②心前区震颤：为器质性心血管疾病的特征性体征，如心脏瓣膜狭窄、先心病；③心包摩擦感：见于心包炎
3. 叩诊	
（1）叩诊内容	心脏相对浊音界，包括心左界、心右界，以了解心脏大小、形状及其在胸腔内的位置

（续　表）

检查项目	要点说明
（2）叩诊顺序	先叩左界，后叩右界，由外向内，自下而上逐一肋间叩诊
	心脏病变，如：①左心室增大，心浊音界呈靴形，见于主动脉瓣关闭不全、高血压性心脏病；②右心室增大，相对浊音界向左侧扩大明显，见于肺源性心脏病；③双心室增大，心浊音界向两侧扩大；见于扩张型心肌病、全心衰竭；④左心房扩大，心浊音界呈梨形，见于二尖瓣狭窄；⑤心界向两侧扩大，坐位时心浊音界呈三角形烧瓶样，见于心包积液
4. 听诊	
（1）听诊内容	心率、心律、心音，有无额外心音、杂音及心包摩擦音
（2）听诊顺序	按逆时针方向自二尖瓣区开始，依次为肺动脉瓣区、主动脉瓣区、主动脉瓣第二听诊区和三尖瓣区
	心律失常，如：①期前收缩，二联律和三联律，见于器质性心脏病、洋地黄中毒、低钾血症等；②心房颤动，见于风湿性心脏病二尖瓣狭窄等
	心音性质改变，如钟摆律：为大面积急性心肌梗死和重症心肌炎的重要体征
	额外心音，如舒张早期奔马律：见于心力衰竭、急性心肌梗死、严重心肌炎及心肌病等
	心脏杂音：自行列表归纳各种杂音的听诊特点和临床意义
	心包摩擦音：见于感染性心包炎、急性心肌梗死等
5. 观看操作视频	观看操作视频时请注意心脏检查项目、内容和检查方法

二、实训流程

（一）胸廓与肺部检查

1. 阅读下列案例，对案例中的患者实施体格检查

患者，男性，26岁，2天前酗酒后遭到雨淋，于当天晚上突然出现寒战、高热，伴咳嗽、胸痛、咳铁锈色痰。入院后患者自述头痛、乏力、食欲缺乏，体温波动于39.5～40.2℃。辅助检查：血常规示白细胞计数 $19.5 \times 10^9/L$，中性粒细胞0.865，核左移，见中毒颗粒；胸部X线检查示：右下肺均匀一致的大片状密度增高影，诊断为大叶性肺炎。

2. 重点与难点

重点：识别胸部的体表标志、人工划线和分区、乳房检查、胸部的视诊与触诊、胸部间接叩诊方法与4种正常叩诊音的辨别、肺下界移动范围的叩诊、肺部3种正常呼吸音的听诊部位与听诊特点。

难点：乳房触诊、肺上界叩诊、肺下界移动范围叩诊、3种正常肺部呼吸音的听诊部位与特点。

3. 用物准备　听诊器、直尺、笔、电脑和心肺听诊模拟人。

4. 操作步骤　见表2-11。

表2-11　胸廓与肺部检查项目与要点说明

检查项目	要点说明
1. 胸部体表标志	
（1）骨骼标志	指出胸骨角、肩胛下角、第7颈椎棘突并计数相应肋骨

（续　表）

检查项目	要点说明
（2）人工划线与分区	指出前正中线、锁骨中线、腋前线、腋中线、腋后线、后正中线、肩胛线、肩胛上区、肩胛间区和肩胛下区
（3）自然陷窝	指出胸骨上窝、锁骨上窝、腋窝
2. 胸壁、胸廓与乳房	
（1）胸壁	视诊胸部外形、对称性，有无胸壁静脉明显显露；触诊胸壁有无皮下气肿；触诊胸壁、胸骨有无压痛，叩诊胸骨有无叩击痛
（2）胸廓	视诊胸廓有无异常
（3）乳房	视诊乳头、乳房皮肤及表面情况，以及对称性；触诊乳房时，护士以手指和手掌平置于患者乳房上，从外上象限开始，用指腹轻轻施加压力，由浅入深，滑动触诊直至 4 个象限触诊完毕，一般以能触及肋骨但不引起疼痛为度。触诊时注意乳房的质地和弹性有无压痛和肿块，双侧腋窝、锁骨上窝和颈部淋巴结有无肿大或其他异常
3. 肺和胸膜	
（1）视诊	护士站于患者右侧，协助患者暴露胸部，视诊患者呼吸运动的类型及两侧是否对称，呼吸频率、深度和节律
（2）触诊	
①胸廓扩张度	检查前胸壁时，护士双手置于患者胸廓前下侧部，左右拇指沿两侧肋缘指向剑突，拇指尖在前正中线两侧对称部位，两手掌和伸展的手指置于前侧胸壁，嘱患者做深呼吸，两手随之移动，观察和比较两手拇指距离中线的动度是否一致。检查后胸壁时，护士将两手平置于患者背部，手掌腕关节处约平第 10 肋骨，拇指与后正中线平行，余同前胸壁
②语音震颤	护士将双手掌的尺侧缘轻置于患者两侧胸壁对称部位，嘱患者以同等强度重复发长音"一"，自上而下（第 2、4、6 肋间水平），从外向内，两手交叉比较两侧相应部位语音震颤的异同，有无增强、减弱或消失，先前胸后背部
（3）叩诊	
①叩诊音	沿右锁骨中线，自第 2 肋间隙开始直至脐水平，分别叩出清音、浊音、实音和鼓音 4 种叩诊音
②肺部叩诊	先直接叩诊，后间接叩诊。从前胸到侧胸，最后为背部，叩诊过程中注意左右、上下、内外比较
	直接叩诊：叩诊前胸壁时，护士以 2～5 指并拢的右手掌面按第 2、4、6 肋间水平直接拍击被检查部位，先左后右，自上而下，由外向内，直至肋弓下缘。后胸壁时，用右手掌面直接拍击患者双侧肩胛间区、肩胛下区和侧胸壁
	间接叩诊：护士以左手中指与肋骨平行并紧贴于被叩部位作为板指，其他手指稍抬起，右手指自然弯曲，以右手中指指端叩击扳指，叩击方向与叩击部位的体表垂直，用腕关节和掌指关节做弹跳式短促叩击，肘、肩关节不参与运动。前、侧胸壁叩诊自第 1 肋间隙开始，自上而下，由外向内，左右交替，逐一肋间叩击。首先检查前胸，由锁骨上窝开始，沿锁骨中线、腋前线自第 1 肋间隙从上至下叩诊。其次检查侧胸壁，患者举起上臂置于头顶，自腋窝开始沿腋中线、腋后线叩诊。背部叩诊时，患者取坐位，稍低头，双上肢交叉抱肩。护士于患者背后，自上而下，由外向内，左右交替叩击。于肩胛间区，扳指与脊柱平行，肩胛下区扳指与脊柱垂直。注意双侧对比

（续　表）

检查项目	要点说明
③肺下界叩诊	嘱患者平静呼吸,分别自锁骨中线第2肋间、腋窝顶部、肩胛线上第8肋间隙开始向下叩诊,当叩诊音由清音变为浊音时即为肺下界
④肺下界移动范围叩诊	患者取坐位,稍低头,双上肢交叉抱肩,平静呼吸,护士以手指叩诊法于患者肩胛线上自上而下逐一间叩击,自清音变为浊音时,做一标记,此为平静呼吸时的肺下界;然后嘱患者做深吸气,屏住呼吸的同时沿该线继续往下叩击,直至清音变为浊音,做一标记,此即为肺下界最低点;当恢复平静呼吸时嘱患者深呼气后屏气,重复叩击直至浊音变为清音,做一标记,此即为肺下界最高点。测量左右两侧最高点至最低点的距离即为肺下界移动范围
（4）听诊	
①肺部呼吸音	正常情况下于喉部、胸骨上窝、背部第6、7颈椎及第1、2胸椎附近可闻及支气管呼吸音;胸骨两侧第1、2肋间、肩胛间区3、4胸椎水平可闻及支气管肺泡呼吸音;除支气管呼吸音和支气管肺泡呼吸音以外的大部分肺野内均可闻及肺泡呼吸音,以乳房下部、肩胛下部最强,腋窝下部较强,肺尖和肺下缘较弱
②肺部听诊	嘱患者取坐位或卧位,微张口均匀呼吸。听诊前,侧胸壁分别沿锁骨中线和腋前线、腋中线和腋后线逐一肋间,左右交替依次听诊,每一听诊部位至少听诊1～2个呼吸周期。后胸壁听诊按肩胛间区、肩胛线逐一肋间进行听诊。听诊过程中注意上、下、左、右对称部位的对比,是否有呼吸音以外的附加音,必要时嘱患者做深呼吸或咳嗽
③语音共振	嘱患者重复发"yi"音,按第2、4、6肋间水平,左右交替,自上而下,依次听诊前侧胸壁左右、上下和内外语音共振的变化。后胸壁检查时,按肩胛间区第3、6胸椎水平、肩胛下区肩胛线第9胸椎水平、腋后线第9胸椎水平自上而下听诊

注意事项:①环境应安静、舒适,光线要适宜;②充分显露受检部位,从不同角度,按一定顺序进行系统、全面的观察;③触诊乳房时,手指和手掌平放于乳房上,从外上象限开始进行滑动触诊;④叩诊时,扳指紧贴被评估部位,垂直叩击,力度均匀,注意双侧对比;⑤态度和蔼,动作轻柔、准确规范

（二）心脏检查

1. 阅读下列案例,对案例中的患者实施体格检查

患者,男性,52岁,心悸气短20余年,2天前突然咳粉红色泡沫痰约120ml。患者口唇发绀,心率92次/分。入院后M型超声心动图可见二尖瓣前后叶呈同向运动和城墙样改变,临床诊断为急性肺水肿、风湿性心脏病、二尖瓣狭窄。

2. 重点与难点

重点:心尖搏动视诊与触诊、心脏相对浊音界叩诊,心脏听诊部位、顺序与内容及第一心音与第二心音的听诊特点。

难点:心尖搏动的触诊、心界叩诊、心脏瓣膜听诊区的确定、第一心音与第二心音的辨别。

3. 用物准备　听诊器、直尺、笔、电脑和心肺听诊模拟人。

4. 操作步骤　见表2-12。

表 2-12　心脏检查项目与要点说明

检查项目	要点说明
1. 视诊	患者取仰卧位,护士取切线方向视诊患者心前区有无异常隆起或凹陷、心尖搏动的位置、范围和强弱,有无心前区异常搏动
2. 触诊	患者仰卧,护士以两步法触诊患者心尖搏动,即先用右手掌尺侧,后用右手中指与示指指腹触诊患者心尖搏动的准确位置、强度和范围。然后用右手掌尺侧缘在胸骨左缘第 3、4、5 肋间隙触诊心前区,注意有无震颤及心包摩擦感
3. 叩诊	先左后右,自下而上,从外向内
(1)心左界	从心尖搏动的肋间开始,在心尖搏动最强点外 2～3cm 处,通常为第 5 肋间隙左锁骨中线稍外,由外向内进行叩诊,当叩诊音由清音变为浊音时,表示已达心界,用笔做一标记,用此方法逐一肋间确定心界,直至上移至第 2 肋间为止
(2)心右界	先沿右锁骨中线自上而下叩出肝上界,在肝上界上一肋间由外向内叩诊,直至第 2 肋间,辨音及标记同前
(3)心界测量	用直尺测量前正中线至各标记点的垂直距离;再测量左锁骨中线至前正中线的距离,正常人为 8～10cm,按统一格式记录结果
4. 听诊	患者取仰卧位或坐位,显露胸部。护士右手持听诊器沿逆时针方向依次听诊二尖瓣听诊区、肺动脉瓣听诊区、主动脉瓣听诊区、主动脉瓣第二听诊区和三尖瓣听诊区。二尖瓣听诊区位于心尖部,随心脏改变可向左或下移位,这时可在心尖搏动最强处听诊。心脏听诊的内容包括心率、节律、心音、有无额外心音、杂音和心包摩擦音。听诊心率时至少 1 分钟

注意事项:①环境应安静、舒适、温暖,光线要适宜;②充分显露心前区,用侧光观察心尖搏动;③注意心界叩诊顺序与方法,叩诊力度适中,用力均匀;④态度和蔼,动作轻柔、准确规范

三、教师总结

1. 对案例中的患者实施体格检查可能出现的阳性体征

(1)急性肺水肿:视诊急性病容,呼吸困难,端坐呼吸;触诊语音震颤明显增强;叩诊呈浊音;听诊右下肺可闻及病理性支气管呼吸音及固定的湿啰音。

(2)二尖瓣狭窄:视诊二尖瓣面容,心尖搏动向左移位;触诊心尖部可触及舒张期震颤;叩诊心浊音界呈梨形;听诊心尖部可闻及舒张期隆隆样杂音。

2. 思考题

(1)干啰音与湿啰音是如何产生的? 听诊时如何鉴别?

(2)第一心音与第二心音是如何产生的? 听诊时如何鉴别?

四、考核标准

肺和胸膜检查操作考核标准,见表 2-13 和表 2-14。

表 2-13 肺和胸膜检查操作考核标准

项目		总分 100 分	操作要点	标准分	扣分及说明
评估 (12分)	仪表	4	仪表端庄,服装整洁,不留长指甲,按要求着装	4	
	物品环境	4	用物备齐,放置合理	2	
			环境清洁、安静(酌情关闭门窗或屏风遮挡,请其他人员回避)	2	
	患者	4	核对床号、姓名	1	
			了解患者病情,意识状态及配合能力	1	
			解释操作目的、过程、配合方法	2	
视诊 (6分)	视诊	6	观察呼吸运动类型、两侧是否对称、呼吸频率、深度和节律	6	
触诊 (12分)	胸廓扩张度	6	前胸壁:检查方法正确	3	
			后胸壁:检查方法正确	3	
	语音震颤	6	检查方法正确	6	
叩诊 (34分)	叩诊音	8	沿右锁骨中线,自第2肋间隙开始直至脐水平,分别叩出清音、浊音、实音、鼓音	8	
	肺部叩诊	8	先直接叩诊,后间接叩诊	2	
			检查方法正确	2	
			从前胸到侧胸,最后为背部	2	
			注意左右上下比较	2	
	肺下界叩诊	8	前、侧壁叩诊:被检查者体位正确,分别在锁骨中线和腋中线上叩诊	4	
			背部叩诊:被检查者体位正确,从肩胛线上第8肋间隙开始向下叩诊	4	
	肺下界移动范围叩诊	10	先于被检查者平静呼吸时在肩胛线上叩出肺下界的位置,做一标记	4	
			分别于被检查者深吸气与深呼气后屏住呼吸,重新叩出肺下界并做标记	4	
			测量肺下界移动范围	2	
听诊 (28分)	正常呼吸音	10	被检查者微张口呼吸	1	
			听诊支气管呼吸音:部位准确	3	
			听诊支气管肺泡呼吸音:部位准确	3	
			听诊肺泡呼吸音:部位准确	3	
	肺部听诊	10	听诊前、侧胸壁:部位准确,自上而下,左右交替逐一肋间进行,每个听诊部位至少听诊1~2个呼吸周期	6	
			听诊背部:部位准确,注意左右对比	4	
	语音共振	8	嘱被检查者重复发"yi"音	2	
			按听诊部位,自上而下、左右交替依次听诊前、侧胸壁和背部	6	

（续　表）

项目		总分 100分	操作要点	标准分	扣分及说明
评价 （8分）	熟练	4	程序正确,内容完整、动作规范,按时完成	4	
	沟通	4	沟通有效,以患者为中心,态度和蔼,体现人文关怀	4	
主考教师签名：			日期：年　月　日	得分：	

注：①考核时间6分钟,用物准备为听诊器、硬尺、笔；②扣分及说明部分,空格空间不够时可在本页反面续写

表2-14　心脏检查操作考核标准

项目		总分 100分	操作要点	标准分	扣分及说明
评估 （12分）	仪表	4	仪表端庄,服装整洁,不留长指甲,按要求着装	4	
	物品环境	4	用物备齐,放置合理 环境清洁、安静(酌情关闭门窗或屏风遮挡,请其他人员回避)	2 2	
	患者	4	核对床号、姓名 了解患者病情,意识状态及配合能力 解释操作目的、过程、配合方法	1 1 2	
视诊 （10分）	心前区外形	5	取切线方向视诊被检查者心前区,口述视诊内容	5	
	心尖搏动	5	口述视诊内容	5	
触诊 （6分）	心尖搏动	6	先以右手掌置于被检查者心前区触诊 后用并拢的右手示指与中指指腹触诊	3 3	
叩诊 （34分）	心左界	12	从心尖搏动最强点外2～3cm开始叩诊,沿肋间隙由外向内叩至清音变为浊音,叩诊至第2肋间,逐一做标记	12	
	心右界	12	叩出肝上界,从肝上界上一肋间,由外向内叩出相对浊音界,叩诊至第2肋间,逐一做标记	12	
	心界测量	10	测量左锁骨中线距前正中线的距离 测量各标记点到前正中线的距离	5 5	
听诊 （30分）	心瓣膜听诊区	15	口述5个瓣膜听诊区的位置	15	
	听诊	15	按顺序听诊5个瓣膜听诊区,口述听诊内容	15	
评价 （8分）	熟练	4	程序正确,内容完整、动作规范,按时完成	4	
	沟通	4	沟通有效,以患者为中心,态度和蔼,体现人文关怀	4	
主考教师签名：			日期：年　月　日	得分	

注：①考核时间6分钟,用物准备为听诊器、硬尺、笔；②扣分及说明部分,空格空间不够时可在本页反面续写

第四部分　腹部检查

一、学习重点

腹部检查主要包括腹部体表标志分区及腹部外形、呼吸运动、肠鸣音、移动性浊音、全腹和肝脾的触诊检查。实训课前,学生应首先掌握腹部检查项目及其异常表现和临床意义等内容,见表 2-15。

表 2-15　腹部检查项目与要点说明一览表

检查项目	要点说明
1. 视诊腹部外形	全腹膨隆:常见于腹腔积液、腹内积气、腹内巨大包块;局部膨隆:常因为脏器肿大、腹内肿瘤或炎症包块、腹壁上的肿物和疝等;腹部凹陷:全腹凹陷见于慢性消耗性疾病晚期(结核病、败血症等)、恶性肿瘤等。局部凹陷较少见,多由于手术后腹壁瘢痕收缩所致
2. 视诊呼吸运动	腹式呼吸减弱常因腹膜炎症、腹水、急性腹痛、腹腔内巨大肿瘤或妊娠;腹式呼吸消失常见于胃肠穿孔所致急性腹膜炎或膈肌麻痹等;腹式呼吸增强不多见,常为癔症性呼吸或腹腔疾病等
3. 听诊肠鸣音	肠鸣音活跃:见于急性胃肠炎、服泻药后或胃肠大出血;肠鸣音亢进:见于机械性肠梗阻;肠鸣音减弱:见于老年性便秘、腹膜炎、电解质紊乱(低血钾)及胃肠动力低下等;肠鸣音消失:见于急性腹膜炎或麻痹性肠梗阻
4. 叩诊移动性浊音	当腹腔内游离腹水在 1000ml 以上时,即可查出移动性浊音
5. 触诊腹部	
(1)腹壁紧张度	板状腹:见于急性胃肠穿孔或脏器破裂导致的急性弥漫性腹膜炎;揉面感或柔韧感:见于结核性腹膜炎或癌性腹膜炎;腹壁紧张度减低:见于慢性消耗性疾病或大量放腹水之后,亦可见于经产妇或老年体弱、脱水之患者;腹壁紧张度消失:脊髓损伤所致的腹肌瘫痪和重症肌无力
(2)肝触诊	肝增大:见于肝炎、肝淤血、早期脂肪肝、白血病、血吸虫病等;肝缩小:见于急性和亚急性肝坏死,门脉性肝硬化晚期。质地稍韧见于急性肝炎及脂肪肝;质地韧见于慢性肝炎及肝淤血;质地硬见于肝硬化和肝癌
	压痛:见于肝炎和肝淤血
	肝-颈静脉回流征阳性:见于右心衰竭引起的肝淤血肿大
(3)脾触诊	轻度增大见于急慢性肝炎、伤寒等;中度增大见于肝硬化、慢性淋巴细胞白血病、淋巴瘤等;重度增大多见于慢性粒细胞白血病、慢性疟疾等
(4)胆囊触诊	胆囊增大:肿大胆囊呈囊性感,并伴有明显压痛,常见于急性胆囊炎;胆囊增大呈囊性感,无压痛者,见于壶腹周围癌;胆囊肿大,有实性感者,见于胆囊结石或胆囊癌
	Murphy 征阳性和胆囊触痛:见于胆囊炎症
	Courvoisier 征:见于胰头癌(胆囊明显肿大无压痛伴有逐渐加重的黄疸)

二、实训流程

1. 阅读下列案例，对案例中的患者实施体格检查

患者，男性，52岁，自觉上腹部不适、恶心1天，2小时前突然呕吐大量鲜血，伴有少量食物残渣，即来院就诊，既往有乙型肝炎病史10余年。一般状态差，面色灰暗；肝掌征（＋），胸前见3颗蜘蛛痣；巩膜无黄染。体温37℃，呼吸22次/分，脉搏126次/分，血压85/60mmHg。初步诊断：肝硬化。

2. 重点与难点

重点：肠鸣音的听诊、移动性浊音的叩诊、全腹触诊、肝脾触诊、胆囊触痛和Murphy征的检查、阑尾压痛反跳痛的检查。

难点：移动性浊音的叩诊、如何用腹式呼吸配合肝脾的触诊。

3. 用物准备　听诊器、腹部触诊模型、叩诊锤、卷尺、多媒体教学视听资料。

4. 操作步骤　见表2-16。

表2-16　腹部检查项目与要点说明

检查项目	要点说明
1. 腹部体表分区	
（1）腹部体表标志	指出肋弓下缘、腹上角、髂前上棘、腹直肌外缘、腹中线、肋脊角等体表标志
（2）腹部分区	九区法：两侧肋弓下缘和两侧髂前上棘分别做两条横线，通过左右髂前上棘至腹中线连线的中点做两条垂直线，四线相交将腹部分为9个区，各区命名
2. 视诊	患者应取仰卧位，充分显露全腹，平静呼吸，护士位于患者身体右侧，自上而下视诊患者腹部外形、呼吸运动、腹壁静脉、胃肠型及蠕动波
3. 听诊	患者取仰卧位，将听诊器置于脐周或右下腹壁，至少1分钟。记录次数，注意音调和音响。听诊振水音：将听诊器体件置于患者上腹部，用稍弯曲的手指连续迅速冲击患者上腹部，若听到"咣啷"声，即为振水音
4. 叩诊移动性浊音	让患者仰卧，自腹中部开始，向左侧腹部叩诊，出现浊音时，扳指手不离开腹壁，嘱患者右侧卧，使扳指在腹的最高点，再叩诊，呈鼓音，当叩诊向腹下侧时，叩诊音又为浊音，再嘱患者左侧卧，同样方法叩击，这种因体位不同而出现的浊音区变动现象称移动性浊音。如果腹水量少，用以上方法不能查出时，可让患者取肘膝位，使脐部处于最低部位，由侧腹部向脐部叩诊，如由鼓音转为浊音，则提示有腹水的可能
5. 触诊	
（1）全腹触诊	嘱患者双腿屈曲仰卧位，张口做腹式呼吸运动，使腹肌放松，检查肝脾时可分别向左、向右侧卧位，检查肾脏时可坐或立位。护士位于患者右侧，触诊手法应柔软，由浅入深，从健康部位开始，渐移向病变区域，一般先从左下腹部开始，循逆时针，由下而上，先左后右，按各区仔细触诊。据检查部位和目的的不同，可用浅部或深部触诊法，触诊的内容包括腹壁紧张度、压痛、腹部包块、液波震颤及肝脾等腹腔脏器情况
（2）阑尾压痛与反跳痛	护士用一两个手指逐渐用力压迫右髂前上棘与脐连线中外1/3交界处，看患者有无压痛，若有压痛，手指可于痛处稍停片刻，给患者有短暂的适应时间，然后再迅速将手抬起，如此时患者感觉腹痛加重，并有痛苦表情，称为反跳痛。表示炎症已波及腹膜壁层

（续　表）

检查项目	要点说明
（3）胆囊触痛检查	患者取双腿屈曲仰卧位,护士将左手掌平放在患者的右肋缘,拇指指腹用中等压力勾压右肋缘与腹直肌外缘交界处,然后嘱患者缓慢深呼吸,如果深吸气时患者因疼痛而突然屏气,则称胆囊触痛征（Murphy 征）阳性
（4）肝触诊	单手触诊法:患者取双腿屈曲仰卧位,护士将右手掌紧贴腹壁,使手指的方向与右肋缘平行,从右锁骨中线的延长线上,自脐水平以下开始,逐步向上移动右手,触诊时嘱患者做均匀而较深的腹式呼吸,呼气时,腹壁松弛下陷,右手逐渐向腹部加压;吸气时,腹壁隆起,右手随腹壁缓慢被动抬起,但不要离开腹壁且稍加压力,此时,由于膈肌下降,而将肝下缘推向下方,恰好右手缓慢抬起且稍向前上方加压,便与肝下缘相遇,肝自手指下滑过;若未触及时,则可逐渐向上移动,每次移动不超过 1cm,一直到右肋缘下,并沿右肋缘向外及剑突触诊,以了解全部肝下缘的情况。以相同的方法在前正中线上自脐水平开始触诊肝左叶。 双手触诊法:在单手触诊的基础上,护士将左手掌与四指平放于患者右腰部后方,相当于第 11、12 肋骨与其稍下的部位,大拇指张开,置于右季助上,右手下压时,左手向前托起肝便于右手触诊,触诊方法同单手触诊法。前正中线上双手触诊时,左手掌置于胸骨下缘,其余同单手法
（5）脾触诊	患者屈髋屈膝仰卧位,护士左手掌平放于患者左腰部第 9～11 肋后方,试将脾从后向前托起。右手掌平放于左侧腹部,与肋弓成垂直方向,采用深部滑行触诊法,从髂前上棘连线水平开始,自下而上随患者的腹式呼吸移向左肋弓进行触诊检查。如仰卧位不易触到,可嘱患者改用右侧卧位检查,患者右下肢伸直,左下肢屈曲

注意事项:①环境舒适,光线适宜,评估前做好解释工作,取得配合;②手要温暖,动作轻柔,避免因腹肌紧张而影响评估效果;③评估时,嘱患者排空膀胱

三、教师总结

1. 对案例中的患者实施腹部检查可能出现的阳性体征　早期肝大,可在右肋下触及肝脏,表面光滑,晚期肝脏缩小,有炎症时可出现压痛;脾大;腹壁静脉曲张;移动性浊音（＋）。

2. 思考题　结合所学知识,分析案例中的患者还可能出现哪些症状和体征?

四、考核标准

腹部检查操作程序及考核标准,见表 2-17。

表 2-17　腹部检查操作程序及考核标准

项目		总分 100 分	操作要点	标准分	扣分及说明
评估 （10 分）	仪表	2	仪表端庄,按要求着装,不留长指甲	2	
	物品环境	6	用物备齐,放置合理	3	
			环境清洁、安静（酌情关闭门窗或屏风遮挡,请其他人员回避）	3	
	患者	2	核对患者一般情况,了解意识及配合能力 解释操作目的、过程、配合方法	2	

(续 表)

项目		总分 100 分	操作要点	标准分	扣分及说明
视诊 (6)	视诊	6	先直视,后取切线位视诊 口述视诊内容	3 3	
听诊 (12 分)	肠鸣音	6	听诊器放置位置正确,听诊时间至少 1 分钟	6	
	振水音	6	检查方法正确、听诊位置正确	6	
叩诊 (20 分)	肝区叩痛	4	叩诊位置准确 检查方法正确	2 2	
	移动性浊音	10	叩诊位置准确 嘱患者体位变动顺序正确	5 5	
	肾区叩击痛	6	患者取坐位,叩诊位置准确,检查方法正确	6	
触诊 (44 分)	全腹触诊	8	患者两腿屈曲,先浅触后深触 逆时针方向触诊、口述触诊内容	4 4	
	阑尾点触诊	8	位置准确,检查压痛和反跳痛 检查方法正确	4 4	
	肝触诊	12	单手触诊法:嘱患者腹式呼吸,分别在右锁骨中线和前正中线上触诊,起始部位正确 双手触诊法:护士左手放置位置正确,检查方法正确	6 6	
	脾触诊	8	仰卧位:护士左手放置位置正确,检查方法正确 侧卧位:右侧卧位,检查方法正确	4 4	
	胆囊触痛	8	嘱患者缓慢深吸气 护士检查方法正确 口述阳性体征	2 4 2	
评价 (8 分)	熟练	4	程序正确,内容完整、动作熟练,按时完成	4	
	沟通	4	沟通有效,以患者为中心,体现充满人文关怀	4	
主考教师签名:			日期: 年 月 日	得分	

注:①考核时间 6 分钟,用物准备为听诊器、腹部触诊模型、叩诊锤、卷尺、多媒体教学视听资料;②扣分及说明部分,空格空间不够时可在本页反面续写

第五部分 肛门、直肠与男性生殖器检查

一、学习重点

肛门、直肠与男性生殖器检查主要包括检查常用的体位和直肠指检的方法。实训课前,学生应首先掌握肛门、直肠与男性生殖器检查项目及其异常表现和临床意义等内容,详见表2-18。

表 2-18　肛门、直肠与男性生殖器检查项目与要点说明一览表

检查项目	要点说明
1. 肛门与直肠	
(1)视诊	肛门外伤或瘢痕,多见于外伤或手术后;周围有红肿及压痛,常为肛门周围脓肿
	肛裂:是肛管下端深达皮肤全层的纵行及梭形裂口或感染性溃疡。患者自觉疼痛尤其是排便时更加明显
	痔:在肛门内口可查到柔软的紫红色包块,排便时突出肛门外,患者常粪便带血、痔块脱出,为内痔;在肛门外口可查到柔软的紫红色包块,常感觉疼痛,为外痔;具有内外痔特点的为混合痔
	肛门直肠瘘:肛门周围皮肤有瘘管开口,在直肠或肛管内可见瘘管的内口伴有硬结。多由肛管或直肠脓肿所致
	直肠脱垂:是直肠、肛管甚至乙状结肠下端的肠壁部分或全层向外翻出而脱出于肛门外。患者屏气排便时,突出物呈紫红色球状,为直肠部分脱垂;突出物呈椭圆形块状,表面有环形皱襞,为直肠完全脱垂
(2)触诊	触痛显著,见于肛裂和感染
	触痛伴有波动感,见于肛门、直肠周围脓肿
	触及柔软、光滑而有弹性的包块,多为直肠息肉
	触及坚硬的包块,应考虑直肠癌
2. 男性生殖器	
(1)外生殖器	包皮:包皮不能翻起露出尿道外口或阴茎头称为包茎,多为先天性包皮口狭窄或炎症、外伤后粘连所致;包皮超过阴茎头,但翻起后能露出阴茎头为包皮过长,容易引起炎症、包皮嵌顿,甚至诱发阴茎癌
	阴茎:阴茎头有硬结并伴有暗红色溃疡、易出血,或融合为菜花状,伴有恶臭味儿,应怀疑阴茎癌;阴茎颈处有单个椭圆形硬质溃疡为下疳,常见于梅毒,该部位也是尖锐湿疣的好发部位
	尿道口:尿道口红肿,有分泌物附着,伴有触痛,多见于淋球菌感染所致的尿道炎
	阴囊:阴囊水肿多见于局部炎症、过敏反应或静脉回流受阻;阴囊橡皮肿为阴囊水肿,皮肤粗糙、增厚呈橡皮样,常由于血丝虫病引起的淋巴管炎或淋巴管阻塞所致

（续　表）

检查项目	要点说明
（2）内生殖器	睾丸：睾丸急性肿痛，有明显压痛，多为外伤或急性睾丸炎、淋病等炎症所致；睾丸一侧肿大有硬结，应考虑睾丸肿瘤 前列腺：前列腺肿大而表面光滑、质韧、无压痛及粘连，见于老年人的前列腺肥大，常有排尿困难或不畅；前列腺肿大伴有明显压痛，多见于急性前列腺炎；前列腺肿大，表面不平，可触及坚硬结节者，多为前列腺癌 精囊：精囊触及到条索状肿胀并有压痛，见于前列腺炎或积脓累及精囊；精囊是前列腺癌最易侵犯的器官，前列腺癌累及精囊时，精囊可触及到不规则结节

二、实训流程

1. 阅读下列案例，对案例中的患者实施体格检查

患者，男性，26岁，3年半前无明显诱因发现肛门部有肿物脱出，伴便痛，少量便血，为鲜血。脱出物休息后可自行还纳。当时给予口服药物及马应龙痔疮膏治疗，疗效可。近半个月来，上述症状逐渐加重，便痛加重，便血增加，口服药疗效差，遂来院就诊，门诊以"混合痔"收住院。

2. 重点与难点

重点：肛门与直肠检查的体位，直肠指检的方法，男性生殖器的检查方法。

难点：直肠指检的方法。

3. 用物准备　一次性手套。

4. 操作步骤　见表2-19。

表2-19　肛门、直肠与男性生殖器检查项目与要点说明

检查项目	要点说明
1. 肛门与直肠	
（1）体位	肘膝位：患者两肘关节屈曲，置于检查床上，胸部尽量贴近床面，两膝关节屈曲成直角跪在床上，臀部抬高 左侧卧位：患者左侧卧位，左腿伸直，右腿向腹部屈曲，臀部靠近检查床右边。护士在患者背部进行检查 仰卧位或截石位：患者仰卧，臀部抬高，两腿屈曲、抬高并外展 蹲位：患者下蹲，屏气向下用力
（2）视诊	用手分开患者臀部，观察肛门及其周围皮肤颜色与皱褶，观察肛门周围有无脓血、黏液、肛裂、外痔、瘘管口或脓肿等
（3）直肠指检	患者取肘膝位或左侧卧位，护士右手示指戴指套，涂润滑剂（常用肥皂液、液状石蜡或凡士林），触诊的示指轻轻按摩肛缘，同时嘱患者做深呼吸以减轻腹压，使括约肌松弛，然后将示指慢慢伸入直肠。检查肛门括约肌的紧张度，肛管及直肠内壁有无压痛，有无肿块及波动感
2. 男性生殖器	

（续　表）

检查项目	要点说明
（1）阴茎及阴囊	视诊包皮有无过长和包茎,阴茎大小与形态,阴茎头有无红肿、溃疡,尿道口有无红肿、分泌物;检查睾丸大小、形状、硬度及有无压痛,阴囊有无水肿、象皮肿、阴囊疝等
（2）前列腺	检查前排空膀胱,检查时患者取站立弯腰体位、仰卧位、侧卧位或膝胸位。护士戴手套,涂润滑剂,轻轻插入肛门,向腹侧触诊。注意前列腺的大小、质地、表面是否光滑、有无压痛和粘连,左右两叶之间的正中沟是否变浅或消失

注意事项：①环境应舒适,光线应适宜;②检查时,操作必须轻柔,勿使患者感到痛苦;③肛门直肠检查时要取适当的姿势,嘱患者张口做深呼吸或排便动作;④肛门指检前在指套上涂以润滑剂,先在肛门口轻轻按摩,待肛门部松弛时再徐徐插入

三、教师总结

1. 对案例中的患者实施体格检查可能出现的阳性体征　粪便表面附血或便纸带血;严重时可见痔块脱出;肛周常有黏液分泌物流出,若发生血栓性外痔,可在肛周看到暗紫色椭圆形肿物。

2. 思考题　对疑似直肠癌,考虑做哪项体格检查? 在做该项体格检查时发现何种情况,有助于疾病的诊断?

四、考核标准

肛门、直肠与生殖器检查操作程序及考核标准,见表2-20。

表 2-20　肛门、直肠与生殖器检查操作程序及考核标准

项目		总分 100 分	操作要点	标准分	扣分及说明
评估（10分）	仪表	4	仪表端庄、服装整洁,不留长指甲,按要求着装	4	
	物品、环境	3	用物备齐,放置合理	2	
			环境清洁、安静	1	
	患者	3	核对患者床号、姓名	1	
			了解患者病情,意识状态及配合能力	1	
			解释操作目的、过程、配合方法	1	
肛门与直肠（50分）	视诊	15	分开患者臀部,观察肛门及其周围皮肤情况	8	
			口述观察内容	7	
	直肠指检	35	患者取肘膝位或左侧卧位	5	
			护士右手示指戴指套,涂润滑剂(常用肥皂液,液状石蜡或凡士林)	5	
			触诊时示指轻轻按摩肛缘,同时嘱患者做深呼吸以减轻腹压,使括约肌松弛,然后将示指慢慢伸入直肠	15	
			口述检查内容	10	

（续　表）

项目		总分 100分	操作要点	标准分	扣分及说明
男性生殖器 （30分）	阴茎及阴囊	15	视诊，口述视诊内容	5	
			检查睾丸大小、形状、硬度及有无压痛	5	
			检查阴囊有无水肿、象皮肿、阴囊疝等	5	
	前列腺	15	患者体位正确	5	
			操作手法正确	5	
			口述检查内容	5	
评价 （10分）	熟练	5	程序正确，内容完整、动作规范，按时完成	5	
	沟通	5	沟通有效，以患者为中心，态度和蔼，体现人文关怀	5	

主考教师签名：　　　　　　　　　　　　日期：　年　月　日　　｜得分

注：①考核时间6分钟，用物准备为一次性手套、润滑剂；②扣分及说明部分，空格空间不够时可在本页反面续写

第六部分　脊柱与四肢检查

一、学习重点

脊柱与四肢检查主要包括脊柱视诊和触诊、四肢与关节形态的检查。实训课前,学生应首先掌握脊柱与四肢检查的项目,异常检查结果的表现及其异常表现的临床意义,见表 2-21。

表 2-21　脊柱与四肢检查项目与要点说明一览表

检查项目	要点说明
1. 脊柱	
(1)脊柱弯曲度	脊柱后弯见于佝偻病、结核病、强直性脊柱炎、老年脊椎退行性病变等;脊柱前弯见于晚期妊娠、大量腹水、腹腔巨大肿瘤、髋关节结核及先天性髋关节后脱位等;姿势性脊柱侧弯见于儿童发育期坐、立不端正、坐骨神经痛、脊髓灰质炎后遗症等;器质性脊柱侧弯见于先天性脊柱发育不全、慢性胸膜肥厚、胸膜粘连及肩部或胸廓的畸形等
(2)脊柱活动度	脊柱颈椎段活动受限见于颈椎病、结核或肿瘤浸润使颈椎骨破坏、颈椎外伤骨折或关节脱位;腰椎活动受限见于腰椎椎管狭窄症、椎间盘突出、结核或肿瘤浸润使腰椎骨破坏
(3)压痛与叩击痛	压痛见于脊椎结核、椎间盘突出及脊椎外伤或骨折,椎旁肌肉有压痛,常为腰背肌劳损;叩击痛阳性见于脊柱结核、脊椎骨折及椎间盘突出等
2. 四肢与关节	
(1)四肢	匙状甲又称反甲,指甲中央凹陷,边缘翘起,指甲变薄,表面粗糙有条纹。多见于缺铁性贫血、高原疾病,偶见于风湿热等;杵状指为手指或足趾末端增生、肥厚,呈杵状膨大,多见于支气管扩张、支气管肺癌、发绀型先天性心脏病、亚急性感染性心内膜炎等;肢端肥大见于肢端肥大症与巨人症
(2)关节	
①指关节	梭形关节为指间关节增生、肿胀呈梭状畸形,为双侧对称性病变。见于类风湿关节炎;爪形手是指手关节呈鸟爪样变形,见于进行性肌萎缩、脊髓空洞症及麻风等,第 4、5 指爪形手见于尺神经损伤
②腕关节	餐叉样畸形见于 Colles 骨折;垂腕症见于桡神经损伤
③肘关节	肘关节脱位时,肘后三角三点关系发生改变,肱骨内外上髁位于肱骨下端,屈肘时较易触及。外上髁有压痛时称"网球肘",内上髁有压痛时称"高尔夫肘"
④膝关节	膝关节两侧出现形态不对称,红、肿、热、痛或影响运动多为炎症所致,见于风湿性关节炎活动期。关节腔积液的特点为关节周围明显肿胀,当膝关节屈曲成 90°时,髌骨两侧的凹陷消失,触诊有浮动感并出现浮髌现象
⑤膝内外翻	患者双腿并拢直立,两膝关节靠近时,两小腿斜向外方呈"X"形弯曲,双踝分离,称膝外翻;双踝靠拢时两膝向外弯曲而呈"O"形,称膝内翻。见于佝偻病和大骨节病

(续　表)

检查项目	要点说明
⑥足内外翻	足掌部活动受限呈固定性内翻、内收、外翻、外展畸形,称为足内外翻。见于先天性畸形及脊髓灰质炎后遗症

二、实训流程

1. 阅读下列案例,对案例中的患者实施体格检查

患者,男性,23岁,2年前无明显诱因出现腰部、两侧臀部间歇性疼痛,左侧为重,伴腰骶部僵硬感,疼痛多于夜间,休息后加重,活动后减轻。门诊以"强直性脊柱炎"收入院。

2. 重点与难点

重点:脊柱弯曲度、活动度、压痛、叩击痛检查,四肢与关节形态和运动功能检查。

难点:上、下肢运动功能检查。

3. 用物准备　叩诊锤。

4. 操作步骤　见表2-22。

表 2-22　脊柱与四肢检查项目与要点说明

检查项目	要点说明
1. 脊柱	
(1)弯曲度	视诊:患者脱去上衣,双足并拢站立,上肢自然下垂。护士从正面、侧面和背面进行视诊,观察脊柱是否有前弯、后弯和侧弯。触诊:患者取坐位,充分显露背部,护士用拇指和示指沿患者脊柱两侧以适当的压力从上往下划压,划压后皮肤出现一条红色充血线,以此线为标准,来观察脊柱有无侧弯
(2)活动度	护士分别固定患者肩部和髋部,嘱患者分别做颈部和腰部的前屈、后伸和左右侧弯及旋转运动,观察脊柱活动是否受限,是否存在椎骨疼痛
(3)压痛	患者取坐位或俯卧位,椎旁肌肉放松,护士以一或两个手指自上而下按压每一个脊椎棘突、棘间韧带或椎旁肌肉,观察有无局限性压痛及肌肉痉挛
(4)叩击痛	直接叩击法:患者取坐位,护士用叩诊锤直接叩击各段脊椎棘突,观察患者有无疼痛;间接叩击法:患者取坐位,护士用左手掌面放在患者的头顶,右手半握拳以小鱼际肌部叩击左手手背,观察患者有无疼痛
2. 四肢与关节	
(1)上、下肢关节形态检查	患者取仰卧位,护士视诊患者双侧上、下肢有无皮肤与指甲颜色异常,有无皮疹、皮下出血,观察肢体有无成角、短缩或旋转畸形,关节有无红肿,关节附近肌肉有无萎缩等。在患者双下肢胫前和踝部施加压力,检查有无凹陷性水肿

（续　表）

检查项目	要点说明
（2）上肢关节运动检查	指关节运动功能检查：指导患者做手指展开、并拢,拇指对掌,其余四指握拳动作 腕关节运动功能检查：指导患者做腕关节掌侧屈曲、背伸、内收和外展的动作,同时指导患者做腕关节分别移向尺侧和桡侧的动作 肘关节运动功能检查：指导患者做肘部的屈、伸动作,肘关节保持屈曲位,指导患者手臂旋转至掌心向下,然后反方向旋转至掌心向上,检查肘关节的屈、伸、旋前、旋后功能 肩关节运动功能检查：指导患者自颈后触摸对侧耳朵,检查肩关节外展和外旋功能;指导患者手心向后,手自后下向上,外展拇指,以拇指尖所能触及的脊椎棘突,作为衡量内旋活动度的标志
（3）下肢关节运动检查	踝关节运动功能检查：指导患者做足部跖屈和背伸动作,检查踝关节的伸、屈功能;指导患者固定足跟,做足部旋内旋外动作,检查踝关节内旋和外旋功能;指导患者足趾为支点,足部向内向外转动,检查踝关节内翻和外翻功能 膝关节运动功能检查：指导患者做伸膝、屈膝动作,检查膝关节伸展、屈曲功能 髋关节运动功能检查：患者仰卧,髋伸直以固定骨盆,护士一手握住患者膝部,另一手握住患者小腿下端或足部,同时屈膝屈髋,尽量使膝关节靠近胸前,然后伸直膝关节,检查髋关节屈曲和伸展功能;患者仰卧,护士使患者一侧下肢由前面交叉,检查髋关节的内收功能;患者取仰卧位,护士一手固定骨盆,一手握住下肢踝部或小腿下端,患者双膝伸直,下肢自中线徐徐外展,检查髋关节外展功能;患者取仰卧位,两腿伸直,肌肉松弛,髌骨、姆趾向上,护士将手掌放在患者大腿前面向内向外的滚动,检查髋关节内旋和外旋功能
（4）浮髌试验	患者仰卧位,下肢放松。护士左手拇指和其他手指分别固定在肿胀关节上方两侧并加压,使关节腔内的积液不能上下流动,然后用右手示指将髌骨连续向后方按压数次

注意事项：①环境舒适,光线适宜,评估前做好解释工作,取得配合;②叩诊锤叩击脊柱棘突时,力度要均匀适度;③在协助患者完成各种检查动作时,手法要轻柔熟练

三、教师总结

1. 对案例中的患者实施体格检查可能出现的阳性体征　腰部后伸、侧弯活动受限,腰椎脊突压痛,腰椎旁肌肉痉挛,后期可有腰肌萎缩。

2. 思考题　对因长期伏案工作导致枕部、整个颈部、双侧肩胛骨脊柱缘酸痛的患者,该如何评估颈段的运动情况？在评估过程中要注意什么？

四、考核标准

标准详见表 2-23。

表 2-23 脊柱与四肢检查操作程序及考核标准

项目		总分 100 分	操作要点	标准分	扣分及说明
评估 (10分)	仪表	3	仪表端庄,服装整洁,不留长指甲,按要求着装	3	
	物品、环境	4	用物备齐,放置合理 环境清洁、安静	3 1	
	患者	3	核对患者床号、姓名 了解患者病情、意识状态及配合能力 解释操作目的、过程、配合方法	1 1 1	
脊柱 (30分)	弯曲度	7	患者体位正确 检查手法正确	2 5	
	颈椎、腰椎活动度	10	护士分别固定患者肩部和髋部 患者分别做颈部和腰部的前屈、后伸和左右侧弯及旋转运动	4 6	
	压痛	5	患者取坐位或俯卧位,肌肉放松 护士以一或两个手指自上而下按压每一个脊椎棘突、棘间韧带或椎旁肌肉,观察有无局限性压痛及肌肉痉挛	2 3	
	叩击痛	8	直接叩击法 间接叩击法	4 4	
四肢与关节 (50分)	上下肢形态检查	6	患者取仰卧位 视诊,口述视诊内容 检查有无凹陷性水肿	2 2 2	
	指关节运动功能	2	检查方法正确	2	
	腕关节运动功能	3	检查方法正确	3	
	肘关节运动功能	4	检查方法正确	4	
	肩关节运动功能	6	检查方法正确	6	
	髋关节运动功能	8	检查方法正确	8	
	膝关节运动功能	2	检查方法正确	2	
	踝关节运动功能	9	检查方法正确	9	
	浮髌试验	10	患者仰卧位,下肢放松 检查方法正确	4 6	
评价 (10分)	熟练	5	程序正确,内容完整、动作规范,按时完成	5	
	沟通	5	沟通有效,以患者为中心,态度和蔼,体现人文关怀	5	

主考教师签名: 日期: 年 月 日 得分

注:①考核时间6分钟,用物准备为叩诊锤;②扣分及说明部分,空格空间不够时可在本页反面续写

第七部分　神经系统检查

一、学习重点

神经系统检查主要包括触觉、痛觉与温度觉、肌力与肌张力、深浅反射与病理反射、脑膜刺激征的检查。实训课前,学生应首先掌握神经系统的检查项目及其异常表现和临床意义等内容,详见表 2-24。

表 2-24　神经系统检查项目与相关说明一览表

检查项目	相关说明
1. 感觉功能检查痛觉、触觉与温度觉	对痛觉刺激模糊或无反应主要见于脊髓丘脑侧束病损;触觉减退或消失主要见于后索病损;温度觉障碍见于脊髓丘脑侧束病损
2. 运动功能检查	
(1)肌力	单瘫多见于脊髓灰质炎;偏瘫多见于颅内病变或脑卒中;交叉性偏瘫多由于一侧脑干受损而致的一侧偏瘫及对侧脑神经损害;截瘫多见于脊髓外伤、炎症而致的脊髓横贯性损伤
(2)肌张力	肌张力增高:痉挛性(折刀现象)为锥体束损害现象;强直性(铅管样)为锥体外系损害现象 肌张力降低:见于周围神经炎、前角灰质炎和小脑病变等
3. 神经反射	
(1)浅反射	角膜反射:直接反射消失,间接反射存在,为病侧面神经瘫痪;深昏迷患者角膜反射消失;三叉神经受损患者直接与间接反射消失 腹壁反射:上、中或下部反射消失分别见于上述不同平面的胸髓病损;双侧上、中、下部反射均消失见于昏迷和急性腹膜炎患者;一侧上、中、下部腹壁反射消失见于同侧锥体束病损
(2)深反射	深反射亢进见于脑出血、脑梗死而引起的上运动神经元瘫痪;深反射减弱或消失多见于周围神经炎、脊髓前脚灰质炎及麻醉、昏迷等
(3)病理反射	阳性多见于锥体束受损、休克或昏迷
(4)Lasegue 征	见于神经根受刺激的情况,如坐骨神经痛、腰间盘突出或腰骶神经根炎等
(5)脑膜刺激征	见于蛛网膜下腔出血、各种脑膜炎而引起的有关肌群反射性痉挛

二、实训流程

1. 阅读下列案例,对案例中的患者实施体格检查

患者,男性,45 岁,晨起后自感头晕、右侧肢体麻木,家人与其交谈时发现吐字不清,立即送医院就诊,以"脑出血(出血部位:丘脑)"收入院。

2. 重点与难点

重点:痛觉、触觉的检查,肌力、肌张力的检查,深浅发射的检查、病理反射和脑膜刺激征的

检查。

难点:瘫痪的类型及其表现和临床意义。

3. 用物准备　病床、棉签、叩诊锤、软尺及多媒体教学试听资料。

4. 操作步骤　见表2-25。

表2-25　神经系统检查项目与要点说明

检查项目	要点说明
1. 浅感觉	
(1)痛觉	患者仰卧闭目接受测试,护士用大头针的针尖以均匀的力量轻刺患者双下肢皮肤,让患者以左右手示指示意并立即陈述具体的感受。测试时注意两侧对称部位的比较
(2)触觉	患者仰卧闭目接受测试,护士用棉签轻触患者胸部与四肢左右对称的皮肤或黏膜,让患者以左右手示指示意并回答有无一种轻痒的感觉。测试时注意两侧对称部位的比较
2. 运动功能	
(1)肌张力检查	患者仰卧,放松肌肉。护士双手分别触摸患者上肢和下肢肌肉,从其硬度中亦可测知其肌张力,再分别用双手握住患者肢体,用不同的速度和幅度,反复做被动伸屈和旋转运动,以同样方法进行各个肢体及关节的被动运动,先左后右,并作两侧比较
(2)肌力检查	患者仰卧,检查时嘱患者先后做各肢体的屈伸动作,护士从相反方向给予阻力,测试患者对阻力的可抵抗力量,先左后右并注意两侧比较。采用6级(0~5级)评分法进行评估
(3)共济运动检查	指鼻试验:患者取坐位,将一侧上肢外旋、伸直,用示指触自己的鼻尖,先慢后快,先睁眼后闭眼,反复上述运动,注意左右两侧的比较
	跟-膝-胫实验:患者取仰卧位,抬起左侧下肢并伸直,用足跟触及右侧膝盖,再沿胫骨前缘直线下移。同法检查右侧下肢
3. 神经反射	
(1)浅反射	角膜反射:患者取坐位或仰卧位,护士将一手手指置于患者眼前约30cm处,引导患者向内上方注视,另一手用细棉签纤维由角膜外缘轻触患者的角膜。正常时,患者眼睑迅速闭合,称为直接角膜反射。同时另一只眼睛也会产生眼睑闭合反应,称为间接角膜反射
	腹壁反射:检查时嘱患者仰卧,两下肢稍曲使腹壁放松,然后用钝头竹签按上、中、下三个部位由外向内轻划腹壁皮肤。正常在受刺激的部位可见腹壁肌肉收缩
(2)深反射	肱二头肌反射:患者取仰卧位,护士以左手托扶患者屈曲成90°的肘部,使其手掌朝下,并将拇指置于肱二头肌肌腱上,然后以叩诊锤叩击拇指,正常反应为肱二头肌收缩,前臂快速屈曲
	肱三头肌反射:患者取仰卧位,护士以左手托扶患者的肘部,嘱患者肘部屈曲成90°,然后以叩诊锤直接叩击鹰嘴突上方的肱三头肌肌腱,反应为肱三头肌收缩,前臂稍伸展
	膝腱反射:坐位检查时,小腿完全松弛,自然悬垂;卧位检查时,护士用左手在腘窝处托起两下肢,使髋、膝关节稍屈,然后用右手持叩诊锤叩击髌骨下方的股四头肌腱。正常反应为小腿伸展
	跟腱反射:亦称踝反射。患者仰卧,髋及膝关节稍屈曲,下肢取外旋外展位,护士用左手托患者足掌,使足呈过伸位,然后以叩诊锤叩击跟腱。正常反应为腓肠肌收缩,足向跖面屈曲。如卧位不能测出时,可嘱患者跪于椅面上,双足自然下垂,然后轻叩跟腱,反应同前

（续　表）

检查项目	要点说明
（3）病理反射	巴宾斯基（Babinski）征：患者仰卧位，两下肢伸直，护士一手托其踝部，另一手持钝头竹签由足跟向小趾划足底外侧缘至小趾的趾关节，再转向蹬趾侧，阳性反应为蹬趾背伸，余趾呈扇形展开
	奥本海姆（Oppenheim）征：患者仰卧位，护士用拇指和示指沿患者胫骨前缘由上而下用力滑压。阳性反应同巴宾斯基征阳性
（4）脑膜刺激征	颈项强直：嘱患者仰卧，两下肢伸直，护士右手置于患者前胸，左手托扶患者枕部做被动屈颈动作，阳性反应表现为被动屈颈时抵抗力增强或下颌不能贴近前胸
	凯尔尼格（Kernig）征：嘱患者仰卧，先将一侧髋关节屈曲成直角，左手置于膝部固定，再用右手抬高小腿，正常人可将膝关节伸达135°以上。阳性表现为伸膝受限，并伴有疼痛与屈肌痉挛
	布鲁津斯基（Brudzinski）征：嘱患者仰卧，下肢自然伸直，医生一手托患者枕部，一手置于患者胸前，然后使头部前屈，阳性表现为两侧膝关节和髋关节屈曲

注意事项：①环境安静，手要温暖，动作轻柔；②评估时，患者保持肢体放松，要进行双侧对比；③叩诊锤叩击肌腱或骨膜的力量应均匀适度

三、教师总结

1. 对案例中的患者实施体格检查可能出现的阳性体征　脑出血患者临床表现主要取决于出血量和出血部位，该患者为丘脑出血，体格检查可出现偏瘫（一侧肢体运动障碍）、偏身感觉障碍和同向性偏盲；深、浅感觉均有障碍，但深感觉障碍更明显，可出现感觉过敏。

2. 思考题　如何判定案例中患者的瘫痪程度？

四、考核标准

神经检查操作程序及考核标准，见表 2-26。

表 2-26　神经检查操作程序及考核标准

项目		总分100分	操作要点	标准分	扣分及说明
评估（12分）	仪表	4	仪表端庄，服装整洁，不留长指甲，按要求着装	4	
	物品环境	4	用物备齐，放置合理	2	
			环境清洁、安静（酌情关闭门窗或屏风遮挡，请其他人员回避）	2	
	患者	4	核对床号、姓名	2	
			了解患者病情、意识状态及配合能力，解释操作目的、过程、配合方法	2	
浅感觉（8分）	痛觉	4	嘱被检查者仰卧、闭目、配合方法	2	
			检查方法正确	2	
	触觉	4	嘱被检查者仰卧、闭目、配合方法	2	
			检查方法正确	2	

（续　表）

项目		总分 100 分	操作要点	标准分	扣分及说明
运动 功能 （16 分）	肌张力	6	嘱被检查者肌肉放松，先触摸，再行被动关节运动 检查上下肢、先左后右、左右对比	4 2	
	肌力	6	嘱被检查者做主动关节运动，再施加阻力 检查上下肢、先左后右、左右对比	4 2	
	共济运动	4	指鼻试验：先闭眼后睁眼，方法正确 跟-膝-胫试验：方法正确，左右对比	2 2	
浅反射 （8 分）	角膜反射	4	检查方法正确	4	
	腹壁反射	4	轻划腹壁顺序、方向正确	4	
深反射 （16 分）	肱二头肌 反射	4	被检查者受检肢体体位正确 检查方法正确	2 2	
	肱三头肌 反射	4	被检查者受检肢体体位正确 检查方法正确	2 2	
	膝腱反射	4	被检查者受检肢体体位正确 检查方法正确	2 2	
	跟腱反射	4	被检查者受检肢体体位正确 检查方法正确	2 2	
病理 反射 （12 分）	Babinski 征	6	检查方法正确 口述阳性体征	4 2	
	Oppenhe- im 征	6	检查方法正确 口述阳性体征	4 2	
脑膜刺 激征 （16 分）	颈部阻力	4	检查方法正确 口述阳性体征	2 2	
	Kerning 征	6	检查方法正确 口述阳性体征	4 2	
	Brudzins- ki 征	6	检查方法正确 口述阳性体征	4 2	
直腿抬高 试验（4 分）	Lasegue 征	4	检查方法正确 口述阳性体征	2 2	
评价 （8 分）	熟练	4	程序正确，内容完整、动作规范，操作熟练，按时完成	4	
	沟通	4	与患者沟通有效，体现以患者为中心原则，态度和 蔼，充满人文关怀	4	
主考教师签名：			日期：　年　月　日	得分	

注：①考核时间 6 分钟，用物准备为棉签、叩诊锤、软尺；②扣分及说明部分，空格空间不够时可在本页反面续写

第八部分 血管检查

一、学习重点

血管检查主要包括脉搏、血压和周围血管征的检查。实训课前,学生应首先掌握血管检查项目,正常与异常脉搏检查结果的表现及其异常表现的临床意义;正常血压及异常血压等内容,见表 2-27。

表 2-27 血管检查项目与相关说明一览表

检查项目	相关说明
1. 脉搏	脉率异常,包括:①脉率增快或减慢,临床意义同心率增快或减慢;②脉搏短绌,脉率小于心率,见于心房颤动、频发室性期前收缩
	脉律异常:心房颤动者脉律绝对不规则;期前收缩二联律、三联律者可出现二联脉、三联脉
	脉搏强弱改变:心排血量增加,脉搏强且振幅大,为洪脉,见于高热、主动脉瓣关闭不全、甲状腺功能亢进症等;脉搏减弱,为细脉,见于休克、心力衰竭、主动脉瓣狭窄等
	脉搏异常,包括:①水冲脉,脉搏骤起骤落,急促有力,见于甲状腺功能亢进症、主动脉瓣关闭不全、严重贫血等;②交替脉,节律规则而强弱交替出现,是左心衰竭的重要体征之一;③吸停脉,平静吸气时脉搏明显减弱或消失的现象,见于大量心包积液和缩窄性心包炎等;④无脉,即脉搏消失,见于严重休克、多发性大动脉炎等
2. 血压	血压改变:①血压≥140/90mmHg 和(或)舒张压≥90mmHg 称为高血压。多数为原发性高血压,也可见于慢性肾炎、肾动脉狭窄等继发性高血压。②血压低于 90/60mmHg 时,称为低血压,常见于休克、心力衰竭、急性心肌梗死等。③两上肢血压相差大于 10mmHg 多见于多发性大动脉炎、血栓闭塞性脉管炎等
	脉压改变:脉压>40mmHg,为脉压增大,见于甲状腺功能亢进症、主动脉瓣关闭不全、严重贫血等;脉压<30mmHg,为脉压减小,见于心力衰竭、主动脉瓣狭窄、心包积液、休克早期等
3. 周围血管征	颈动脉搏动增强、水冲脉、毛细血管搏动征、枪击音和杜柔双重音等体征可统称为周围血管征阳性。主要见于甲状腺功能亢进症、主动脉瓣关闭不全、严重贫血等
4. 观看操作视频	观看操作视频时请注意血管检查项目、内容和检查方法

二、实训流程

1. 阅读下列案例,对案例中的患者实施体格检查

患者,女性,56 岁,阵发性头痛、头晕 3 年,近 2 个月来出现心慌气短,夜间不能平卧而来院就诊,目前的临床诊断为高血压伴左心衰竭。

2. 重点与难点

重点:异常脉搏的表现及临床意义;正常血压和异常血压。

难点:周围血管征的检查方法。

3. 用物准备　听诊器、血压计、记录单。

4. 操作步骤　见表 2-28。

表 2-28　血管检查项目与要点说明

检查项目	要点说明
1. 脉搏	患者安静状态,平静呼吸,取坐位或卧位,护士以并拢的示指、中指和环指的指腹触诊患者浅表动脉,一般多选择桡动脉,注意比较两侧脉搏的强弱及出现时间是否相同,若差异不大,则选择一侧桡动脉进行仔细触诊。注意脉搏的强弱、节律、波形等。如出现短绌脉时,由两位医护人员,一人听心率、一人数脉搏,同时数 1 分钟,用分子式计数,分子代表心率,分母代表脉搏,如 102/80 次/分
2. 血压	①患者安静状态,平静呼吸,取坐位或卧位,显露上臂,衣袖不可过紧,手掌向上平放(使患者的心脏、测量的动脉及水银柱零点在同一水平面上);②放平血压计,排尽袖带内空气并展平,气囊中部对着肱动脉,平整无折地缠于上臂中部,袖带下线距肘窝 2～3cm,勿过紧或过松;③戴好听诊器,将听诊器体件置于肱动脉处,轻轻加压用手固定,另一手关闭气门上的螺旋帽,向袖带内打气,压力加到肱动脉搏动消失后继续打气,使汞柱再升高 20mmHg;④然后缓慢放开气门,使汞柱徐徐下降;⑤当听到第一声"咚咚"音时,压力表上的值为收缩压;⑥汞柱继续下降,直到声音突然低沉并很快消失,此时的压力值为舒张压;⑦测量完毕,排尽袖带内的余气,拧紧气门上螺旋帽;⑧松开袖带,协助患者整理好衣袖
3. 周围血管征	
(1)枪击音	将听诊器体件放在浅表大动脉如股动脉,肱动脉等处,听到与心跳一致的一种短促,如射枪的"Ta-Ta-"声
(2)杜柔双重音	将听诊器体件置于股动脉上,稍加压力,可在收缩期与舒张期闻及吹风样杂音,成连续性
(3)毛细血管搏动征	用手指轻压指甲末端,或以清洁玻璃片轻压口唇黏膜,在受压部位出现红、白交替的节律性微血管搏动现象

注意事项:①环境应舒适,光线应适宜;②捆袖带前必须把袖带内的空气完全放出;③测压时,血压计的水银表应保持直立;④触诊脉搏前患者应保持安静,不可用拇指触诊脉搏

三、教师总结

1. 对案例中的患者实施体格检查可能出现的阳性体征　脉搏减弱(细脉)、血压高于正常值、脉压减小等。

2. 思考题　二尖瓣狭窄 5 年,伴心房颤动 3 年的患者,可能出现的哪种脉率?其主要的产生原因是什么?护士该如何为患者触诊该类型脉率?

四、考核标准

血管检查操作考核标准,见表 2-29。

表 2-29　血管检查操作考核标准

项目		总分 100分	操作要点	标准分	扣分及说明
评估 (10分)	仪表	3	仪表端庄,服装整洁,不留长指甲,按要求着装	3	
	物品 环境	4	用物备齐,放置合理	3	
			环境清洁、安静	1	
	患者	3	核对患者床号、姓名	1	
			了解患者病情、意识状态及配合能力	1	
			解释操作目的、过程、配合方法	1	
脉搏 (12分)	强弱频率 节律	12	患者安静状态,平静呼吸,取坐位或卧位	4	
			触诊患者浅表动脉	4	
			计算 1 分钟内的搏动次数,可数 30 秒乘 2 来计数	4	
血压 (38分)	正确捆绑 袖带	15	患者体位正确	5	
			袖带位置正确、松紧合适	5	
			听诊器放置位置正确	5	
	充气和放 气	8	水银柱下降速度合适	8	
	读数	15	测量结果准确	15	
周围血 管征 (30分)	枪击音	10	将听诊器体件轻放在浅表大动脉,常选择股动脉处,是否可以听到与心跳一致的一种短促,如射枪的声音	10	
	杜柔双重 音	10	将听诊器体件置于股动脉上,稍加压力,是否可以听到收缩期与舒张期双期吹风样的杂音,成连续性	10	
	毛细血管 搏动征	10	用手指轻压患者指甲末端,或以清洁玻璃片轻压患者口唇黏膜,观察受压部位是否出现随心动周期而表现的红、白交替改变	10	
评价 (10分)	熟练	5	程序正确、内容完整、动作规范,按时完成	5	
	沟通	5	沟通有效,以患者为中心,态度和蔼,体现人文关怀	5	
主考教师签名:			日　期：　年　月　日	得分	

注:①考核时间 6 分钟,用物准备为听诊器、血压计;②扣分及说明部分,空格空间不够时可在本页反面续写

第九部分　全身体格检查

一、学习重点

全身体格检查以视诊、触诊、叩诊和听诊相结合,按照从头到足(一般状态/生命体征、头颈部、前侧胸部、背部、腹部、上肢、下肢、肛门直肠、外生殖器、腰椎运动)的检查顺序全面系统地为患者进行检查。

二、检查内容及方法

根据全身检查的内容逐项检查,边查边想,正确评价,边问边查,核实补充,掌握检查的进度和时间,见表 2-30。

表 2-30　全身体格检查项目与相关内容一览表

检查项目	相关内容
生命体征	(1)准备和清点器械
	(2)自我介绍(说明职务、姓名,并进行简短交谈以融洽医患关系)
	(3)观察发育、营养、面容、表情和意识等一般状态
	(4)当受检者在场时洗手
	(5)测量体温(腋温,10 分钟)
	(6)触诊桡动脉至少 30 秒
	(7)用双手同时触诊双侧桡动脉,检查其对称性
	(8)计数呼吸频率至少 30 秒
	(9)测右上肢血压 2 次
头颈部	(10)观察头部外形、毛发分布、异常运动等
	(11)触诊头颅
	(12)视诊双眼及眉毛
	(13)分别检查左右眼的近视力(用近视力表)
	(14)检查下睑结膜、球结膜和巩膜
	(15)翻转上睑,检查上睑、球结膜和巩膜
	(16)检查眼球运动(检查六个方位)
	(17)检查瞳孔直接对光反应
	(18)检查瞳孔间接对光反应
	(19)观察双侧外耳及耳后区
	(20)触诊双侧外耳及耳后区
	(21)分别检查双耳听力(摩擦手指或用手表)
	(22)观察外鼻
	(23)触诊外鼻
	(24)观察鼻前庭、鼻中隔
	(25)分别检查左右鼻道通气状态
	(26)检查上颌窦,注意肿胀、压痛、叩痛等

（续 表）

检查项目	相关内容
	(27)检查额窦,注意肿胀、压痛、叩痛等
	(28)检查筛窦,注意压痛
	(29)观察口唇、牙齿、上腭、舌质和舌苔
	(30)借助压舌板检查颊黏膜、牙齿、牙龈、口底
	(31)借助压舌板检查口咽部及扁桃体
	(32)显露颈部
	(33)检查颈椎屈曲及左右活动情况
	(34)触诊耳前淋巴结
	(35)触诊耳后淋巴结
	(36)触诊枕后淋巴结
	(37)触诊颌下淋巴结
	(38)触诊颏下淋巴结
	(39)触诊颈前淋巴结浅组
	(40)触诊颈后淋巴结
	(41)触诊锁骨上淋巴结
	(42)触诊甲状腺软骨
	(43)触诊甲状腺峡部(配合吞咽)
	(44)触诊甲状腺侧叶(配合吞咽)
	(45)分别触诊左、右颈动脉
	(46)触诊气管位置
侧胸部	(47)显露胸部
	(48)观察胸部外形、对称性、皮肤和呼吸运动等
	(49)触诊左侧乳房(四个象限及乳头)
	(50)触诊右侧乳房(四个象限及乳头)
	(51)用右手触诊左侧腋窝淋巴结
	(52)用左手触诊右侧腋窝淋巴结
	(53)检查双侧呼吸运动度(上、中、下,双侧对比)
	(54)检查双侧触觉语颤(上、中、下,双侧对比)
	(55)检查有无胸膜摩擦感
	(56)叩诊双侧肺尖
	(57)叩诊双侧前胸和侧胸(自上而下,由外向内,双侧对比)
	(58)听诊双侧肺尖
	(59)听诊双侧前胸和侧胸(自上而下,由外向内,双侧对比)
	(60)检查双侧语音共振(上、中、下,双侧对比)
	(61)观察心尖、心前区搏动,切线方向观察
	(62)触诊心尖搏动(两步法)
	(63)触诊心前区
	(64)叩诊左侧心脏相对浊音界
	(65)叩诊右侧心脏相对浊音界
	(66)听诊二尖瓣区(频率、节律、心音、杂音、摩擦音)

检查项目	相关内容
	（67）听诊肺动脉瓣区（心音、杂音、摩擦音）
	（68）听诊主动脉瓣区（心音、杂音、摩擦音）
	（69）听诊主动脉瓣第二听诊区（心音、杂音、摩擦音）
	（70）听诊三尖瓣区（心音、杂音、摩擦音）
背部	（71）请受检者坐起
	（72）充分显露背部
	（73）观察脊柱、胸廓外形及呼吸运动
	（74）检查胸廓活动度及其对称性
	（75）检查双侧触觉语颤
	（76）检查有无胸膜摩擦感
	（77）请受检者双上肢交叉
	（78）叩诊双侧后胸部
	（79）叩诊双侧肺下界
	（80）叩诊双侧肺下界移动度（肩胛线）
	（81）听诊双侧后胸部
	（82）听诊有无胸膜摩擦音
	（83）检查双侧语音共振
	（84）触诊脊柱有无畸形、压痛
	（85）直接叩诊法检查脊柱有无叩击痛
	（86）检查双侧肋脊点和肋腰点有无压痛
	（87）检查双侧肋脊角有无叩击痛
腹部	（88）正确显露腹部
	（89）请受检者屈膝、放松腹肌，双上肢置于躯干两侧，平静呼吸
	（90）观察腹部外形、对称性、皮肤、脐及腹式呼吸等
	（91）听诊肠鸣至少1分钟
	（92）叩诊全腹
	（93）叩诊肝上界
	（94）叩诊肝下界
	（95）检查肝脏有无叩击痛
	（96）检查移动性浊音（经脐平面先左后右）
	（97）浅触诊全腹部（自左下腹开始、逆时针触诊至脐部结束）
	（98）深触诊全腹部（自左下腹开始、逆时针触诊至脐部结束）
	（99）训练患者做加深的腹式呼吸2～3次
	（100）在右锁骨中线上单手法触诊肝
	（101）在右锁骨中线上双手法触诊肝
	（102）在前正中线上双手法触诊肝
	（103）检查胆囊点有否触痛
	（104）双手法触诊脾
	（105）如未能触及脾，嘱受检者右侧卧位，再触诊脾
	（106）检查腹壁反射

（续　表）

检查项目	相关内容
上肢	(107)正确暴露上肢
	(108)观察上肢皮肤、关节等
	(109)观察双手及指甲
	(110)触诊指间关节和掌指关节
	(111)检查指关节运动
	(112)检查上肢远端肌力
	(113)触诊腕关节
	(114)检查腕关节运动
	(115)触诊双肘鹰嘴和肱骨髁状突
	(116)触诊滑车上淋巴结
	(117)检查肘关节运动
	(118)检查屈肘、伸肘的肌力
	(119)显露肩部
	(120)视诊肩部外形
	(121)触诊肩关节及其周围
	(122)检查肩关节运动
	(123)检查上肢触觉(或痛觉)
	(124)检查肱二头肌反射
	(125)检查肱三头肌反射
	(126)检查桡骨骨膜反射
	(127)检查 Hoffman 征
下肢	(128)正确暴露下肢
	(129)观察双下肢外形、皮肤、趾甲等
	(130)触诊腹股沟区有无肿块、疝等
	(131)触诊腹股沟淋巴结横组
	(132)触诊腹股沟淋巴结纵组
	(133)触诊股动脉搏动,必要时听诊
	(134)检查髋关节屈曲、内旋、外旋运动
	(135)检查双下肢近端肌力(屈髋)
	(136)触诊膝关节和浮髌试验
	(137)检查膝关节屈曲运动
	(138)检查髌阵挛
	(139)触诊踝关节及跟腱
	(140)检查有无凹陷性水肿
	(141)触诊双足背动脉
	(142)检查踝关节背屈、跖屈活动
	(143)检查双足背屈、跖屈肌力
	(144)检查踝关节内翻、外翻运动
	(145)检查屈趾、伸趾运动
	(146)检查下肢触觉(或痛觉)

（续　表）

检查项目	相关内容
	(147)检查膝腱反射
	(148)检查跟腱反射
	(149)检查踝阵挛
	(150)检查 Babinski 征
	(151)检查 Oppenheim 征
	(152)检查 Kernig 征
	(153)检查 Brudzinski 征
	(154)检查 Lasegue 征
肛门直肠	(155)嘱受检者左侧卧位,右腿屈曲
	(156)观察肛门、肛周、会阴区
	(157)戴上手套,示指涂以润滑剂行直肠指检
	(158)观察指套有否分泌物
男性外生殖器	(159)解释检查必要性,消除顾虑,保护隐私
	(160)确认膀胱已排空,受检者取仰卧位
	(161)视诊阴毛、阴茎、冠状沟、龟头、包皮
	(162)视诊尿道外口
	(163)视诊阴囊,必要时做提睾反射
	(164)触诊双侧睾丸、附睾、精索
腰椎运动	(165)请受检者站立
	(166)指鼻试验(睁眼、闭眼)
	(167)检查双手快速轮替运动
	(168)检查 Romberg 征
	(169)观察步态
	(170)检查屈腰运动
	(171)检查伸腰运动
	(172)检查腰椎侧弯运动
	(173)检查腰椎旋转运动

注意事项:①检查前后均洗手;②检查过程尽量减少患者的不适和不必要的体位变动;③重点突出:结合问诊结果,在全面检查的基础上有所侧重;④边检查边思考,确认检查结果是否异常及其可能的原因;⑤把握检查时间,避免给患者带来不适和负担;⑥对急、重症患者,应首先检查生命体征,同时根据患者的体位和病情适当调整检查顺序,对重点系统的检查必须深入

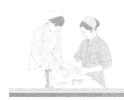

第3章　心理评估

心理评估是指采用心理学的理论和方法,对个体的心理现象和行为等进行全面、系统、深入地客观描述、分类、鉴别与诊断的过程。心理评估主要包括对认知、焦虑、抑郁、应激、健康行为以及自我概念等评估。学生应掌握心理评估的方法、内容以及评估的注意事项,能灵活运用所学知识为患者实施心理评估。

第一部分　认知评估

一、学习重点

认知的评估方法包括会谈法、评定量表法、医学检测法3个方面;评估要点包括感知觉、记忆、思维、注意力、语言能力、定向力及智能,见表3-1。

表3-1　认知评估方法及要点与内容一览表

评估方法及要点	评估内容	相关护理诊断
1. 会谈法		
(1)感知觉	通过询问患者问题了解其有无感知觉障碍。如,感觉最近视力有无变化?有否夜间视物困难的情况,视力改变对工作和生活有否影响,最近听力是否下降?是否做过听力测试,是否使用助听器,听力对生活有影响吗?当独处时,能听到有人与你说话吗?声音从哪里来?说些什么	感知觉紊乱:与感觉器官疾病、精神病性疾病、药物滥用等有关
(2)记忆	评估短时记忆:如,你能复述我刚才说的一句话吗?评估长时记忆:如,你能说出今天进食过哪些食品?你能说出自己的名字、年龄吗?你能说出童年时期感受最深的一件事吗	记忆障碍:与脑部器质性疾病、应激事件、注意力不集中等有关
(3)思维	主要评估思维形式和思维内容	思维过程紊乱:与脑部器质性疾病、精神性疾病等有关
①概念化能力	你概括总结一下我刚才给你说的这段话,好吗	

（续　表）

评估方法及要点	评估内容	相关护理诊断
②判断能力	你感到疼痛时如何处理？你出院后准备如何争取别人的帮助？出院后经济上遇到困难你将怎么办	
③推理能力	苹果和鸭梨有何区别？一斤铁和一斤棉花,哪个沉	
④思维内容	周围人如你的家人或同事对你的态度如何？有没有外力能影响或控制你的思维或行动	
(4)注意力	你能否集中注意于手中完成的工作？你能集中精力做事或学习吗	
(5)语言能力	通过提问、复述、自发性语言、命名、阅读和书写等方法对患者的语言表达和文字符号的理解进行评估	语言沟通障碍:与思维障碍、意识障碍、言语发育障碍等有关
(6)定向力		定向力障碍:与意识障碍、记忆力减退、注意力不集中等有关
①时间定向力	你知道今天是星期儿？现在是儿点了	
②地点定向力	请告诉我你现在在哪里	
③空间定向力	我站在你的前面还是后面	
④人物定向力	请告诉我你的名字？你认识我吗	
2.评定量表法		
(1)记忆	韦氏记忆量表(WMS)、行为记忆测验(BMT)、再认量表(RMT)以及临床记忆量表对患者的记忆能力进行评估	
(2)智能	简易智能状态检查（MMSE）、长谷川痴呆量表（HDS）、神经行为认知状态测试（NCSE）等工具对患者的智能进行评估	
3.医学检测法	通过视力、听力等检查验证会谈所获得的主观资料	

注意事项:①重视认知评估的意义,及时、全面、准确地对患者的认知水平进行评估;②评估态度亲切、和蔼,语言通俗易懂;③熟悉记忆、智能评定量表的适用对象、使用方法和结果评定标准;④注意主观资料与客观资料的比较,避免护士态度、观念及偏见对评估结果的影响

二、实训流程

1. 阅读下列案例,进行小组讨论并回答问题

患者,男性,76岁,退休教授,3年前逐渐出现记忆力下降,近1年来明显加重,不记得当天吃什么饭？忘记自己的名字、年龄,不认识老伴和儿女,外出后常找不到回家的路。经常无故发脾气,与其交谈时表情淡漠,发音含糊,言语内容简单,思维贫乏,不能理解他人说话内容。体格检查:肌力正常,无共济失调。脑部磁共振提示:脑室扩大,脑沟、脑裂增宽等脑萎缩征象,临床诊断为老年性痴呆症。

(1)患者可能发生了什么问题？请阐述理由。

(2)对该患者进一步评估的重点内容有哪些？

(3)根据上述提供的案例资料,列举该患者初步的护理诊断及其相关因素。

2.情景模拟与角色扮演

(1)角色设计:3 名学生分别扮演护士、患者和患者家属。

(2)场景设计:神经内科病房。

(3)情景主题:护士对患者进行认知评估。

三、教师总结

1.小组讨论时,学生是否积极参与? 回答问题是否正确? 评估内容是否全面、准确? 是否正确使用评估方法?

2.通过本次实训,学生应在掌握认知评估方法及要点和评估内容的基础上,对实际案例进行评估,并做出初步护理诊断。

3.思考题

(1)请阐述语言能力评估的具体方法有哪些?

(2)定向障碍患者的临床表现的特征是什么? 如何进行评估?

第二部分 焦虑评估

一、学习重点

焦虑的评估方法包括会谈法、观察与测量法及评定量表法 3 个方面；评估要点包括焦虑情绪、焦虑的外部表现及生理变化，见表 3-2。

表 3-2 焦虑评估方法及要点与内容一览表

评估方法及要点	评估内容	相关护理诊断
1. 会谈法	你近来心情如何 你如何描述你此时与平时的情绪 有什么事情使你感到紧张或忧虑 这样的情绪持续多长时间了	焦虑：与需求未满足、自责、不适应环境有关 恐惧：与躯体功能丧失、疾病晚期、恐惧症有关
2. 观察与测量法		
(1) 外部表现	面部表情、身体表情、言语表情	
(2) 生理变化	呼吸频率、心率、血压、皮肤颜色和温度、食欲及睡眠状态等变化	睡眠形态紊乱：与疾病因素、压力、兴奋、环境改变等有关
3. 评定量表法	Zung 焦虑自评量表(SAS)、Beck 焦虑量表(BAI)	

注意事项：①重视焦虑评估的意义，及时、全面、准确地对患者的焦虑程度进行评估；②评估过程中应善于观察患者的外部表现，应与生理评估同步进行；③熟悉焦虑评定量表的适用对象、使用方法和结果评定标准；④注意焦虑主、客观资料的比较，避免护士态度、观念及偏见对评估结果的影响

二、实训流程

1. 阅读下列案例，进行小组讨论并回答问题

患者，男性，58 岁，近来自觉肝区疼痛，伴厌食、乏力，体重明显下降，于是前往医院就诊，经详细检查诊断为肝癌。医生未将诊断结果告知患者，但建议其立即住院并接受手术治疗。患者怀疑自己可能患了不治之症，不思饮食，坐立不安。患者既往有十余年的乙肝病史。

(1)请预测患者可能会发生什么心理问题？请阐述理由。

(2)对该患者进一步评估的重点内容有哪些？

(3)根据上述提供的资料，列举该患者初步的护理诊断及其相关因素。

2. 情景模拟与角色扮演

(1)角色设计：4 名学生分别扮演普外科医生、护士、患者和患者家属。

(2)场景设计：普外科病房。

(3)情景主题：普外科护士对患者进行心理评估。

三、教师总结

1. 小组讨论时，学生是否积极参与？回答问题是否正确？评估内容是否全面、准确？是

否正确使用评估方法?

2. 通过本次实训,学生应在掌握焦虑评估方法及要点和评估内容的基础上,对实际案例进行评估,并做出初步护理诊断。

3. 思考题

(1)请回顾自身的经历,是否曾出现焦虑情绪? 焦虑情绪有哪些表现?

(2)应用焦虑自评量表对自身的情绪进行测评,评价测评结果。

第三部分 抑郁评估

一、学习重点

抑郁的评估方法包括会谈法、观察与测量法以及评定量表法 3 个方面;评估要点包括抑郁情绪、抑郁的外部表现及生理变化,见表 3-3。

表 3-3 抑郁评估方法及要点与内容一览表

评估方法及要点	评估内容	相关护理诊断
1. 会谈法	你近来心情如何?你如何描述你此时与平时的情绪?什么事情使你感到沮丧和郁闷?这样的情绪存在多长时间了?你感到生活有意义吗	疲乏:与缺乏兴趣、精力不足等有关 绝望:与情绪抑郁、无价值感等有关
2. 观察与测量法		
(1) 外部表现	面部表情、身体表情、言语表情、自杀意念、自杀行为	
(2) 生理变化	呼吸频率、心率、血压、皮肤颜色和温度、食欲及睡眠状态等变化	睡眠形态紊乱:与疾病、压力、兴奋、环境改变等有关
3. 评定量表法	Zung 抑郁自评量表(SDS)、Beck 抑郁量表(BDI)	有自伤、自杀的危险:与情绪抑郁、无价值感、沮丧等有关

注意事项:①重视抑郁评估的意义,及时、全面、准确地对患者的焦虑抑郁进行评估;②评估过程中应善于观察患者的外部表现,应与生理评估同步进行;③熟悉抑郁评定量表的适用对象、使用方法和结果评定标准;④注意抑郁主、客观资料的比较,避免护士态度、观念及偏见对评估结果的影响

二、实训流程

1. 阅读下列案例,进行小组讨论并回答问题

患者,男性,35 岁,公司职员,已婚,大学文化。因公司裁员,下岗回家。自此后,患者开始入睡困难、早醒,经常坐着发呆、哭泣,说自己没本事,养不起家人,给家里人添了负担。其觉得活着没意思,想跳楼,但舍不得孩子;总念叨以前的事,认为自己事事失败,比不上自己的同学、同事;刚开始还能料理家务,逐渐什么都不干,说自己越来越笨,什么都干不了。近 1 个月以来,患者睡眠质量更差,几乎整夜睡不着。整日哭泣,说自己是罪人,给国家添了麻烦,不如一死了之,等哪天把孩子安顿好了,就以死谢罪。

(1)患者已经发生了什么心理问题?请阐述理由。

(2)对该患者进一步评估的重点内容有哪些?

(3)根据上述提供的资料,列举该患者初步的护理诊断及其相关因素。

2. 情景模拟与角色扮演

(1)角色设计:3 名学生分别扮演护士、患者及患者同事。

(2)场景设计:精神科病房。

(3)情景主题:护士对患者进行心理评估。

三、教师总结

1. 小组讨论时,学生是否积极参与？回答问题是否正确？评估内容是否全面、准确？是否正确使用评估方法？

2. 通过本次实训,学生应在掌握抑郁评估方法及要点和评估内容的基础上,对实际案例进行评估,并做出初步护理诊断。

3. 思考题

(1)比较抑郁和焦虑的异同点。

(2)查阅资料,简述癌症患者抑郁的发生率、表现和护理措施。

第四部分　应激评估

一、学习重点

应激的评估方法包括会谈法、评定量表法、观察与医学检测法 3 个方面；评估要点包括应激源、应激中介因素及应激反应，见表 3-4。

表 3-4　应激评估方法及要点与内容一览表

评估方法及要点	评估内容	相关护理诊断
1. 会谈法		
(1)应激源	目前让你感到有压力或紧张的事件有哪些？近来你的生活有哪些改变？疾病或住院给你带来的压力大小如何？你所处的环境是否让你感到紧张不安？什么原因？你与家人的关系如何？你是否感到工作压力很大？你的经济状况如何	个人应对无效：与缺乏信心、无助感有关
(2)应激中介因素		
①认知评价	这件事对你意味着什么？你是如何看待的？你认为自己是否有能力应对这件事？如果你无法应对这件事，你会有什么感受	调节障碍：与感觉超负荷、认知障碍、支持系统不足等有关
②应对方式	通常情况下，你采取什么措施缓解紧张或压力？过去碰到类似的情况，你是怎样应对的？效果如何	
③社会支持	当你遇到困难时，你的家人、亲友或同事中谁能帮助你？当你遇到困难时，你是否主动寻求家人、亲友或同事的帮助？你对家人、亲友或同事的帮助是否满意	社交障碍：与疾病所致活动受限、行为异常、家庭和社会支持缺乏有关
④个性特征	通常你面对困难时，采取什么样的态度和行为？你做事情和做决定是独立完成还是依赖他人？遇到不高兴的事，你喜欢与别人倾述吗	
(3)应激反应	通常你能否解决你的问题和烦恼 你采取的措施是否有用？你是否觉得身心疲惫	创伤后综合征：与生活中的重大应激事件有关
2. 评定量表法		
(1)应激源强度	Holmes 社会再适应评定量表（SRRS）、生活事件量表量表（LES）、住院患者压力评定量表对应激源及其强度进行评估	
(2)应激中介因素	Jaloviee 应对方式量表、简易应对方式问卷（SCSQ）、特质应对方式问卷（TCSQ）、医学应对问卷（MC-MQ）对个体采取的应对方式类型进行评估；肖永源的社会支持量表、领悟社会支持量表（PSSS）对个体的社会支持进行评估；艾森克人格问卷（EPQ）、明尼苏达多相人格问卷（MMPI）、洛夏墨迹测验对人格特征进行评估	

（续　表）

评估方法及要点	评估内容	相关护理诊断
（3）应激反应	焦虑与抑郁量表对应激反应进行评估	
3．观察与医学检测法	有无生理反应、认知改变、情绪反应及行为反应	有暴力行为的危险：与药物依赖、过度焦虑、情绪不稳等有关

注意事项：①重视应激评估的意义，及时、全面、准确地对患者的应激来源、应激中介因素、应激反应进行评估；②评估过程中应着重观察患者的应激反应，应与生理评估同步进行；③熟悉应激相关评定量表的适用对象、使用方法和结果评定标准；④注意主观资料与客观资料的比较，避免护士态度、观念及偏见对评估结果的影响

二、实训流程

1．阅读下列案例，进行小组讨论并回答问题

患者，男性，45岁，1年前被任命为公司总经理。患者自述其自升职以来，工作时间长、压力大、缺乏自信，常感到自己难以胜任职务，产生越来越强烈的紧张、焦虑和无助感，导致不能很好地处理日常事务。因心情不好，常独自吸烟、饮酒，由于工作中的困扰很少与家属或朋友沟通。近来经常感到胃部不适，夜间失眠。

（1）患者可能发生了什么心理问题？请阐述理由。

（2）对该患者进一步评估的重点内容与方法有哪些？

（3）根据上述提供的案例资料，列举该患者初步的护理诊断及其相关因素。

2．情景模拟与角色扮演

（1）角色设计：3名学生分别扮演护士、患者和患者家属。

（2）场景设计：心理病房。

（3）情景主题：护士对患者进行应激评估。

三、教师总结

1．小组讨论时，学生是否积极参与？回答问题是否正确？评估内容是否全面、准确？是否正确使用评估方法？

2．通过本次实训，学生应在掌握应激评估方法及要点和评估内容的基础上，对实际案例进行评估，并做出初步护理诊断。

3．思考题

（1）结合自身情况说明在应对应激事件时可利用的资源有哪些？

（2）如何对缓解应激的应对方式进行评估？

（3）回顾自己曾经历最深刻的应激事件，谈谈自己是如何应对的？

第五部分　健康行为评估

一、学习重点

健康行为的评估方法包括会谈法、观察法及评定量表法 3 个方面;评估要点包括生活方式与习惯、日常危害健康行为、病感行为、致病性行为模式,见表 3-5。

表 3-5　健康行为评估方法及要点与内容一览表

评估方法及要点	评估内容	相关护理诊断
1. 会谈法		
(1)生活方式与习惯	你是否饮食规律 你是否喜欢高脂、高糖或高盐饮食 你每日吃多少蔬菜和水果 你经常运动吗? 每周运动多少次? 每次多长时间	
(2)日常危害健康行为	你吸烟吗? 若吸烟,每日吸多少 你饮酒吗? 若饮酒,每日饮多少 你有过吸毒行为吗? 若有,何时开始的? 你有过不洁性行为吗? 若有,何时开始? 频度如何	保持健康的能力改变;与健康知识缺乏、个人应对无效等有关
(3)病感行为	你是否害怕到医院看病? 你身体不适时是否及时就诊? 你是否遵从医生的治疗方案? 你是否想放弃治疗	遵医行为障碍——不合作;与健康知识缺乏、不能耐受药物不良反应、对医务人员不信任有关
(4)致病性行为模式	你做事是否有耐心? 你喜欢做富有竞争性的事情吗? 你是否经常感觉时间紧张? 你是否经常感觉有压力	调节障碍;与无能为力改变生活方式、认知障碍、支持系统不足等有关
2. 观察法	健康行为或健康损害行为发生的频率、强度、持续时间等,如饮食的量、种类,有无节食或过度饮食行为;日常运动类型、频次;就诊过程中出现的行为;有无吸烟、酗酒或吸毒行为;是否存在致病性行为模式等	
3. 评定量表法		
(1)健康促进行为	健康促进生活方式问卷(HPLP)	
(2)个体酒精使用	酒精依赖病患识别测验(AUDIT)	
(3)A 型行为	A 型行为评定量表(TAPP)	

注意事项:①重视健康行为评估的意义,及时、全面、准确地对患者的健康行为进行评估;②评估态度亲切、和蔼,语言通俗易懂;③熟悉健康行为相关评定量表的适用对象、使用方法和结果评定标准;④注意主观资料与客观资料的比较,避免护士态度、观念及偏见对评估结果的影响

二、实训流程

1. 阅读下列案例,进行小组讨论并回答问题

　　患者,男性,45 岁,某公司经理,一贯具有较高的抱负,自信、富于竞争性,醉心于工作,做事认真,尽善尽美。2 年前开始多次出现胸闷气短症状,尤其在劳累或情绪激动后更加明显,休息后能逐渐缓解,当时因工作繁忙,未予以重视,半年后体检发现血压偏高,心电图 ST 段改变,诊断为冠心病。入院后患者表现为焦虑、心神不宁、性情急躁、易激惹、入睡困难、食欲缺乏。

　　(1)患者的健康行为方面可能存在什么问题? 请阐述理由。

　　(2)对该患者进行心理评估的重点、方法与内容有哪些?

　　(3)根据上述提供的案例资料,列举该患者初步的护理诊断及其相关因素。

　　2. 情景模拟与角色扮演

　　(1)角色设计:4 名学生分别扮演普外科医生、护士、患者和患者家属。

　　(2)场景设计:普外科病房。

　　(3)情景主题:普外科护士对患者进行心理评估。

三、教师总结

　　1. 小组讨论时,学生是否积极参与? 回答问题是否正确? 评估内容是否全面、准确? 是否正确使用评估方法?

　　2. 通过本次实训,学生应在掌握健康行为评估方法及要点和评估内容的基础上,对实际案例进行评估,并做出初步护理诊断。

　　3. 思考题

　　(1)列举观察个体的健康行为或损害健康行为的具体内容。

　　(2)回顾自己的生活方式和日常行为,举例说明哪些是健康行为,哪些是损害健康行为。

第六部分 自我概念评估

一、学习重点

自我概念的评估方法包括会谈法、观察法、画人测验法及评定量表法 4 个方面；评估要点包括身体意像、社会认同、自我认同与自尊、自我概念现存与潜在威胁，以及自我概念紊乱的表现，见表 3-6。

表 3-6　自我概念评估方法及要点与内容一览表

评估方法及要点	评估内容	相关护理诊断
1. 会谈法		
(1)身体意像	对你来说身体哪一部分最重要？为什么？你最喜欢身体哪些部位？最不喜欢哪些部位？你最希望自己的外表有哪些方面改变？体像改变对你有哪些影响？你认为这些改变会使他人对你的看法有何改变	身体意像紊乱：与身体功能变化等有关
(2)社会认同	你从事什么职业？你是政治或学术团体的成员吗？你的家庭及工作情况如何？你最引以为自豪的个人成绩有哪些	
(3)自我认同与自尊	你觉得你是怎样的一个人？如何描述你自己？你觉得自己具有怎样的个性特征及心理素质？你处理工作和日常生活问题的能力如何？你对自己的社会能力满意吗？不满意的是哪些方面	自我认同紊乱：与人格障碍等有关 自尊紊乱：与慢性病导致社会角色或家庭角色的缺如、应对无效等有关
(4)自我概念现存与潜在威胁	目前有哪些事情让你感到焦虑、恐惧、绝望？现在有哪些事情让你感到郁闷或痛苦	长期自尊低下：与事业失败、家庭矛盾等有关 情境下自尊低下：与疾病导致躯体功能下降有关
2. 观察法		
(1)生理反应	有无哭泣、食欲减退、睡眠障碍、体重下降、心慌、易疲劳等表现	
(2)情绪反应	有无着急、恐惧、惊慌、无法平静、颤抖、心悸、气促、恶心、呕吐、尿频、出汗、脸红、失眠、易激惹等焦虑表现	
(3)语言行为	是否有"我没用了"等语言流露	
(4)非语言行为	是否与护士有眼神接触？面部表情如何？是否与其主诉一致？是否有不愿见人、不愿照镜子、不愿与他人交往、不愿与别人讨论伤残或疾病等行为表现	
(5)外表	外表是否整洁？穿着打扮是否得体？有没有特别的装饰？有无明显的身体缺陷	

（续　表）

评估方法及要点	评估内容	相关护理诊断
3. 画人测验法	让患者画自画像并对其进行解释,了解患者对身体意像改变的理解与认识	
4. 评定量表法	直接测定自我概念的量表有 Rosenberg 自尊量表、Pie-er-Harries 儿童自我概念量表、Michigan 青少年自我概念量表、Coopersmith 青少年自尊量表	

注意事项:①重视自我概念评估的意义,及时、全面、准确地对患者的自我概念进行评估;②评估态度亲切、和蔼,语言通俗易懂;③熟悉自我概念评定量表的适用对象、使用方法和结果评定标准;④要准确评估其自我概念,应结合主、客观资料综合考虑,避免单纯依赖评估对象的主诉或个别行为进行推论

二、实训流程

1. 阅读下列案例,进行小组讨论并回答问题

患者,女性,35 岁,酒店大堂经理。患者半年前无意中发现右乳肿块,无疼痛不适,近日肿块逐渐增大而住院检查,经取乳腺肿物病理活检,诊断为乳腺癌,拟手术治疗。术前医生告知需手术切除右侧整个乳房,患者难以接受现实,表现哭泣、失眠,后在家属坚持下行"右侧乳腺癌根治术",术后麻醉清醒的同时情绪失控,大哭大闹,术后多日一直愁眉不展、失眠、不愿活动、应答缓慢,不愿照镜子,不愿与人交往,害怕被别人取笑,换药时不让其丈夫在场,夫妻关系也受到影响。

(1)患者可能发生了什么问题? 请阐述理由。

(2)对该患者进一步心理评估的重点、方法与内容有哪些?

(3)根据上述提供的案例资料,列举该患者初步的护理诊断及其相关因素。

2. 情景模拟与角色扮演

(1)角色设计:4 名学生分别扮演普外科医生、护士、患者和患者家属。

(2)场景设计:普外科病房。

(3)情景主题:普外科护士对患者进行心理评估。

三、教师总结

1. 小组讨论时,学生是否积极参与? 回答问题是否正确? 评估内容是否全面、准确? 是否正确使用评估方法?

2. 通过本次实训,学生应在掌握自我概念评估方法及要点和评估内容的基础上,对实际案例进行评估,并做出初步护理诊断。

3. 思考题

(1)为了解个体的自我认同和自尊,会谈中宜提出哪些问题进行评估?

(2)自我概念评估应观察的具体内容有哪些?

(3)结合自己的生活经历,举例说明生活中重要的人如父母、老师等对自我概念形成和发展的影响。

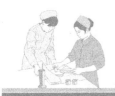

第4章　社会评估

社会是人类存在和发展的必要条件,由环境、人口、文化和语言组成,环境是人类赖以生存、发展的社会与物质条件总和,可分为物理环境和社会环境。文化是指由人的活动所创造的非自然状态的一切物质与精神产品,包括价值观、信仰与信念、习俗、语言等。人类组成家庭,通过承担各种社会角色参与社会互动。学生应掌握社会评估的内容与方法,能灵活运用所学知识对患者实施社会评估。

第一部分　角色与角色适应

一、学习重点

角色与角色适应的评估方法与内容,主要包括患者角色适应不良的类型与表现、角色与角色适应的评估方法与要点、角色和角色适应相关的护理诊断3个方面,见表4-1。

表4-1　角色与角色适应评估要点及方法与内容

评估要点与方法	评估内容	相关护理诊断
1. 患者角色适应不良的类型与表现		
(1)患者角色冲突	患者自述工作太忙了,没有时间照顾年迈的父母	
(2)患者角色缺如	患者不承认患病,觉得是医院搞错了	
(3)患者角色强化	患者自觉疾病没有全好,不能出院	
(4)患者角色消退	患病的母亲因孩子生病而承担起照顾孩子的责任	
(5)患者角色行为异常	患者出现自杀倾向	
2. 评估方法		
(1)观察法	一般状况:主要观察有无角色适应不良的身心行为反应,如疲乏、经常头痛、心悸、焦虑、抑郁、忽略自己和疾病、缺乏对治疗的依从性等	无效性角色行为:与疾病导致对角色的认知发生改变有关
	父母的角色行为:胜任父母角色者对自己所承担的父母角色感到满意和愉快,而不胜任者常表现出焦虑、沮丧或筋疲力尽,对孩子的表现感到失望、不满意甚至愤怒等	父母角色冲突:与慢性疾病致使父母与子女分离有关

（续　表）

评估要点与方法	评估内容	相关护理诊断
（2）会谈法	你从事什么职业及担任什么职位？目前在家庭、单位或社会中所承担的角色与任务有哪些 你是否清楚自己的角色权利与义务？你觉得自己所承担的角色数量和责任是否合适 你觉得这些角色是自己满意的吗？你感到太清闲还是休息、娱乐的时间不够？与自己的角色期望是否相符？他人对你的角色期望又有哪些 你是否感到压力很大、不能胜任自己的角色？你是否感到紧张、焦虑和抑郁？你是否感到疲劳、头痛和失眠	

注意事项：①观察评估可明确被评估者对角色的认知、对承担的角色是否满意，有无角色适应不良，尤其是患者角色适应不良；②会谈过程中应注意个体有关角色适应不良的叙述，并判断其类型，如"我觉得时间不够用""我感到很疲惫"等多提示角色负荷过重，"我因为工作而没有很好地照料患病的孩子"常提示角色冲突

二、实训流程

1. 阅读下列案例，进行小组讨论并回答问题

患者，男性，75 岁，干部，诊断为右上肺肺癌入院，行"右上肺肺癌切除术"。入院后，患者思想斗争激烈，首先不接受现实，害怕别人知道自己患癌症，几天后则表示接受癌症诊断，但抑郁、苦闷仍未缓解，采取听天由命，个人无能为力的态度，精神上陷于崩溃的境地，除了向教授专家询问手术事宜，不和任何人交谈。术后，患者过分估计癌症的严重性，加之多种并发症的折磨，加重了心理因素的困扰，当护士指导深呼吸、练习吹气球、讲解有效的咳痰、排痰时，患者表现出置之不理、静卧等不配合的态度。术后第 3 天，患者出现体温 39℃、呼吸急促、咳痰无力、胸引瓶水柱无波动，经 X 线胸片检查，发现右下肺（残肺）肺不张，立即行支气管镜吸痰，经处理，右下肺复张良好。术后第 4 天，拔除胸腔引流管，生命体征和各项理化检查均在正常范围。护士嘱患者拔管后，要早期离床活动、进行吹气球及肩关节功能锻炼，并说明其重要性，此时，患者和家属听后均表示惊讶和不解，家属担心活动会使病情加重，患者则双目紧闭、一言不发。

（1）患者出现了什么类型的角色适应不良？

（2）患者出现角色适应不良情绪有哪些表现？

（3）根据患者表现可以有哪些护理诊断？

（4）该案例进一步评估的重点有哪些？

2. 情景模拟与角色扮演

（1）角色设计：3 名学生分别扮演胸外科护士、患者和患者家属。

（2）场景设计：胸外科病房。

（3）情景设计：胸外科护士对患者进行评估。

三、教师总结

1. 学生小组讨论时是否积极？回答问题是否准确？评估内容是否准确、全面？语言是否通俗易懂？

2. 通过本次实训,学生应掌握角色与角色适应评估要点及方法与内容的基础上,对实际案例进行评估,并得出初步护理诊断。

3. 思考题

(1)分析角色适应不良的类型及患者角色适应不良的影响因素。

(2)自己目前的角色有哪些?是否存在角色适应不良?

第二部分 文化评估

一、学习重点

文化评估的方法与内容主要包括信念与信仰和习俗与健康的关系,文化评估的方法及要点、相关护理诊断 3 个方面,见表 4-2。

表 4-2 文化评估的评估要点及方法与内容

评估要点与方法	评估内容	相关护理诊断
1. 价值观、信念与信仰和习俗与健康的关系		
(1)价值观与健康	你认为自己健康吗? 你对自己所患的疾病有什么看法? 你认为自己患病是什么原因 你觉得疾病对你的生活有哪些影响 一般情况下,哪些问题对你是最重要? 你遇到困难时一般从何处寻求力量和帮助 你的文化中哪些健康活动对你来说很重要	
(2)信念、信仰与健康	对你来说,健康指什么? 不健康又指什么? 通常你在什么情况下才认为自己有病并就医? 你认为导致你健康问题的原因是什么 你怎样、何时发现你有该健康问题的? 该健康问题对你身心造成了哪些影响? 严重程度如何? 发作时持续时间长还是短 你认为你该接受何种治疗? 你希望通过治疗取得哪些效果 你的病给你带来的主要问题有哪些? 对这种病你最害怕什么 你有宗教信仰吗? 何种类型的宗教信仰? 平日你参加哪些宗教信仰活动? 住院对你在以上宗教信仰活动参与方面有何影响? 内心感受如何? 有无恰当人选替你完成? 需我们为你做些什么? 你的宗教信仰对你在住院、检查、治疗、饮食等方面有何特殊限制	迁居应激综合征:与医院文化环境和背景文化有差异有关 语言沟通障碍:与医院环境中医务人员使用医学术语过多有关 精神困扰:与由于对治疗的道德和伦理方面的含义有疑问或由于强烈的病痛,其信仰的价值系统面临挑战有关
(3)习俗与健康	你认为怎样打扮才最美 你平常进食哪些食物? 主食有哪些? 喜欢的食物有哪些? 有何食物禁忌 你常采用的食物烹调方式有哪些? 常用的调味品是什么 每日进几餐? 都在何时 你认为哪些食物对健康有益? 哪些食物对健康有害 哪些情况会增加你的食欲? 哪些情况会使你的食欲下降 你讲何种语言? 你喜欢的称谓是什么? 语言禁忌有哪些	

（续　表）

评估要点与方法	评估内容	相关护理诊断
2. 评估方法		
（1）会谈法	你居住在什么地方？你在那儿居住多长时间了	
	你出生地在哪儿？你父母的出生地在哪儿	社会交往障碍：与社交环境改变有关
	你属于哪个民族？你有什么特殊的民族传统或仪式需要我们注意	
	对你来说，健康意味着什么？对你来说，疾病意味着什么	
	当你生病时会向谁请教	
	在你的文化中，哪些健康活动对你来说很重要	焦虑/恐惧：与环境改变及知识缺乏有关
	许多人在感到不舒服时会使用民间验方，当你感到不舒服时，你是怎样做的？小时候，你的父母或祖父母使用哪种类型的民间验方？当你感到不舒服时，第一个去请教谁？获得的建议对你有效吗？你有没有使用维持健康的民间验方	
	你认为生活的意义和目标是什么	
	你是否会渴望生命维持系统？你对捐献器官怎么看	
	你是否有自然死亡声明	有精神安适增进的趋势：与有自我意识，有自觉性及内在的动力，有超越感，渴望自己的精神状态更加健康向上有关
	你有否因宗教信仰而禁食或必须吃某种食物？你有无因宗教信仰而必须禁止的事物？宗教信仰对你来说有多重要？最近有什么事改变了你的宗教信仰吗？有与你有同一宗教信仰的家庭成员吗？哪种宗教书籍或文章对你有帮助	
	当你需要精神支持时，谁会帮助你？你认为祈祷或沉思对你有帮助吗	
（2）观察法	观察日常进食情况，患者与他人交流时的表情、眼神、手势、坐姿，有无文化休克的表现，有无宗教信仰活动改变等表现	

注意事项：①注意沟通时提供舒适的环境，安排充分的时间；②选择合适的时间，语言通俗易懂，观察有无适应不良的心理反应和生理反应

二、实训流程

1. 阅读下列案例，进行小组讨论并回答问题

患者，男性，60 岁，来自孟加拉国。患者因外伤致四肢活动不利 7 年，因认为中国针灸、中药、康复非常神奇而特来我院行康复治疗。入院时患者神志清楚，一般情况好，查体合作，右手呈爪形，双下肢肌肉萎缩，右巴氏（＋）体温 36.6℃，脉搏 70 次/分，呼吸 18 次/分，血压 130/85mmHg。入院后给予针灸、按摩、中药理疗、康复训练及常规药物治疗。入院后第 3 天 19：00，护士查房时发现患者面部紧张、易激动，警惕性提高，拒绝常规查房与康复训练，手颤抖、出汗，测体温 36.8℃，脉搏 88 次/分，呼吸 23 次/分，血压 165/90mmHg，继而忧愁、懊丧、食欲减退、失眠、腹泻、便秘。

初步诊断：文化休克。

（1）作为该病室护士，这位外籍患者可能发生了什么问题？

(2)该患者进一步评估的重点与内容有哪些?

2. **情景模拟与角色扮演**

(1)角色设计:2名学生分别扮演康复科护士、患者。

(2)场景设计:康复科病房。

(3)情景设计:康复科护士对患者进行评估。

三、教师总结

1. 该组学生小组讨论是否积极? 评估内容是否准确、全面? 语言是否通俗易懂?

2. 通过本次实训,学生应掌握文化评估要点与内容的基础上,对实际案例进行评估,并做出初步护理诊断。

3. 思考题

(1)就文化而言,住院患者住院期间可能会发生什么问题? 如何评估?

(2)如何理解东西方的饮食文化? 主要区别在哪儿?

第三部分　家庭评估

一、学习重点

家庭评估的要点与内容主要包括家庭危机、家庭评估与相关护理诊断3个方面,见表4-3。

表4-3　家庭评估的评估要点及方法与内容

评估要点与方法	评估内容	相关护理诊断
1. 家庭危机	家庭经济收入低下或减少,如失业、破产	家庭运作过程改变:与家庭情况改变或家庭危机有关
	家庭成员关系改变与终结,如离异、分居、丧偶	有孤独的危险:与情感上有失落感、社交孤立及身体隔离有关
	家庭成员角色改变,如初为人父(母)、退休、患病	有依附关系受损的危险:与父母患病没有能力满足自身需要,因承担父母角色而产生焦虑,或父母与子女存在躯体障碍等有关
		父母角色冲突:与由于慢性疾病致使子女与父母分离,或有创伤或约束性的护理方式引起父母的恐惧有关
	家庭成员的行为损害家庭期望,如酗酒、赌博、犯罪	无能性家庭应对:与酒精成瘾或缺乏解决问题技巧有关
	家庭成员生病、残障、无能	持续性悲伤:与不能满足家庭成员的情感需要有关
2. 评估方法		
(1)会谈法	家庭类型:你的家庭有多少人?人口组成怎么样	
	家庭生活周期	
	新婚家庭:你与配偶关系如何?彼此适应,相处和睦吗	
	有婴幼儿家庭:初为人父(母)感觉如何?在经济和照顾孩子方面有压力吗	无效性角色行为:与对角色的自我感知改变有关
	有学龄前、学龄儿童家庭:孩子上幼儿园/小学了吗?在培养教育孩子方面,你们做了什么?如何做的?孩子的表现如何	
	有青少年家庭:处于青春期的孩子,经常与孩子沟通吗?在孩子成长过程中,你们做了什么?如何做的	

（续　表）

评估要点与方法	评估内容	相关护理诊断
	有孩子离家创业及空巢期家庭：孩子离家，父母有什么感受？适应吗？如果不适应，采取什么措施进行调节	
	老年期家庭：你退休了吗？退休几年？习惯吗？平时都做些什么？配偶身体怎样	
	家庭结构：家里大事小事通常有谁做主？家里有麻烦时，通常由谁提出意见和解决的办法	
	家庭中各成员承担的角色是什么？家庭各成员的角色行为是否符合家庭的角色期望？是否有成员存在角色适应不良	语言沟通障碍：与家庭成员间亲近感减弱或家庭成员间没有沟通交流有关
	你的家庭和睦、快乐吗？大家有想法或要求是否直截了当地提出来	
	家庭成员的主要行为方式如何？如何看待吸烟、酗酒等生活行为？家庭是否倡导成员间相互支持、关爱、个人利益服从家庭整体利益	无能性家庭应对：与酒精成瘾或缺乏解决问题技巧有关
（2）观察法	观察每个家庭成员的反应以及情绪，如在家庭成员交流过程中，是否频繁出现敌对性或伤害性语言，过于严肃或家庭规矩过于严格，交流较少，成员被忽视等	社会交往障碍：与身体活动受限、情绪障碍及环境因素等有关
	观察父母是否胜任其角色，如父母的情绪状态是否满意和愉快，父母与子女间的沟通交流顺畅，子女健康快乐等。观察家庭成员有无受虐待体征，如皮肤淤血、软组织损伤、骨折等	社交孤立：与心理及健康状况改变，不能被人接受的社交行为和社会价值观等有关
（3）量表评定法	Procidano 与 Heller 的家庭支持量表、Smilkstein 的家庭功能量表	

注意事项：①评估家庭生活周期时，可根据不同阶段，进行问诊；②语言通俗易懂，安排好合理时间及环境

二、实训流程

1. 阅读下列案例，进行小组讨论并回答问题

患者，男性，14 岁。目前就读于中学，父母较早离异，父亲是残疾人（双上肢残疾和聋哑），现和父亲及祖父、祖母居住于约 $10m^2$ 的一室户内，条件较为简陋。住宅周边卫生状况较差。家中经济来源较差，只靠祖父的退休金和父亲的 280 元最低生活保障金生活。因为长期和祖父、祖母及残疾的父亲生活在一起，使患者的日常交流遇到了障碍，变得较为沉默。由于祖父、祖母年龄已大，使患者的教育成为很大困难。平时靠患者的婶婶和叔叔教育，患者较听叔叔和

婶婶的话。据祖母反映,患者经常彻夜不归,而且常和同学去网吧,打电子游戏,学习成绩不够理想,经常考试不合格,最近一次彻夜不归是连续两天两夜没有回家,发生在前几天,家人十分担心。

初步诊断:无效性角色行为及社会交往障碍。

(1)患者最可能发生了什么问题?

(2)该患者进一步评估的重点是什么?

2.情景模拟与角色扮演

(1)角色设计:3名学生分别扮演患者、护士、家属。

(2)场景设计:社区观察室。

(3)情景设计:社区护士对患者进行评估。

三、教师总结

1.该组学生小组讨论时是否积极?回答问题是否准确?评估内容是否准确、全面?语言是否通俗易懂?

2.通过本次实训,学生应掌握家庭评估要点与内容的基础上,对实际案例进行评估,并做出初步护理诊断。

3.思考题

(1)为什么要对患者进行家庭评估?

(2)你的家庭类型是什么?正处于哪个生活周期?

第四部分　环境评估

一、学习重点

环境评估的内容和要点包括环境的评估的方法及要点、相关护理诊断两个方面,见表4-4。

表 4-4　环境评估的评估要点及方法与内容

评估要点与方法	评估内容	相关护理诊断
1. 会谈法		
(1)物理环境	居所是否整洁、明亮?空气是否流通、新鲜?家庭环境中有无影响健康的危险因素	有中毒的危险:与环境有害气体污染有关
	工作环境是否整洁、明亮?工作环境中有无影响健康的危险因素?是否采用防护措施	有外伤的危险:与感官及视觉障碍,环境缺乏安全设施等有关
(2)社会环境	你的经济来源有哪些?工资福利如何?收入够用吗?你的家庭经济来源有哪些?有无失业或待业人员?你的医疗费用支付的形式是什么?有何困难	有受伤害的危险:与感官视觉减退或听觉退化有关
	你的文化程度如何?是否具备健康照顾所需的知识与技能?你在饮食、睡眠、活动和娱乐方面有何习惯与爱好?你是否吸烟、酗酒?若是,每日的量是多少?你的生活有无规律?有无便秘	有窒息的危险:与认知或情感障碍,疾病或受伤有关
	你的家庭成员间关系是否稳定?是否彼此尊重?你与同事、领导间的关系如何?你的家庭成员或同事能否提供你所需的支持与帮助	
	你与病友、医生、护士的关系如何?你能否获得及时有效的治疗?能否得到应有的尊重与关怀?各种合理需求能否及时满足?你所在的病室的医护人员能否保证所提供服务的安全与有效性	
2. 实地考察法	实地考察社会环境,同时通过实地考察可以了解个体所处工作、家庭或医院环境中是否存在影响健康的危险因素	
3. 量表评定法	跌倒危险因素评估表	

注意事项:①评估过程中明确现存或潜在的危险因素,发现可预防的危险因素;②要实地进行环境考察,包括物理环境、社会环境

二、实训流程

1. 阅读下列案例,进行小组讨论并回答问题

患者,男性,76岁,因"头晕、头痛一年加重半个月伴纳差乏力1周"入院,拟诊断"颈动脉

硬化"收住我科。既往病史糖尿病 10 年。入院后患者给予营养神经、扩血管等支持治疗。患者于 6：30 洗澡后在卫生间门口发生跌倒,护士听到呼叫后立即奔赴事发地点,协助将患者安置于病房。

(1)该患者最可能会发生什么问题?

(2)进一步评估的重点是什么?可采用哪些评估方法?

(3)根据案例资料,列举患者初步的护理诊断及其相关因素。

2. 情景模拟与角色扮演

(1)角色设计:3 名学生分别扮演患者、护士、家属。

(2)场景设计:病房。

(3)情景设计:护士对患者进行评估。

三、教师总结

1. 该组学生小组讨论时是否积极?回答问题是否准确?评估内容是否准确、全面?语言是否通俗易懂?

2. 通过本次实训,学生应掌握环境评估要点与内容的基础上,对实际案例进行评估,并做出初步护理诊断。

3. 思考题

(1)环境对健康的影响有哪些?

(2)你所处的社会环境如何?有哪些影响健康的危险因素?

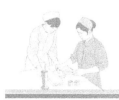

第5章　实验室检查

实验室检查包括血液学检查、体液与排泄物检查、生物化学检查、免疫学检查和病原学检查等。护士可通过检查结果所反映的机体功能状态、病理改变等客观资料,对病情进行全面系统的综合分析,来判断病情、制订护理措施、观察疗效和推测预后等。

第一部分　血液一般检查

一、学习重点

血液一般检查项目包括红细胞检查、白细胞检查和血小板检查,见表5-1。

表5-1　血液一般检查项目与要点说明一览表

检查项目	要点说明
1. 红细胞检查	
(1)红细胞计数与血红蛋白(RBC与HGB)测定	[参考范围]　红细胞:成年男性$(4.09\sim5.74)\times10^{12}/L$,成年女性$(3.68\sim5.13)\times10^{12}/L$,新生儿$(5.20\sim6.40)\times10^{12}/L$;血红蛋白:成年男性131~172g/L;成年女性113~151g/L,新生儿180~190g/L
	[临床意义]　红细胞及血红蛋白相对性增多是因血容量减少(如严重呕吐、腹泻、大面积烧伤等),使红细胞容量相对增加。继发性红细胞增多症是由于血氧饱和度降低(如高原地区居民、严重的心肺疾病等)或某些肿瘤、肾病导致红细胞生成素增多所引起。病理性减少见于各种贫血
(2)血细胞比容(Hct)测定	[参考范围]　温氏法:男性0.40~0.50L/L,女性0.37~0.48L/L
	[临床意义]　Hct增高见于各种原因所致血液浓缩(可作为计算脱水患者补液量的参考)、真性红细胞增多症。Hct减低见于各种贫血
(3)网织红细胞计数(Ret)	[参考范围]　百分数:成人0.5%~1.5%,新生儿3%~6%;绝对值:$(24\sim84)\times10^9/L$
	[临床意义]　Ret增多表示骨髓红细胞系增生旺盛,常见于溶血性贫血、急性失血、缺铁性贫血等。Ret减少表示骨髓造血功能降低,常见于再生障碍性贫血、急性白血病等

（续　表）

检查项目	要点说明
（4）红细胞沉降率（ESR）	［参考范围］　魏氏法：成年男性 0～15mm/1 小时末；成年女性 0～20mm/1 小时末 ［临床意义］　ESR 病理性增快见于急性细菌性炎症、组织损伤与坏死，如急性心肌梗死、恶性肿瘤等
2. 白细胞检查	
（1）白细胞计数（WBC）	［参考范围］　成年男性(3.97～9.15)×10⁹/L，成年女性(3.69～9.16)×10⁹/L，儿童(8～10)×10⁹/L，婴儿(11～12)×10⁹/L
（2）白细胞分类计数	［参考范围］　成人，杆状核粒细胞 1%～5%、分叶核粒细胞 50%～70%、嗜酸性粒细胞 0.5%～5%、嗜碱性粒细胞 0～1%、淋巴细胞 20%～40%、单核细胞 3%～8% ［临床意义］　①中性粒细胞数量变化：病理性增多见于急性感染（特别是化脓性球菌感染，但极重度感染时反而减少）、严重的组织损伤及大量血细胞破坏、急性大出血、急性中毒、白血病、骨髓增殖性疾病和恶性肿瘤；中性粒细胞减少主要见于感染，特别是革兰阴性杆菌感染或某些病毒感染性疾病。②中性粒细胞核象变化：核左移常见于急性化脓性细菌性感染，如核左移明显，并伴有白细胞总数和中性粒细胞比例增高则提示感染严重；如核左移明显，但白细胞总数不增或减少，提示感染极为严重。核右移主要见于巨幼细胞贫血。③嗜酸性粒细胞增多见于变态反应性疾病、寄生虫病、皮肤病等。④嗜碱性粒细胞增多见于过敏性疾病、血液病和恶性肿瘤等。⑤淋巴细胞病理性增多见于病毒感染或某些细菌感染、急性和慢性淋巴细胞白血病、移植排斥反应等。⑥单核细胞病理性增多见于某些感染性疾病和血液系统疾病

二、实训流程

1. 阅读下列案例，进行小组讨论并回答问题

患者，女性，45 岁，小学教师。因"咳嗽、咳痰 5 周，加重伴发热 2 天"入院。患者 5 天前晚上睡觉受凉后出现咳嗽，咳痰，白色黏痰、自感乏力。自行服用止咳糖浆每日 3 次和利巴韦林颗粒每日 3 次，病情未见明显好转，2 天前咳嗽加重，遂来我院就诊，门诊以"急性支气管炎"收入院。

否认高血压病、糖尿病、冠心病病史。

体格检查：体温 38.5℃，脉搏 90 次/分，呼吸 20 次/分，血压 120/70mmHg。发育正常，营养中等，口唇无发绀，咽部见充血，扁桃体无肿大，颈软，颈静脉无怒张。双肺呼吸音粗，喘鸣，左肺底可闻及少量湿啰音。心率 90 次/分，心律齐，未闻及病理性杂音。腹软，肝脾未触及，无压痛及反跳痛，肠鸣音正常。脊柱生理弯曲存在，四肢活动自如，双下肢无水肿。双侧 Babinski 征阴性，Oppenheim 征阴性。

辅助检查：胸部正侧位 X 线片见双肺纹理增强；血常规检查结果，见表 5-2。

初步诊断：急性支气管炎。

表 5-2 ×××医院检验报告单

姓名:×××　　　　住院号:×××××　　　　标本类型:血液　　　科别:呼吸内科

性别:女　　　　　　年龄:45 岁　　　　　　采标时间:2016-07-12 06:30

临床诊断:急性支气管炎

中文名称	结果	单位	参考区间
白细胞(WBC)	17.44↑	10^9/L	3.5～9.5
中性粒细胞比率(NEUT%)	81.94↑	%	40～75
淋巴细胞比率(LYMPH%)	20.14↑	%	20～50
单核细胞比率(MONO%)	4.94	%	3～10
嗜酸性粒细胞比率(EO%)	0.7	%	0.4～8
嗜碱性粒细胞比率(BASO%)	0.3	%	0～1
中性粒细胞数(NEUT♯)	14.29↑	10^9/L	1.8～6.3
淋巴细胞数(LYMPH♯)	2.13	10^9/L	1.2～3.2
单核细胞(MONO♯)	0.85	10^9/L	0.1～0.6
嗜酸性粒细胞(EO♯)	0.12	10^9/L	0.02～0.52
嗜碱性粒细胞(BASO♯)	0.05	10^9/L	0～0.06
红细胞(RBC)	3.73↓	10^9/L	3.75～5.13
血红蛋白(HGB)	108↓	g/L	115～150
血细胞比容(HCT)	32.7↓	%	35～45
红细胞平均体积(NCV)	87.7	fl	82～100
平均血红蛋白量(MCH)	29.0	pg	27～34
平均血红蛋白浓度(MCHC)	330.0	g/L	316～354
血小板(PLT)	190	10^9/L	100～300
平均血小板体积(NPV)	9.1	fL	7.4～11.5
血小板分布宽度(PDW)	9.3↓	fl	10～20

(1)请分析表 5-2 中检查结果的临床意义。

(2)根据案例提供的资料,列举初步护理诊断与合作性问题及其诊断依据。

2.汇报讨论结果　由一组学生汇报讨论结果,其余组学生进行补充或提出不同意见,就不同意见进行组间讨论。

三、教师总结

1.教师对学生课前知识准备、课堂讨论状况进行评价。

2.教师对汇报组学生表现进行评价。

3.教师对答案有分歧的问题进行讲解或给出解决问题的方法。

4.思考题:以流程图形式,总结血液一般检查结果分析路径。

第二部分　出血性及血栓性疾病检查

一、学习重点

学习前,学生首先应熟悉机体内的止凝血与抗凝血机制,请参考前期基础课程《生理学》和《病理生理学》中相关内容。本部分主要归纳出血性及血栓性疾病常用的筛查实验及弥散性血管内凝血(DIC)的实验室检查项目,详见表 5-3。

表 5-3　出血性与血栓性疾病检查项目与要点说明一览表

检查项目	要点说明
1. 血浆凝血酶原时间(PT)测定	[临床意义]　PT 延长见于先天性凝血因子缺乏、获得性凝血因子缺乏(如严重肝病、维生素 K 缺乏、纤溶亢进和 DIC 低凝期等)。PT 缩短见于血液高凝状态,如 DIC 早期、心肌梗死、脑血栓形成等。WHO 推荐将国际正常化比值(INR)作为监测口服抗凝药的首选指标,中国人的 INR 以 2.0～3.0 为宜
2. 活化部分凝血活酶时间(APTT)测定	[临床意义]　与 PT 相似,APTT 延长见于先天性凝血因子异常(如血友病),获得性凝血因子缺乏如 DIC 低凝期和肝病等,使用普通肝素治疗后 APTT 也延长;APTT 缩短见于血液高凝状态
3. FDP 与 D-Dimer 测定	[临床意义]　FDP 增高提示纤溶亢进,D-Dimer 增高则明确提示继发性纤溶亢进,DIC 时,两者均显著增高
4. 凝血酶时间(TT)测定	[临床意义]　TT 延长见于低(无)纤维蛋白原血症、异常纤维蛋白原血症、纤溶亢进、血中有肝素或类肝素物质存在
5. 血浆纤维蛋白原(Fg)测定	[临床意义]　增高见于糖尿病、急性心肌梗死、风湿病、急性肾小球肾炎和肾病综合征等;减低见于重症肝炎、肝硬化、DIC 和纤溶亢进等
6. DIC 实验室检查	实验室检查是确诊 DIC 的关键,常用指标有 PLT 呈进行性减低、PT 延长超过对照 3 秒或呈进行性延长、Fg 呈进行性降低、FDP 和 D-Dimer 呈进行性增高及 APTT 延长超过对照 10 秒以上,呈进行性延长

二、实训流程

1. 阅读下列案例,进行小组讨论并回答问题

患者,男性,45 岁,农民。因"咳嗽、咳痰 5 天,呕血 4 小时"入院。患者 6 天前因感冒出现咳嗽、咳痰,初始为白色黏液样痰,后为黄脓痰,自行服用感冒药"白加黑"后无明显好转,病时伴全身乏力、精神不振、口干、腹胀、呼出气体有烂苹果味,无腹痛、恶心和呕吐。今日晚餐进食后感恶心,伴剧烈呕吐,呕吐物为胃内物,量约 500g,随即出现胸闷、大汗淋漓,呕血,呕吐物颜色鲜红,量约 1000ml,患者诉视物模糊,眩晕,120 急送入院。

患者患糖尿病 12 年,未规律使用胰岛素和降糖药,肝炎性肝硬化 4 年。

体格检查:体温 38.8℃,脉搏 116 次/分,呼吸 25 次/分,血压 70/50mmHg。急性面容,精神差,皮肤巩膜无黄染。对光反应灵敏,双侧瞳孔等大等圆。脉搏细速,双肺呼吸音清,未闻及

明显干、湿啰音,心律齐,心音低钝,心界明显扩大。腹部平软,无压痛及反跳痛,肝右肋缘下约 3cm,质实,脾肋缘下约 3cm,双肾区无叩痛,肠鸣音约 15 次/分,无移动性浊音。双下肢轻度水肿,其余无特殊。

辅助检查:血常规,红细胞(RBC) $3.0 \times 10^{12}/L(\downarrow)$ [参考范围 $(3.5 \sim 5.0) \times 10^{12}/L$],血红蛋白(HGB)40g/L($\downarrow$)(110~150g/L),白细胞数(WBC) $18.0 \times 10^9/L(\uparrow)$ [$(4.0 \sim 10.0) \times 10^9/L$],血小板(PTC) $40 \times 10^9/L(\downarrow)$ [$(100 \sim 300) \times 10^9/L$]。尿常规:尿酮体(3+),尿糖(3+),尿蛋白(3+)。生化指标:血糖 22mmol/L($\uparrow$)(3.89~6.11mmol/L),血酮 3.0mmol/L($\uparrow$)(0.03~0.3mmol/L),Na^+ 130mmol/L($\downarrow$)(135~145mmol/L),K^+ 2.6mmol/L($\downarrow$)(3.5~5.0mmol/L),Cl^- 90mmol/L($\downarrow$)(96~106mmol/L),血尿素氮(BUN) 8.10mmol/L($\uparrow$)(正常 1.8~6.8mmol),血肌酐(Cr) 180.6μmol/L($\uparrow$)(88.4~159.1μmol/L),总胆红素 19.2μmol/L($\uparrow$)(1.7~17.1μmol/L)。心电图示窦性心动过速,心电轴右偏。凝血常规,见表 5-4。

初步诊断:肝炎性肝硬化,糖尿病,弥散性血管内凝血,多器官功能障碍综合征。

表 5-4　×××医院检验报告单

姓名:×××	住院号:×××××	标本类型:血浆	科别:ICU
性别:男	年龄:45 岁	采标时间:2016-07-14 06:30	
临床诊断:肝炎性肝硬化、糖尿病、DIC、MODS			

中文名称	结果	单位	参考区间
血浆凝血酶原时间(PT)	40.6↑	秒	11~14
凝血酶时间(TT)	21↑	秒	12~16
活化部分凝血酶原时间(APTT)	56.0↑	秒	25~37
纤维蛋白原(FIB)	0.9	g/L	2~4
3P 试验	+		—

(1)请分析表 5-4 中检查结果的临床意义。

(2)护士为该患者采集血液标本时,应特别注意哪些问题?

2. 汇报讨论结果　由一组学生汇报讨论结果,其余组学生进行补充或提出不同意见,就不同意见进行组间讨论。

三、教师总结

1. 教师对学生课前知识准备、课堂讨论状况进行评价。

2. 教师对汇报组学生表现进行评价。

3. 教师对答案有分歧的问题进行讲解或给出解决问题的方法。

4. 思考题:以流程图形式,总结出血性及血栓性疾病检查结果分析路径。

第三部分　尿液检查

一、学习重点

尿液检查内容包括尿标本的采集与保存、一般性状检查、一般化学检查、显微镜检查和24小时尿蛋白定量检查，见表5-5。

表5-5　尿液检查项目与要点说明一览表

检查项目	要点说明
1. 尿液标本的种类	
（1）随机尿	任意时间留取的尿液，便于门、急诊患者应用，结果易受饮食、运动、用药等因素影响
（2）晨尿	指清晨起床后第一次排出的尿液，可避免饮食干扰，适用于可疑或已知有泌尿系统疾病患者及早期妊娠试验等
（3）定时尿	24小时尿是指第一天早晨8时排空膀胱，弃去尿液，至第二天早晨8时收集的24小时所有的尿液，尿液收集后应按试验的要求加入不同的防腐剂，或置冰箱保存，用于测定24小时期间尿蛋白、尿糖等定量检查。餐后尿通常在午餐后2小时收集，用于病理性糖尿、蛋白尿检查
（4）中段尿、导尿、耻骨上膀胱穿刺尿	使用无菌容器收集尿液，多用于细菌培养
2. 标本采集注意事项	
（1）由患者自行留取	护士应指导患者如何正确收集尿液标本及注意事项
（2）使用的容器	使用专用的尿液一般检查容器
（3）婴幼儿	不能配合的婴幼儿应先消毒会阴，将塑料采集器黏附于尿道外口收集尿液，避免粪便混入
（4）女性患者	冲洗外阴后留取中段尿，防止混入阴道分泌物或经血
（5）男性患者	留取中段尿，避免精液或前列腺液混入
3. 尿液标本的保存	
（1）冷藏	从标本采集后到检验完成所间隔的时间，夏天不超过1小时，冬天不超过2小时，不能及时送检者，以4℃冷藏6～8小时为宜
（2）化学法	根据检查内容于尿液中加入防腐剂。甲苯或二甲苯用于尿肌酐、尿糖、尿蛋白检查的标本；甲醛适用于细胞及管型检查标本的保存
4. 一般性状检查	
（1）尿量	尿量增多为成人24小时尿量多于2500ml。成人24小时尿量少于400ml或每小时尿量持续少于17ml为少尿。24小时尿量少于100ml称为无尿。肾前性少尿见于休克、严重脱水和心力衰竭；肾性少尿见于肾实质性病变；肾后性少尿见于各种原因导致的尿路梗阻

(续　表)

检查项目	要点说明
(2)尿液外观	肉眼血尿(淡红色或红色洗肉水样)多见于泌尿系统炎症、结核和肿瘤等。血红蛋白尿(浓茶色或酱油色)主要见于严重血管内溶血。胆红素尿(豆油样)见于阻塞性或肝细胞性黄疸。白色浑浊尿见于泌尿系统感染引起的脓尿或菌尿,以及丝虫病、肾周围淋巴管梗阻引起的乳糜尿(稀牛奶状)
(3)尿液气味	氨臭味提示有膀胱炎或慢性尿潴留;烂苹果味见于糖尿病酮症酸中毒;蒜臭味见于有机磷中毒
(4)尿比密(SG)	[参考范围]　成人:1.015～1.025;随机尿:1.003～1.030 [临床意义]　SG 增高见于各种原因引起的血容量不足、糖尿病等。SG 降低见于各种慢性肾小球肾炎、慢性肾衰竭等

5. 一般化学检查

检查项目	要点说明
(1)尿 pH	[参考范围]　晨尿:5.5～6.5;随机尿:4.6～8.0 [临床意义]　降低见于代谢性酸中毒、糖尿病和低钾血症等;升高见于代谢性碱中毒、尿潴留和膀胱炎等
(2)尿蛋白定性试验	[参考范围]　呈阴性反应(-) [临床意义]　呈阳性反应(1+)～(4+)为蛋白尿。肾小球性蛋白尿见于肾小球肾炎等原发性肾小球疾病或糖尿病等继发性肾小球疾病;肾小管性蛋白尿见于肾盂肾炎、间质性肾炎等
(3)尿糖定性试验	[参考范围]　阴性 [临床意义]　阳性称为葡萄糖尿。血糖增高性糖尿多见于糖尿病等内分泌疾病。血糖正常性糖尿:血糖浓度正常,由于肾小管病变导致葡萄糖重吸收能力降低所致,见于慢性肾小球肾炎等
(4)尿酮体定性试验	[参考范围]　阴性 [临床意义]　尿酮体阳性可见于糖尿病出现酮血症或酮症酸中毒时
(5)尿胆红素定性试验	[参考范围]　阴性 [临床意义]　阳性见于肝内、外胆管阻塞,肝细胞损害或先天性高胆红素血症
(6)尿胆原定性试验	[参考范围]　阴性或弱阳性 [临床意义]　尿胆原增多见于肝炎等肝损伤、溶血性贫血等红细胞破坏过多、以及肠梗阻等使肠道对粪胆原重吸收增加。尿胆原减少主要见于胆道梗阻

6. 显微镜检查

检查项目	要点说明
(1)红细胞	[参考范围]　玻片法<3 个/HP [临床意义]　>3 个/HP 见于急、慢性肾小球肾炎、肾结石和泌尿系统肿瘤等
(2)白细胞	[参考范围]　玻片法<5 个/HP [临床意义]　>5 个/HP 多见于泌尿系统感染
(3)上皮细胞	[参考范围]　正常尿液中有少量鳞状上皮细胞和移行上皮细胞,肾小管上皮细胞极少见 [临床意义]　肾小管上皮细胞:成团出现见于肾小管坏死性疾病;肾移植后持续增多或重复出现则为排异反应的表现。鳞状上皮细胞大量出现且伴有白细胞、脓细胞,见于尿道炎。移行上皮细胞较多或成片脱落见于输尿管、膀胱或尿道炎症

（续　表）

检查项目	要点说明
（4）管型	［临床意义］　透明管型增多见于肾小球肾炎、肾病综合征。红细胞管型提示肾单位内有出血，如急性肾小球肾炎、肾移植排异反应；白细胞管型提示肾实质有活动性感染；肾上皮细胞管型提示肾小管病变；颗粒管型见于肾实质性病变
（5）结晶	［参考范围］　偶见磷酸盐、草酸钙、尿酸等结晶 ［临床意义］　胆红素结晶见于胆汁淤积性黄疸或肝细胞性黄疸；酪氨酸和亮氨酸结晶见于急性重型肝炎、白血病等；胆固醇晶体多见于肾淀粉样变性、尿路感染及乳糜尿患者
7. 24 小时尿蛋白定量	［参考范围］　<0.15g/24 小时，或 0.1g/L ［临床意义］　轻度蛋白尿，尿蛋白 0.15～1.0g/24 小时；中度蛋白尿，尿蛋白1.0g～3.5g/24 小时；重度蛋白尿，尿蛋白>3.5g/24 小时，其临床意义与尿蛋白定性检查一致，但 24 小时尿蛋白定量更有诊断价值

二、实训流程

1. 阅读下列案例，进行小组讨论并回答问题

患者，男性，42 岁，个体户。因"双下肢水肿 5 个月，反复全身水肿 7 天"入院。患者自 5 个月前起无明显诱因出现双下肢水肿，凹陷性，进行性加重。尿量减少。近 1 周，每日排尿次数 1～3 次，含较多泡沫，自觉眼干涩，眼睑粘连感，视物模糊。当地诊所诊断为"慢性肾炎"，予以中药治疗 15 天，无好转。1 个月前因反复发热、感冒，全身水肿加重就诊于当地医院，查尿蛋白（3＋），血清蛋白 22g/L，胆固醇 13.7mmol/L，肝炎相关检查阴性，血糖值正常，拟诊为"肾病综合征"，给予泼尼松、呋塞米和氢氯噻嗪（具体用量不详）等治疗后水肿明显减退，尿量增多，尿蛋白减少（"3＋"至"2＋"），体重从 66kg 减至 56kg（11 天）。出院后继续药物治疗，7 天前再次出现发热、全身水肿，为进一步诊治而来我院。起病以来无尿频、尿急、尿痛、排尿困难和肉眼血尿等。

体格检查：体温 38.3℃，脉搏 90 次/分，呼吸 20 次/分，血压 148/90mmHg。慢性病面容，精神不振，双下肢轻度凹陷性水肿。眼睑轻度水肿，双侧瞳孔对光反应灵敏，等大等圆。双侧扁桃体无肿大，咽喉部稍发红，浅表淋巴结无肿大。颈软，气管居中，甲状腺不大。双肺呼吸音清，心界不大，心率 90 次/分，心律齐，心音正常，各瓣膜听诊区未闻及杂音。腹部平坦，腹式呼吸，腹软，未触及包块，无压痛和反跳痛，肝、脾未触及，Murphy 征（一），肝、肾区无叩击痛，移动性浊音（一）。阴囊轻度水肿。

实验室检查：血清蛋白 24g/L，胆固醇 10.8mmol/L，三酰甘油 2.9mmol/L；24 小时尿蛋白定量 4.6g。尿常规检查结果，见表 5-6。

初步诊断：肾病综合征。

表 5-6　×××医院检验报告单

姓名:×××　　　　　住院号:×××××　　　　标本类型:尿液　　　　科别:肾内科

性别:男　　　　　　年龄:42 岁　　　　　　采标时间:2016-07-18 06:30

临床诊断:肾病综合征

中文名称	结果	单位	参考区间
隐血(BLD)	(一)	mg/L	—
白细胞(LEU)	NECT	/μl	0～25
浊度(TURB)	1+↑		<1
颜色(COLOR)	LIGHT BROWN		
红细胞(RBC)	9.9	/μl	0～9.9
白细胞(WBC)	18.30↑	/μl	0～10.4
上皮细胞计数(EC)	8.9↑	/μl	0～5
管型计数(CAST)	16.29↑	/μl	0～0.89
细菌计数(BACT)	68	/μl	0～100
病理管型(PATA CAST)	5.43↑	/μl	0～0.5
胆红素(BIL)	—	μmol/L	—
小圆上皮细胞(SRC)	7.80↑	/μl	0～3
类酵母(YLC)	0	/μl	0～10
结晶(XTAL)	13.80↑	/μl	0～10
镜检 RBC	—	/HP	0～3
镜检 WBC	0～2	/HP	0～8
尿胆原	NORMAL	μmol/L	NOR～+
镜检鳞状上皮	0～2	/HP	
镜检结晶	草酸钙结晶		0～
酮体(KET)	—	mmol/L	0～
蛋白质(PRO)	3+	—	—
葡萄糖(GLμ)	NORMAL	mmol/L	NOR
pH	6.0		4.5～8
比重(SG)	1.024		1.003～1.03

(1)请分析表 5-6 中检查结果的临床意义。

(2)简述该患者尿常规和血常规检查结果对护理工作的指导意义。

2. 汇报讨论结果　由一组学生汇报讨论结果,其余组学生进行补充或提出不同意见,就不同意见进行组间讨论。

三、教师总结

1. 教师对学生课前知识准备、课堂讨论状况进行评价。

2. 教师对汇报组学生表现进行评价。

3. 教师对答案有分歧的问题进行讲解或给出解决问题的方法。

4. 思考题:以流程图形式,总结尿液检查结果分析路径。

第四部分　粪　检　查

一、学习重点

粪检查包括一般性状检查、显微镜检查和粪隐血试验,详见表 5-7。

表 5-7　粪检查项目与要点说明一览表

检查项目	要点说明
1. 一般性状检查	
(1)黏液便	黏液与粪便混合程度与炎症部位有关,小肠炎症两者均匀混合,大肠炎症两者不易混合,直肠炎症时黏液附着于粪便表面
(2)脓性及脓血便	见于肠道下段有病变时,阿米巴痢疾者呈暗红色果酱样,细菌性痢疾则表现为脓中带血
(3)黑粪和柏油样便	见于消化道出血,漆黑、发亮,隐血试验阳性。服用药用炭、铋剂者可排黑粪,但无光泽且隐血试验阴性。食用较多动物血或肝,粪便也可呈黑色,隐血试验呈阳性
(4)白陶土样便	见于各种胆管阻塞性疾病
(5)鲜血便	见于直肠息肉、直肠癌、肛裂和痔疮等,需要注意的是痔疮时常在便后有鲜血滴落
(6)水样便	见于各种腹泻
(7)气味	慢性肠炎、胰腺疾病、结肠或直肠癌溃疡时粪便呈恶臭味;阿米巴痢疾患者粪便呈血腥臭味;糖类、脂肪消化不良时称酸臭味
2. 显微镜检查	
(1)细胞成分	红细胞:正常粪便中无红细胞,肠道下段炎症或出血时可见红细胞 白细胞:正常粪便中无或偶见,肠道炎症时增多 吞噬细胞:见于细菌性痢疾和直肠炎患者 肿瘤细胞:见于结肠癌、直肠癌患者
(2)寄生虫卵及原虫	是诊断肠道寄生虫感染最可靠、最直接的依据
(3)食物残渣	淀粉颗粒增多见于腹泻、慢性胰腺炎患者;脂肪小滴增多见于急、慢性胰腺炎,胰腺癌或腹泻、消化不良综合征患者
3. 粪便隐血试验 　(FOBT)	[参考范围]　阴性 [临床意义]　对诊断消化道出血和消化道肿瘤有重要价值

二、实训流程

1. 阅读下列案例,进行小组讨论并回答问题

患者,女性,50 岁。因"腹痛、腹泻 2 天"入院。患者以腹泻、腹痛为主要症状,伴呕吐,有食用街边烧烤及饮用生水等不洁饮食史。2 天前出现阵发性上腹部绞痛,无放射痛,排水样便每日 6～8 次,伴恶心、呕吐每日 6～8 次,呕吐物为胃内容物及水样物,无呕血及黑粪。伴头晕、无头痛,全身无力,无发热,无出汗,无胸闷、心悸,排尿正常,无抽搐,无意识不清。

既往体健,未发现药物、食物过敏史。

体格检查:体温 37.2℃,脉搏 82 次/分,呼吸 18 次/分,血压 130/80mmHg。精神不振,无脱水貌,查体合作。瞳孔对光反应灵敏,等大等圆,直径约 3.00mm,双肺呼吸音清,未闻及干、湿啰音。心率 82 次/分,心律齐,未闻及心脏杂音。腹软,脐周压痛,无反跳痛,麦氏点无压痛,胆囊点无压痛。肠鸣音活跃,为 10～12 次/分。病理反射未引出。

辅助检查:血常规示白细胞 $18.8×10^9$/L,中性粒细胞 83.9%;粪常规检查结果,见表 5-8。

初步诊断:急性胃肠炎。

表 5-8　×××医院检验报告单

姓名:×××　　　　　住院号:×××××　　　　标本类型:粪便　　　科别:消化内科
性别:女　　　　　　年龄:50 岁　　　　　　采标时间:2016-07-18 06:30
临床诊断:肾病综合征

中文名称	结果	单位	参考区间
颜色	棕黄色		棕黄色
性状	水样便		软
寄生虫虫体	未找到寄生虫虫体		无
寄生虫虫卵	未找到寄生虫虫卵		无
A 群轮状病毒	(—)		阴性
白细胞(WBC)	8～10↑	个/HP	0～0
红细胞(RBC)	3～5↑	个/HP	0～0
隐血(FOBT)	(+)		阴性

(1)请分析表 5-8 中检查结果的临床意义。

(2)根据案例提供的资料,列举初步护理诊断与合作性问题及其诊断依据。

2. 汇报讨论结果　由一组学生汇报讨论结果,其余组学生进行补充或提出不同意见,就不同意见进行组间讨论。

三、教师总结

1. 教师对学生课前知识准备、课堂讨论状况进行评价。

2. 教师对汇报组学生表现进行评价。

3. 教师对答案有分歧的问题进行讲解或给出解决问题的方法。

4. 思考题:以流程图形式,总结粪便检查结果分析路径。

第五部分　心肌损伤实验室检查

一、学习重点

心肌损伤实验室检查包括心肌酶学检查和心肌蛋白检查，见表5-9。

表5-9　心肌损伤实验室检查项目与要点说明一览表

检查项目	要点说明
1. 心肌酶学检查	
（1）肌酸激酶（CK）测定	［参考范围］　酶偶联法（37℃）：男性38～174U/L，女性26～140U/L ［临床意义］　CK增高见于：①急性心肌梗死（AMI），发病3～8小时即明显升高，24小时达高峰，3～4天恢复正常，CK是早期诊断AMI的灵敏指标之一；②心肌炎和肌肉疾病；③AMI溶栓后再灌注
（2）肌酸激酶同工酶测定	［临床意义］　AMI时CK-MB升高早于CK，对AMI早期诊断的灵敏度明显高于CK
（3）乳酸脱氢酶（LD）测定	［临床意义］　主要用于AMI的辅助诊断
（4）乳酸脱氢酶同工酶测定	［参考范围］　比例：LD2＞LD1＞LD3＞LD4＞LD5 ［临床意义］　LD1/LD2增高，且LD5增高，提示心力衰竭伴有肝淤血或肝衰竭
2. 心肌蛋白检查	
（1）心肌肌钙蛋白T（cT-nT）和心肌肌钙蛋白I（cTnI）测定	［临床意义］　cTn兼具CK-MB升高时间早和LD1诊断时间长的特点。cT-nT、cTnI是诊断AMI的确定性标志物，同时在判断微小肌损伤、预测血液透析患者心血管事件和判断AMI后溶栓再灌注等方面有重要价值
（2）肌红蛋白（Mb）	［临床意义］　早期诊断AMI的指标

二、实训流程

1. 阅读下列案例，进行小组讨论并回答问题

患者，男性，52岁，公安刑警。因"突发胸痛8天，再发1天"入院。患者平时工作繁忙，尤其近一个月来天天加班，自觉压力大。8天前，连续工作12小时后，出现胸骨后疼痛，闷痛，无放射，持续5～6分钟，休息后缓解，之后间断出现上述症状。1天前，爬4层楼梯后，突发心前区压榨性疼痛，并放射至左肩部和背部，持续时间达半小时，同时伴胸闷、气短、全身大汗。

既往高血压病史8年，血压最高达190/90mmHg，规律服用降压药苯磺酸左旋氨氯地平片，平时血压波动于130～150/80～95mmHg，无头痛、头晕等症状。否认糖尿病病史。吸烟史30年，平均每天1包烟，无酗酒史，否认家族遗传病史。

体格检查：体温36.3℃，脉搏66次/分，呼吸18次/分，血压140/90mmHg。双肺呼吸音清，未闻及干、湿啰音，心律齐，各瓣膜区未闻及病理性杂音。腹软，无压痛及反跳痛，肝肾区无叩击痛。双下肢不肿，双足背动脉搏动正常。饮食与大小便正常。

心电图检查：Ⅱ 导联 ST 段略上抬 0.05mV，Ⅰ、aVL、V$_3$～V$_5$ 导联 ST 段下移 0.1mV，Ⅲ、aVF 导联见异常 Q 波，倒置 T 波。

心肌损伤标志物检查，见表 5-10。

初步诊断：急性心肌梗死。

表 5-10　×××医院检验报告单

姓名：×××　　　　住院号：×××××　　　标本类型：血浆　　　科别：冠心病科

性别：男　　　　　年龄：52 岁　　　　　采标时间：2016-07-11 06:38

临床诊断：急性心肌梗死

中文名称	结果	单位	参考区间
肌酸激酶(CK)	558 ↑	U/L	26～140
超敏肌钙蛋白 I(hs-TnI)	16.531 ↑	μg/L	0～0.100(0.040 为 99% 分位值)
肌酸激酶同工酶-MB 质量	41.73 ↑	μg/L	0～5.00

(1)请分析表 5-10 中检查结果的临床意义。

(2)简述该患者心肌损伤标志物检查结果对护理工作的指导意义。

2. 汇报讨论结果　由一组学生汇报讨论结果，其余组学生进行补充或提出不同意见，就不同意见进行组间讨论。

三、教师总结

1. 教师对学生课前知识准备、课堂讨论状况进行评价。

2. 教师对汇报组学生表现进行评价。

3. 教师对答案有分歧的问题进行讲解或给出解决问题的方法。

4. 思考题：以流程图形式，总结心肌损伤实验室检查结果分析路径。

第六部分　肾病实验室检查

一、学习重点

肾脏疾病实验室检查包括肾小球滤过功能检查、肾小管功能检查等,见表 5-11。

表 5-11　肾病实验室检查项目要点说明一览表

检查项目		要点说明
1. 肾小球滤过功能		
(1)内生肌酐清除率 (Ccr)测定	[参考范围]	成人每分钟 80～120ml
	[临床意义]	判断肾小球滤过功能损害的敏感指标,如 Ccr 降低提示急性肾小球肾炎;评估肾小球滤过功能损害程度;指导临床治疗和用药;监测移植术后排斥反应
(2)血清肌酐 (Cr)测定	[参考范围]	男性 53～106μmol/L;女性 44～97μmol/L
	[临床意义]	Cr 升高见于各种原因引起的肾小球滤过功能减退;作为肾衰竭、氮质血症等病情观察和疗效判断的有效指征
(3)血清尿素(BUN)测定	[参考范围]	成人 1.8～7.1mmol/L;儿童 1.8～6.5mmol/L
	[临床意义]	BUN 增高提示出现肾实质损害,见于肾小球肾炎、肾盂肾炎等;蛋白质分解或摄入过多,如上消化道出血、甲状腺功能亢进症等;肾前性肾衰竭
(4)血清尿酸(UA)测定	[参考范围]	男性 180～440μmol/L;女性 120～320μmol/L
	[临床意义]	UA 增高见于肾小球滤过功能损害、痛风等;UA 减低见于急性重型肝炎、肝豆状核变性等
2. 肾小管功能查		
(1)尿浓缩稀释实验	[临床意义]	夜尿>750ml 或昼夜尿量比值降低,尿比密值及变化率正常,为肾浓缩功能减退的早期改变;尿量超过 4L/24 小时,尿比密均低于 1.006,见于尿崩症
(2)尿液量测定	[参考范围]	600～1000mOsm/(kg·H_2O)
	[临床意义]	判断肾浓缩功能;鉴别肾前性和肾性少尿

二、实训流程

1. 阅读下列案例,进行小组讨论并回答问题

患者,男性,10 岁。因"双眼睑水肿 9 天"入院。患者 9 天前出现双眼睑水肿,7 天前出现尿液颜色变浅,尿量逐渐减少。于当地卫生院化验血肌酐 498.6μmol/L,初步诊断为"肾实质性肾功能不全",给予利尿、降压等处理,病情仍重,转入我院治疗。患病以来精神食欲稍差,排便正常,睡眠正常。

患者近 2 个月来有咽部不适,未用任何药物。既往曾患"气管炎、咽炎",无肾病史。

体格检查:体温 36.9℃,脉搏 90 次/分,呼吸 24 次/分,血压 145/80mmHg。发育正常,营养中等,重病容,精神差,眼睑水肿,结膜稍苍白,巩膜无黄染。咽稍充血,扁桃体一度至二度肿

大,未见脓性分泌物,黏膜无出血点。心肺无异常。腹稍膨隆,肝肋下 2cm,无压痛,脾未触及,移动性浊音(一),肠鸣音存在。双下肢可见凹性水肿。

尿液检查:尿蛋白(2+),红细胞 10~12 个/HP,白细胞 1~4 个/HP,比重 1.010,24 小时尿蛋白定量 2.2g。

部分血液生化检查结果,见表 5-12。

初步诊断:急性肾小球肾炎。

表 5-12　×××医院检验报告单

姓名:×××　　　　　住院号:××××　　　　　标本类型:血液　　　　　科别:肾内科

性别:男　　　　　年龄:10 岁　　　　　采标时间:2016-08-10 06;30

临床诊断:急性肾小球肾炎

中文名称	结果	单位	参考区间
血清尿素(BUN)	36.7 ↑	mmol/L	1.8~6.5
血清肌酐(Cr)	546 ↑	μmol/L	53~106
总蛋白	60.9	g/L	60~80
白蛋白	30 ↓	g/L	35~50
胆固醇	4.5	mmol/L	2.8~5.2
红细胞(RBC)	2.8	10^{12}/L	4.3~5.8
白细胞(WBC)	11.3 ↑	10^9/L	3.5~9.5
血红蛋白(Hb)	83 ↓	g/L	130~175
血小板(plt)	207	10^9/L	100~300
血红蛋白(Hb)	83 ↓	g/L	130~170

(1)请分析表 5-12 中检查结果的临床意义。

(2)简述该患者检查结果对护理工作的指导意义。

2. 汇报讨论结果　由一组学生汇报讨论结果,其余组学生进行补充或提出不同意见,就不同意见进行组间讨论。

三、教师总结

1. 教师对学生课前知识准备、课堂讨论状况进行评价。

2. 教师对汇报组学生表现进行评价。

3. 教师对答案有分歧的问题进行讲解或给出解决问题的方法。

4. 思考题:以流程图形式,总结肾脏疾病实验室检查结果分析路径。

第七部分　肝病实验室检查

一、学习重点

肝脏疾病实验室检查项目包括血清酶学检查、血清蛋白质检查、胆红素代谢检查、血清总胆汁酸代谢检查等,见表 5-13。

表 5-13　肝脏疾病实验室检查项目与要点说明一览表

检查项目	要点说明
1. 血清酶学检查	
(1)血清转氨酶及同工酶测定	[参考范围]　丙氨酸氨基转移酶(ALT)＜40U/L(37℃);天冬氨酸氨基转移酶(AST)＜40U/L(37℃);AST/ALT 比值为:1.5
	[临床意义]　ALT 和 AST 能敏感的反映肝细胞受损及其程度,其中,反映急性肝细胞损伤(如急性病毒性肝炎)以 ALT 升高更明显,AST 则能较为敏感的反映肝损伤(急性重症肝炎初期)的程度
(2)血清碱性磷酸酶(ALP)及同工酶测定	[参考范围]　成人男性 20～115U/L(37℃);女性 20～105U/L(37℃)
	[临床意义]　各种肝内、外胆管阻塞性疾病时,ALP 明显升高;累及肝实质细胞的肝胆疾病可使 ALP 轻度升高;骨骼病变可引起 ALP 增高
(3)血清 γ-谷氨酰(GGT)转移酶测定	[参考范围]　男性 11～50U/L(37℃);女性 7～32U/L(37℃)
	[临床意义]　GGT 是反映肝内占位性病变(如肝癌)、胆汁淤积和胆道梗阻的敏感指标;急、慢性酒精性肝炎 GGT 可明显升高;急性肝炎、慢性肝炎活动期 GGT 升高
2. 血清蛋白质检查	
(1)血清总蛋白、清蛋白和球蛋白比值测定	[参考范围]　血清总蛋白(TP)60～80g/L;血清清蛋白(A)35～50g/L;血清球蛋白(G)20～30g/L;清蛋白/球蛋白(1.5～2.5):1
	[临床意义]　TP 及 A 增高见于各种原因导致的血液浓缩;TP 及 A 降低见于肝细胞损害、营养不良等;TP 及 G 增高见于慢性肝脏疾病、M 球蛋白血症等;A/G 倒置见于严重肝功能损伤及 M 蛋白血症。(三者变化规律:TP 降低一般与 A 减少相平行,TP 升高同时有 G 升高)
(2)血清蛋白电泳	[临床意义]　γ-球蛋白增高的程度与肝炎的严重程度成正比;肝硬化患者清蛋白中度或高度减少;肝癌患者 α_1、α_2-球蛋白明显增高
(3)血清前清蛋白(preAlb)测定	[参考范围]　170～420mg/L
	[临床意义]　与血清清蛋白测定的意义相同,但前清蛋白的敏感性更高
(4)血氨	[参考范围]　＜59μmol/L
	[临床意义]　增高见于剧烈运动、高蛋白质饮食;肝性脑病、尿毒症、重症肝病
3. 胆红素代谢检查血清胆红素测定	[参考范围]　总胆红素(STB)1.7～17.1μmol/L;直接胆红素(CB)0～6.8μmol/L;间接胆红素(UCB)1.7～10.2μmol/L
	[临床意义]　主要应用于黄疸的诊断及类型的鉴别

（续　表）

检查项目	要点说明
4. 血清总胆汁酸 (TBA)代谢检查	［参考范围］　0～10µmol/L ［临床意义］　TBA 增高见于肝病、胆道阻塞性疾病等

二、实训流程

1. 阅读下列案例，进行小组讨论并回答问题

患者，男性，54 岁。以"右上腹疼痛 2 个月，加重 1 个月"入院。2 个月前无明显诱因下出现肝区疼痛，偶呈针刺样疼痛，与体位无关，无明显加重或缓解因素，皮肤偶有瘙痒，偶有小便黄染，量正常，偶有腹胀、恶心、厌油腻感，无呕血或咖啡样物，无发热，无心慌气短，无周身水肿，近 1 个月患者自觉疼痛加重。

体格检查：体温 36.3℃，脉搏 68 次/分，呼吸 18 次/分，血压 130/70mmHg。皮肤黄染，蜘蛛痣、肝掌（＋），一般状况可，心、肺未见异常，腹部柔软，无压痛、反跳痛，腹部无包块。肝下 2cm、肝质地稍韧，脾肋下未触及，肝肾区无叩击痛，无移动性浊音，肠鸣音 4 次/分，未闻及血管杂音。

辅助检查：腹部彩超示肝弥漫性损害声像图伴结节样改变；血液生化检查结果，见表 5-14。

初步诊断：肝硬化、肝癌？

表 5-14　×××医院检验报告单

姓名：×××　　　　住院号：×××××　　　　标本类型：血浆　　　科别：肝胆外科

性别：男　　　　　年龄：54 岁　　　　　采标时间：2016-08-11 06:37

临床诊断：肝硬化、肝癌？

中文名称	结果	单位	参考区间
丙氨酸氨基转移酶（ALT）	54 ↑	U/L	<40
碱性磷酸酶（ALP）	147 ↑	U/L	20～115
γ-谷氨酰转移酶（GGT）	130 ↑	U/L	11～50
血清前清蛋白	158 ↓	mg/L	170～420

(1)请分析表 5-14 中检查结果的临床意义。

(2)简述该患者检查结果对护理工作的指导意义。

2. 汇报讨论结果　由一组学生汇报讨论结果，其余组学生进行补充或提出不同意见，就不同意见进行组间讨论。

三、教师总结

1. 教师对学生课前知识准备、课堂讨论状况进行评价。

2. 教师对汇报组学生表现进行评价。

3. 教师对答案有分歧的问题进行讲解或给出解决问题的方法。

4. 思考题：以流程图形式，总结肝脏疾病实验室检查结果分析路径。

第八部分　血清脂质与脂蛋白检查

一、学习重点

血清脂质与脂蛋白检查项目包括血清脂质测定、血清脂蛋白测定、血清载脂蛋白测定,见表 5-15。

表 5-15　血清脂质与脂蛋白检查项目与要点说明一览表

检查项目	要点说明
1. 血清脂质测定	
(1)血清总胆固醇(TC)测定	[参考范围]　合适水平<5.2mmol/L;边缘升高为 5.23～5.69mmol/L;升高>5.72mmol/L
	[临床意义]　TC升高:冠状动脉硬化症、高脂血症、甲状腺功能减退、糖尿病、肾病综合征、类脂质性肾病、胆总管阻塞等;TC降低:急性重型肝炎、肝硬化、甲状腺功能亢进、严重营养不良和严重贫血等(注意:因 TC 作为诊断指标,既不特异,也不灵敏,只能将其作为某些疾病,如动脉粥样硬化的一种危险因素)
(2)血清三酰甘油(TG)测定	[参考范围]　合适水平<1.7mmol/L
	[临床意义]　TG升高:高脂血症、动脉硬化症、肥胖症、胆汁淤积性黄疸、糖尿病、脂肪肝、肾病综合征、高脂饮食和酗酒等;TG降低:低脂蛋白血症、严重肝脏疾病、甲状腺功能亢进症、肾上腺皮质功能减退症等
2. 血清脂蛋白测定	
(1)血清高密度脂蛋白胆固醇(HDL-C)测定	[参考范围]　0.91～1.56mmol/L
	[临床意义]　判断发生冠心病的危险性,HDL-C 值低的患者患冠心病的危险性高,对冠心病患者要求治疗目标为 HDL-C 水平>1.00mmol/L
(2)血清低密度脂蛋白胆固醇(LDL-C)测定	[参考范围]　合适水平<3.10mmol/L;边缘升高为 3.13～3.59mmol/L;升高>3.62mmol/L
	[临床意义]　LDL-C升高:与冠心病发病呈正相关;甲状腺功能减退、肾病综合征、胆汁淤积性黄疸、肥胖症、糖尿病、慢性肾衰竭等。LDL-C 降低:甲状腺功能亢进症和肝硬化等
(3)血清脂蛋白测定	[参考范围]　0～300mmol/L
	[临床意义]　LP(a)浓度明显升高是冠心病的一个独立危险因素,其浓度随年龄的增长而增加
3. 血清载脂蛋白测定	
(1)血清载脂蛋白 AI 测定	[临床意义]　ApoA-I 与 HDL 一样可以预测和评价冠心病的危险性
(2)血清载脂蛋白 B 测定	[临床意义]　ApoB升高与动脉粥样硬化、冠心病的发病率呈正相关,也是冠心病的危险因素,可用于评价冠心病的危险性和降脂治疗的效果

二、实训流程

1. 阅读下列案例,进行小组讨论并回答问题

患者,男性,53 岁。因"间歇头痛 3 年,下肢水肿 1 年,加重 1 周"入院。患者 3 年前活动中觉头顶部胀痛,无头晕,无心悸、胸闷、气短,无胸痛、黑矇、晕厥。1 年前,无明显诱因出现双下肢水肿,伴乏力。半年前,就诊时发现血肌酐升高,后逐渐出现双手、眼睑水肿。近 1 周水肿加重。现为求进一步诊治收入我科。

病来无咳嗽、咳痰,无腹痛,饮食睡眠可,大小便正常,近期体重无明显改变,糖尿病病史20 余年,平素给予胰岛素泵治疗,近期血糖控制不佳。高血压病史 8 年,血压值最高达 180/80mmHg,口服拜新同降压。

体格检查:体温 36℃,脉搏 60 次/分,呼吸 18 次/分,血压 150/70mmHg。面色灰暗,双肺呼吸音清,未闻及啰音,心界不大,心率 60 次/分,心律齐,未闻及病理性杂音,腹软,无压痛,双下肢及双足轻度水肿,足背动脉搏动可。

血液生化检查结果,见表 5-16。

初步诊断:糖尿病肾病、高血压病。

表 5-16　×××医院检验报告单

姓名:×××　　　　住院号:×××××　　　标本类型:血液　　　科别:心内科

性别:男　　　　　年龄:53 岁　　　　采标时间:2016-08-13 06:35

临床诊断:糖尿病肾病、高血压病

中文名称	结果	单位	参考区间
总胆固醇(TC)	6.27 ↑	mmol/L	2.8～5.2
三酰甘油(TG)	6.60 ↑	mmol/L	<1.70
血清高密度脂蛋白胆固醇(HDL-C)	1.42	mmol/L	0.91～1.56
血清低密度脂蛋白胆固醇(LDL-C)	3.32 ↑	mmol/L	<3.10

(1)请分析表 5-16 中检查结果的临床意义。

(2)根据该患者的检查结果,护士该如何进行健康教育?

2. 汇报讨论结果　由一组学生汇报讨论结果,其余组学生进行补充或提出不同意见,就不同意见进行组间讨论。

三、教师总结

1. 教师对学生课前知识准备、课堂讨论状况进行评价。

2. 教师对汇报组学生表现进行评价。

3. 教师对答案有分歧的问题进行讲解或给出解决问题的方法。

4. 思考题:以流程图形式,总结血清脂质与脂蛋白检查结果分析路径。

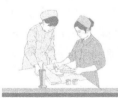

第6章 心电图检查

心电图在临床已经应用了100多年,它以无创性、使用方便等优点在各级医院得以广泛使用。随着重症监护技术的发展和病房监护仪器的普遍使用,本科护生必须熟悉心电图的相关知识和监护技术,为以后的护理工作打下良好的基础。

第一部分 常规心电图描记

一、学习重点

1. 掌握常规12导联心电图描记 ①导联电极的安置;②心电图机的设置(表6-1)。

表6-1 常规12导联心电图描记练习指导

项 目	方 法
1. 评估	一般项目核对与评估患者
2. 用物准备	心电图机、地线、电源线、导联线、描记纸、盐水棉球、污物盘
3. 解释	向患者做好解释工作与注意事项:全身放松、检查中不可移动身体
4. 心电图机准备	连接地线,打开电源,选择交流电
5. 心电图机设置	①标准走纸速度设为25mm/秒;②标准电压设为1mV=10mm;③设置自动描记(3导联,3秒)
6. 安置电极	
(1)肢体导联	显露两手腕及两小腿内侧。在受检者腕关节上方约3cm处、内踝上方约7cm处涂生理盐水,按照右手腕、左手腕、左下肢、右下肢的顺序,分别接上红、黄、绿和黑色电极板
(2)心前区导联	暴露胸部。连接胸前导联电极:V_1电极在胸骨右缘第4肋间,V_2电极在胸骨左缘第4肋间,V_3电极在V_2和V_4的中点,V_4电极在左锁骨中线第5肋间,V_5电极在左腋前线平V_4处,V_6电极在左腋中线平V_4处
7. 描记心电图	按待机键按钮,观察心电图基线,平稳后按工作键进入描记状态,依次描记Ⅰ、Ⅱ、Ⅲ、aVR、aVL、aVF及$V_1 \sim V_6$导联。描记结束后关闭心电图机,去除导联线,整理用物。在心电图纸上注明受检者的一般项目

2. 正常心电图波段名称及其含义 一个典型心电图是由下述各波段组成的,详见图6-1典型心电图图解。

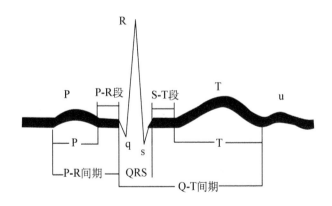

图 6-1 典型心电图图解

（1）P波：心房除极波，反映左、右心房的激动过程。由于心脏的激动发源于窦房结，最先传至心房，使心房发生激动，所以最先出现的便是 p 波。

（2）P-R 段：P 波出现后，激动沿房室传导系统下传至心室。由于激动通过这段传导组织时，产生的电位影响很小，故表现为一段直线，称为 P-R 段。

（3）P-R 间期：P 波起点到 QRS 波群起点，激动从心房到心室开始除极的时间，等于"P 波"＋"P-R 段"。

（4）QRS 波群：心室除极波，代表左、右心室的激动过程。典型的 QRS 波群包括 3 个紧密相连的波。第一个向下的波称 Q 波；继之出现一个向上的波称 R 波；与 R 波相衔接的又是一个向下的波称 S 波。由于这三个波紧密相连，故又称 QRS 波群。其命名原则：①等电位线上第一个向上的波称 R 波，R 波之前向下的波称 Q 波，R 波之后向下的波称 S 波；②S 波之后向上的波称 R′波，R′波之后向下的波称 S′波；③QRS 波群可呈各种形状，一般主波用大写字母，小波用小写字母，只有一个向下的波称 QS 波，QRS 波群命名原则，见图 6-2。

（5）ST 段：在 QRS 波群之后，T 波之前的一段平线。代表心室全部激动完毕到复极的一段时间。

（6）T 波：心室复极波。代表心室肌复极时所产生的电位变化。

（7）u 波：在 T 波后面有时可以看到一个很小的波动，它代表心肌激动的"激后电位"，在 V_3 明显。

（8）Q-T 间期：心室激动一个周期所需的时间。

3. 掌握心电图测量方法

（1）心电图纸：①横格代表时间，标准心电图纸的走速是 25mm/秒，每个小横格是 1mm，表示 1 秒/25mm＝0.04 秒，5 个小格＝1 个大格＝0.2 秒；②纵格代表电压，标准电压是每个小纵格表示 0.1mV，10 个小纵格＝1mV。

（2）心电图各波段的测量：①测量用具是分规。②电压的测量：正波测量振幅，从基线上缘到波顶的垂直距离，负波测量从基线下缘到波底的垂直距离。③时间的测量：正波测量，从基线下缘波的起点内缘到回到基线下缘内缘的水平距离，负波测量，从基线上缘波的起点内缘到回到基线上缘内缘的水平距离，双向波如果起始向上，终点向下，从基线下缘波的起点内缘到回到基线上缘内缘的水平距离。④间期测量：P-R 间期测量，P 波起点内缘到 QRS 波群起点

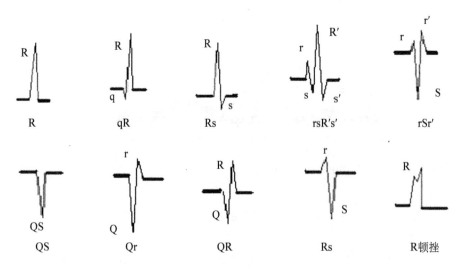

图 6-2　QRS 波群命名原则

内缘;Q-T 间期测量,从 QRS 波群起点内缘到 T 波终点内缘。⑤室壁激动时间(VAT):从心内膜开始除极到心外膜所用的时间,从 R 波起点到 R 波顶点垂线的水平距离。V_1-VAT 代表右心室除极从心内膜到心外膜所用的时间,V_5-VAT 代表左心室除极从心内膜到心外膜所用的时间。⑥ST 段移位测量:测量时以 T-P 段为基线,ST 段水平移位时,上移测量 ST 段上缘距 T-P 段上缘的垂直距离,下移时测量 ST 段下缘距 T-P 段下缘的垂直距离。

(3)心率的测量:①心率规则时,测量 R-R 的间距,算出时间,心率＝60/R-R 的时间,如 R-R 的间距是 15 个小格,15×0.04＝0.6 秒,心率＝60÷0.6＝100 次/分;②心律失常时,测量 5 个 R-R 的间距,算出时间÷5,取平均时间;③查表法:测量 R-R 的间距,算出时间,查表 6-2,查 1 项看后面的 2 列,查 2 列看前面的 1 列(表 6-2),自 R-R 时间推算心率表。

表 6-2　自 R-R 时间推算心率表

1	2	1	2	1	2	1	2	1	2	1	2
77.5	77.5	67	89.5	56	107	45	133	34	176	23	261
77	78	66	91	55	109	44	136	33	182	22	273
76	79	65	92.5	54	111	43	139	32	187	21	286
75	80	64	94	53	113	42	143	31	193	20	300
74	81	63	95	52	115	41	146	30	200	19	316
73	82	62	97	51	117.5	40	150	29	207	18	333
72	83	61	98.5	50	120	39	154	28	214	17	353
71	84.5	60	100	49	122.5	38	158	27	222	16	375
70	86	59	101.5	48	125	37	162	26	230	15	400
69	87	58	103	47	127.5	36	166.5	25	240	14	428

注:表中 R-R 时间均为小数点以下的秒数(平均值);如 R-R 为 0.75 秒,则查 1 列中的 75,看后面的 2 列,心率为 80 次/分;R-R 为 0.88 秒,则查 2 列中的 88,看前面的 1 列,心率为 68 次/分

（4）心电轴的测量

①平均心电轴概念：是心室除极过程中全部瞬间心电向量的综合（总的 QRS 综合心电向量），在额面的投影，以说明心室在除极过程中总的平均电势方向和强度。心电轴正常的方向是指向左下，为−30°～90°，大小用电轴与Ⅰ导联之间夹角的度数来表示，心电轴用来反映心脏的位置。

临床上常采用目测法：看Ⅰ、Ⅲ导联 QRS 主波的方向来估测电轴是否偏移。Ⅰ、Ⅲ导联主波向上电轴不偏；Ⅰ导联主波向上、Ⅲ导联主波向下电轴左偏；Ⅰ导联主波向下、Ⅲ导联主波向上电轴右偏（图 6-3）。

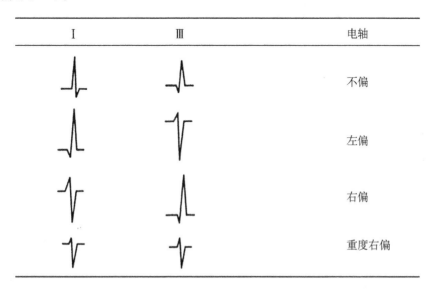

图 6-3　心电轴目测法

②临床意义：正常范围在−30°～90°。90°～180°为右偏：90°～120°为轻度右偏，见于正常人、瘦高人（心脏垂位）、肺气肿、右心室肥大；120°～180°为重度右偏，见于右束支阻滞。−30°～−90°为左偏：轻度左偏见于正常人、肥胖人（心脏横位）、左心室肥大；重度左偏见于左束支阻滞。电轴偏移不代表心脏异常，要根据心电图其他情况和临床综合考虑。

（5）心脏钟向转位

①概念：心脏沿自身长轴（自心尖至心底部连成一线）从心脏的横膈面自下往上看，心脏绕其长轴做顺钟向或逆钟向转位，见图 6-4。

②判断：心脏的钟向转位在心电图上是根据胸导联 QRS 波形来决定的（图 6-5）。a. 无钟向转位：正常 V_1 导联对着右心室，QRS 主波的方向向下；V_3 导联对着左、右心室过渡区，QRS 主波的方向上下相等；V_5 导联对着左心室，QRS 主波的方向向上。b. 顺钟向转位：右心室向左转到前面，左心室转到后面，V_3 出现 V_1 波，V_5 出现 V_3 波。c. 逆钟向转位：左心室向右转到前面，右心室转到右后，V_1 出现 V_3 波，V_3 出现 V_5 波。

4. 正常心电图的波形特点和正常值

（1）P波：心房除极波。①时间：一般＜0.12 秒；②形态：Ⅰ、Ⅱ、aVF、V_5、V_6 直立，aVR 倒置，其他导联可以变化；③振幅：$P_Ⅱ$ 一般最高＜0.25mV，胸导联＜0.20mV。

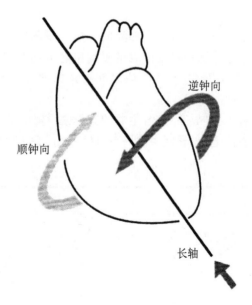

图 6-4　心脏钟向转位

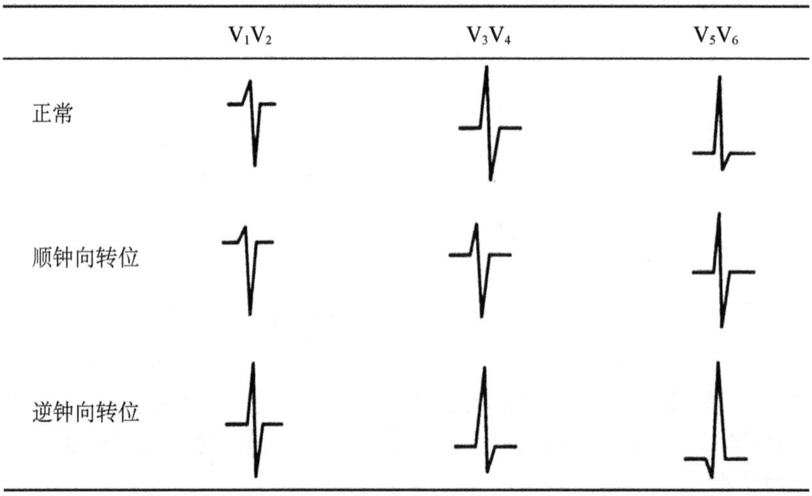

	V_1V_2	V_3V_4	V_5V_6
正常			
顺钟向转位			
逆钟向转位			

图 6-5　心脏钟向转位的心电图

（2）P-R 间期：成年人 0.12～0.20 秒。老年人心率慢，P-R 间期稍长，但不超过 0.22 秒；婴儿心率快，P-R 间期稍短。

（3）QRS 波群：心室除极波。①时间：0.06～0.10 秒。室壁激动时间：V_1-VAT<0.03 秒，V_5-VAT<0.05 秒。②形态：QRS 波群波形变化较为复杂，其主要规律是右心室导联组有 aVR、V_1 导联，主波方向向下；左心室导联组有 Ⅰ、Ⅱ、aVF、V_4、V_5、V_6 导联，主波方向向上；左右心室过渡区导联是 V_3 导联，主波方向上下大致相等，其他导联可以变化。③胸导联 QRS 波群形态变化的特点是从 V_1～V_5 导联 R 波逐渐增高，S 波逐渐减低；V_1～V_2 导联 R/S<1、V_3 导

联 R/S＝1、V_4～V_6 导联 R/S＞1。④电压：右心室导联组的 R 波：V_1＜1.0mV、aVR＜0.5mV，RV_1＋SV_5＜1.2mV；左心室导联组的 R 波：V_5＜2.5mV、aVL＜1.2mV、aVF＜2.0mV、Ⅰ＜1.5mV、Ⅱ＜2.5mV、Ⅲ＜2.0mV、RV_5＋SV_1＜4.0mV（男），＜3.5mV（女）。⑤Q 波：正常时间＜0.04 秒，电压＜同导联 R 波的 1/4，V_1～V_2 导联不应出现 q 波，但可以是 QS。q 波时间＞0.04 秒，电压＞同导联 R 波的 1/4，称坏死性 q 波。

（4）ST 段：正常 ST 段在基线上可有轻度移位。但上移：肢体导联＜0.1mV，胸前导联 V_1＜0.3mV、V_3＜0.5mV、V_5＜0.1mV。所有导联 ST 段下移均＜0.05mV。

（5）T 波：心室复极波。①形态：宽大、平滑，无切迹，不对称，上升支缓慢，下降支陡；②方向：一般与同导联 QRS 波群主波的方向一致；③电压：T 波应大于同导联 R 波的 1/10 高度，T 波轻度高没有意义，T 波低有意义。

（6）Q-T 间期：心室除极与复极所占用的时间。一般在 0.32～0.44 秒；心率越快，Q-T 间期越短，反之越长。

二、实训流程

1. 阅读下列案例，对案例中的患者实施体格检查。

[案例] 女性，22 岁。到体检中心健康体检，请为该女士进行心电图检查。

2. 操作步骤，详见表 6-1；心电图检查结果，见图 6-6。

3. 心电图检查中应注意的事项

（1）做好解释工作（无创、无痛苦的检查），如果受检者紧张会造成基线不稳。

（2）心电图机参数的设置，以标准走纸速度（25mm/秒）、标准电压（1mV＝10 小格）为主，如有变化需要标注，以便于测量分析。

（3）安置电极位置要准确，不要放置于骨骼突起或肌肉发达和皮肤皱褶处，以免产生心电图干扰，如肌电干扰波。

（4）连接电极要涂生理盐水，增加导电性。毛发影响电传导，如果毛发稠密需要剪去。

（5）描记心电图时，要观察心电图基线，基线平稳后按工作键进入描记状态。

（6）描记后及时标注受检者的一般项目（姓名、年龄、性别、时间等）。

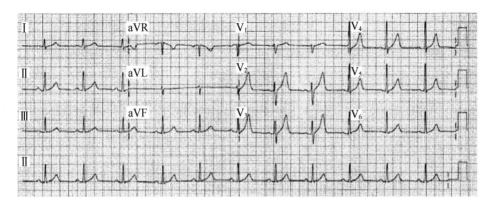

图 6-6 案例心电图

三、思考题

1. 常规心电图 12 导联的名称与顺序,心电图检查中应注意的事项有哪些?

2. 请按照序号标出图 6-7A 心电图的名称。

3. 按照 QRS 波群的命名原则,为图 6-7B QRS 波群正确命名。

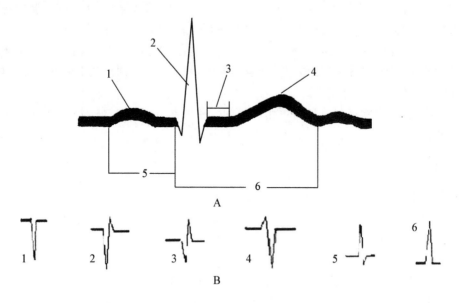

图 6-7 思考题心电图

4. 根据图 6-6,判断心率、心电轴、心脏钟向转位的情况。判断心电轴、心脏钟向转位的意义是什么?心电轴偏移表示心脏异常吗?

5. 根据图 6-6,进行心电图测量:①电压:aVR、V_1、V_5 的 R 波电压;②$RV_1＋SV_5$、$RV_5＋SV_1$;③时间:P、P-R 间期、Q-T 间期;④并判断上述测量的指标是否正常?

四、考核标准

心电图机操作及考核标准,见表 6-3。

表 6-3 心电图机操作及考核标准

项目		总分	操作要点	标准分	得分
评估 (8分)	仪表	2	仪表端庄,按要求着装	2	
	物品	2	用物备齐,放置合理	2	
	环境	2	环境清洁、安静,符合要求	2	
	患者	2	核对受试者一般情况,做好解释工作	2	
连接 (6分)	心电图机	6	连接地线 连接电源线、电极线	2 4	

（续　表）

项　目		总分	操作要点	标准分	得分
安置电极（30分）	肢体导联	12	肢体导联电极分别按照红、黄、绿、黑标记，从右手按顺时针方向连接右上肢、左上肢、左下肢、右下肢	12	
	胸前导联	18	V₁（红）：胸骨右缘第四肋间；V₂（黄）：胸骨左缘第四肋间；V₃（绿）：V₂与V₄连线的中点；V₄（褐）：左锁骨中线第五肋间；V₅（黑）：左腋前线V₄水平处；V₆（紫）：左腋中线V₄水平处	18	
设置（8分）	参数	8	走纸速度设为25mm/秒	4	
			电压设为1mV＝10mm	4	
描记（10分）	心电图	10	观察心电图基线平稳后按键打印走纸	5	
			打印结束后关机，在图纸上做好注明	5	
效果（10分）	心电图	10	描记的心电图正确、效果好	10	
整理（4分）	患者	2	去除导联线，整理衣物	2	
	用物	2	物品归位，放置合理	2	
评价（14分）	熟练	10	程序正确，内容完整、动作规范，操作熟练，按时完成	10	
	沟通	4	与患者沟通有效，体现以患者为中心原则	4	
相关问题（10分）	测量口述	10	问题一：回答正确	5	
			问题二：回答正确	5	
满分：100			主考教师签名：　　　　　　　　　　日期：		

注意事项：考核时间8～10分钟

第二部分 心房、心室肥大

心电图对心房、心室肥大的诊断有一定的价值。心房、心室肥大多由心房或心室内压力增高及负荷过重引起,最终导致心肌肥厚与心腔扩大,是器质性心脏病常见的结果。

一、学习重点

(一)左心房肥大

学习重点是熟悉左心房肥大的心电图特点,掌握"二尖瓣型 P 波"的概念,了解左心房肥大的心电图改变原理。

1. 心电图形成机制

(1)左心房肥大时,牵拉左心房内的传导束,使传导速度减慢、左心房除极时间延长,导致心电图 P 波增宽。

(2)左心房肥大,左心房除极波增大、时间后延,使 P 波呈双峰形。第一高峰为右心房除极高峰,第二峰为左心房除极高峰,第二峰大于或等于第一峰。

(3)左心房除极向量增大,增大的除极向量指向左后方,在横面背向 V_1 导联的正极,使 V_1 导联 P 波的负向波增大。

2. 心电图特征　见图 6-8。

(1)P 波增宽时间≥0.12 秒,P 波呈双峰形,峰距≥0.04 秒,以 Ⅰ、Ⅱ、aVR、aVL 导联最为明显。P 波电压正常。

(2)V_1 导联 P 波呈先正后负,负向波明显深宽。取 V_1 导联负向 P 波,计算其负向振幅与

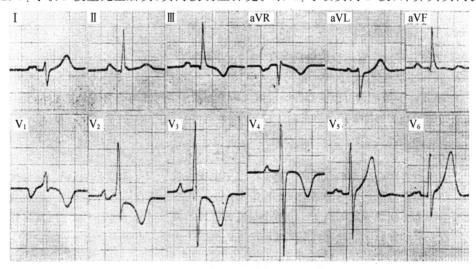

图 6-8　左心房肥大

心电图特征:①P 波增宽,在 Ⅰ、aVR、V_1、V_5、V_6 导联 P 波时间超过 0.12 秒;Ⅰ、V_5、V_6 导联 P 波呈双峰形,峰距≥0.04 秒;②V_1 导联的 P 波,负向波深而宽,Ptf-V_1 绝对值≥0.04mm·秒;③上述二项符合"二尖瓣型 P 波"的心电图特点;④P 波电压正常;⑤Ⅰ导联 QRS 主波向下,Ⅲ导联 QRS 主波向上,心电轴右偏

时间的乘积,称为P波的终末电势(Ptf)。左心房肥大时Ptf-V$_1$绝对值≥0.04mm·秒。

3. **临床意义**　上述P波改变多见于风心病,尤其是二尖瓣狭窄,所以有上述二点又称为"二尖瓣型P波"。

(二)右心房肥大

学习重点是熟悉右心房肥大的心电图特点,掌握"肺型P波"的概念,了解右心房肥大的心电图改变原理。

1. **心电图形成机制**

(1)由于右心房肥厚、增大,使心房除极向量增大,电压增高。增大的右心房除极向量偏右并下垂,又由于同时存在肺气肿,使心脏下垂,因此右心房除极向量更为下垂,致使Ⅱ、Ⅲ、aVF导联P波高耸,振幅(电压)增大。

(2)右心房肥大时除极时间延长,与稍后除极的左心房时间重叠,故总的心房除极时间并未延长。

2. **心电图特征**　见图6-9。

(1)Ⅱ、Ⅲ、aVF导联P波高尖,振幅≥0.25mV。

(2)V$_1$、V$_2$导联P波直立时,振幅≥0.15 mV,如果P波呈双向时,其振幅的绝对值≥0.20 mV。

(3)P波时间正常,<0.12秒。

3. **临床意义**

(1)上述P波改变临床多见于慢性肺心病,因此又称为"肺型P波"。

(2)但"肺型P波"不只见于肺心病,引起右心房肥大的其他病因还有:房间隔缺损、法洛四联症、原发性肺动脉高压症等。

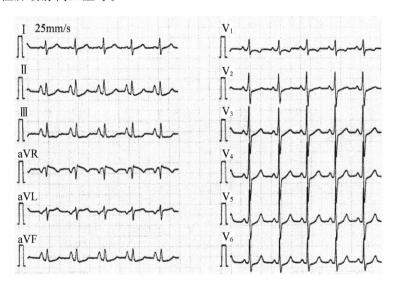

图6-9　右心房肥大

心电图特征:①Ⅱ、Ⅲ、aVF导联P波高尖,振幅≥0.25mV;②P波时间正常,<0.12秒;③上述二项符合"肺型P波"的心电图特点

（三）左心室肥大

学习重点是掌握左心室肥大的心电图特点,熟悉左心室肥大的心电图诊断标准。了解左心室肥大的心电图改变原理。

1. 心电图形成机制

（1）QRS波群电压增高:左心室肥大时,心脏除极顺序并无明显改变,主要改变是左心室肥厚扩大,使左心室除极面增大,左心室综合心电向量增加,增大的左心室除极向量指向左后方,引起面向该除极向量的 V_5、V_6 导联的 R 波电压增高,而使背向该除极向量的右胸导联（V_1、V_2）的 S 波增深。

（2）QRS波群时间延长:左心室壁肥厚使自左心室内膜到外膜的除极时间延长（V_5-VAT延长）;左心室增大后牵拉左束支传导系统,使左束支传导延缓。

（3）电轴左偏:左心室肥大使左心室除极向量向左后方增大,出现电轴左偏。

（4）ST-T改变:左心室壁肥厚使除极时间延长,在外膜下心肌除极尚未结束时,内膜下心肌便开始复极,复极顺序发生改变,导致 ST-T 发生改变;心肌劳损、相对供血不足也导致心肌复极异常。

2. 心电图特征 见图 6-10。

（1）QRS波群电压增高,包括①胸导联:RV_5、$RV_6 > 2.5mV$;$RV_5 + SV_1 > 3.5mV$（女性）或 $> 4.0mV$（男性）;②肢体导联:$R_I > 1.5mV$;$RaVL > 1.2mV$;$RaVF > 2.0mV$ 或 $R_I + S_{\mathbb{II}} > 2.5mV$。

（2）心电轴左偏。

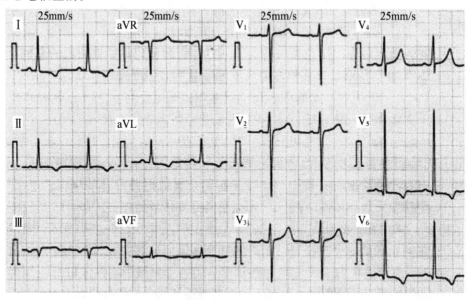

图 6-10 左心室肥大

心电图特征:①左心室电压增高,$RV_5 > 2.5mV$,$RV_5 + SV_1 > 4.0mV$;②心电轴左偏:I导联 QRS 主波向上,III 导联 QRS 主波向下,心电轴左偏;③ I、aVL、V_5、V_6 导联 ST 段下移 $> 0.05mV$,I、II、aVL、V_5、V_6 导联 T 波倒置,aVR 导联 T 波直立;④具备左心室肥大标准的第1、2、4 项,诊断为左心室肥大伴劳损

(3)QRS时间轻度延长,0.10~0.11秒,一般<0.12秒;V₅-VAT>0.05秒。

(4)ST-T改变:以R波为主的导联,ST段下移>0.05mV,伴T波低平、双向或倒置;S波为主的导联ST段上移、T波直立。

3.临床意义

(1)左心室肥大的诊断标准:①第1项是必备条件,第1同时有2、3、4项中的一项或一项以上可以诊断;②只有第1项,没有2、3、4项,叫作单纯左心室高电压,见于正常人;③具备第1项,同时有第4项,称为左心室肥大伴劳损;④具备的条件越多,诊断的可靠性越大。

(2)多见于高血压性心脏病、冠状动脉粥样硬化性心脏病、风湿性心脏病二尖瓣关闭不全、肥厚型心肌病及某些先天性心脏病等。

(四)右心室肥大

学习重点是掌握右心室肥大的心电图特点,熟悉右心室肥大的心电图诊断标准。了解右心室肥大的心电图改变原理。

1.心电图形成机制

(1)QRS波群电压增高:因右心室肥大使左右两心室壁厚度比例反常,向右前方的右心室除极向量明显增大。该向量指向右胸导联,使V₁导联的R波电压增高,而背向该除极向量的左胸导联(V₅、V₆)的S波加深。

(2)QRS波群形态改变:右心室肥大时心电图图形发生质变,此点与左心室肥大只发生量变截然不同,除了右心室导联电压增高外,心电图波形也发生了改变。因右心室肥厚扩大,心室除极的综合心电向量向前、右转,使V₁导联QRS波群由正常的主波向下转为主波向上,R/S>1。V₅导联因S波的加深而转为主波向下,R/S<1。aVR导联因R波的增高,出现R/S>1或R/Q>1。

(3)心电轴右偏:右心室肥大时,额面心室除极向量向右下方增大,指向Ⅲ导联的正极,R波增高。而使Ⅰ导联的S波加深,电轴出现右偏。

(4)右心室室壁激动时间延长(V₁-VAT延长):右心室室壁的厚度很少能超过正常左心室室壁的厚度,因此,整个心室除极时间多不延长,但可使右心室室壁激动时间延长(V₁-VAT延长)。

(5)ST-T改变:如同左心室肥厚一样,右心室室壁的厚度使右心室室壁激动时间延长,导致复极顺序发生改变,使右胸导联出现ST段下移、T波倒置的继发性ST-T改变。

2.心电图特征　见图6-11。

(1)QRS波群形态改变:V₁、V₂导联QRS波群主波向上,即R/S>1;V₅、V₆导联S波加深或QRS波群主波向下,即R/S≤1;aVR导联QRS波群主波向上,R/Q或R/S>1。

(2)QRS波群电压增高:①胸导联,RV₁>1.0mV,RV₁+SV₅>1.2mV;②肢体导联,RaVR>0.5mV。

(3)心电轴右偏,一般≥110°。

(4)右心室室壁激动时间延长:V₁-VAT>0.03秒。

(5)ST-T改变:V₁导联ST段下移、T波双向或倒置。V₁导联R波增高的伴有ST-T改变称为右心室肥大伴劳损。

3.临床意义

(1)心电图诊断右心室肥大的敏感性不高,轻度的右心室肥大往往不能从心电图中表现出

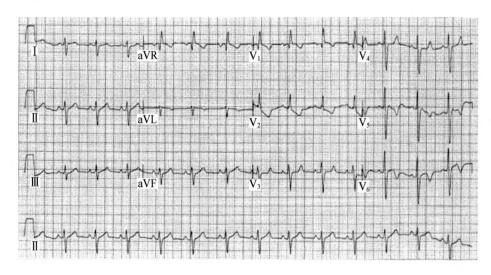

图 6-11　右心室肥大

心电图特征：①右心室高电压，aVR、V_1、V_2 导联 QRS 波群主波向上，V_5、V_6 导联 S 波加深，aVR 导联 R 波电压＞0.5mV，$RV_1 + SV_5 > 1.2mV$；②心电轴右偏，Ⅰ 导联 QRS 主波向下，Ⅲ 导联 QRS 主波向上，心电轴右偏；③V_1、V_2 导联 ST 段下移＞0.05mV，aVR、V_1、V_2、V_5、V_6 导联 T 波倒置；④具备右心室高电压、心电轴右偏、继发性 ST-T 改变（V_1 导联 ST 段下移、T 波倒置）诊断为右心室肥大伴劳损

来，需要达到相当大的程度才能出现典型的心电图改变。而右心室肥厚一旦显示出这些变化，则提示肥厚程度已较严重。

（2）多见于慢性肺源性心脏病、二尖瓣狭窄、法洛四联症、原发性肺动脉高压、房间隔缺损、室间隔缺损、肺动脉狭窄等。

二、实训流程

阅读下列案例，进行小组讨论。

[案例1]　患者，女性，69 岁。风湿性心脏病，二尖瓣狭窄病史，入院行瓣膜置换术，术前心电图检查，见图 6-12。

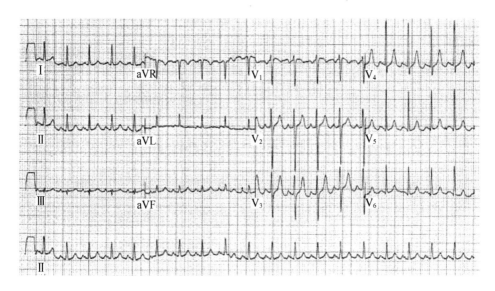

图 6-12　案例 1 心电图

［**案例 2**］　患者,男性,51 岁。胸闷气急 5 年,加重 1 个月。高血压病史 20 年。入院行冠状动脉造影术,术前心电图检查,见图 6-13。

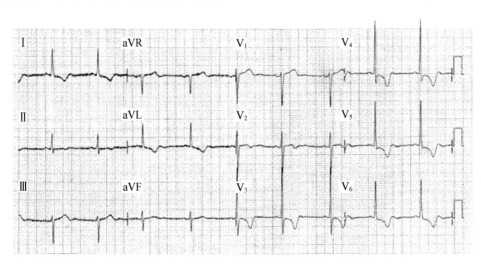

图 6-13　案例 2 心电图

［**案例 3**］　患者,男性,77 岁。咳嗽发热就诊。原有慢性非阻塞性肺病史 20 年。心电图检查,见图 6-14。

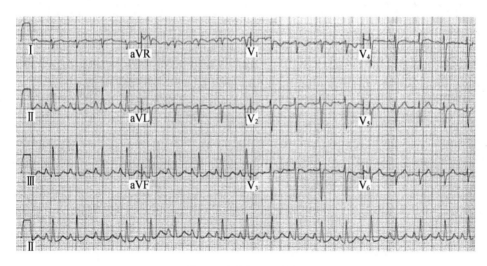

图 6-14 案例 3 心电图

[案例 4] 患者,男性,43 岁。先天性心脏病,室间隔缺损。术前检查心电图,见图 6-15。

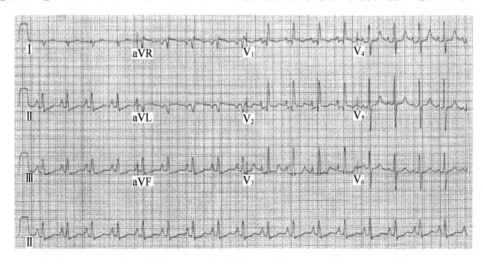

图 6-15 案例 4 心电图

三、思考题

结合上述 4 个案例的病史、心电图检查,做出心电图诊断,列出心电图诊断依据。

第三部分　心肌缺血与心肌梗死

一、学习重点

(一)心肌缺血

心肌能量的产生要求大量的氧供。心肌细胞摄取血液氧含量的 65%～75%,而身体其他组织则仅摄取 10%～25%。因此,心肌平时对血液中氧的吸取已接近于最大量,氧供需要增加时已难从血液中更多地摄取氧,只能依靠增加冠状动脉的血流量来提供。正常情况下,冠状动脉有很大储备力,当身体进行剧烈运动时,冠状动脉扩张使其血流量较休息时增加 6～7 倍。缺氧时,冠状动脉也扩张,能使血流量增加 4～5 倍。因此,在正常情况下一般不易发生冠状动脉供血不足。引起冠状动脉供血不足的原因很多,但大多数是由冠状动脉粥样硬化引起,其扩张性减弱、血管狭窄,对心肌的供血量相对比较固定。心肌的血液供应如减低到尚能应付心脏平时的需要,则在休息时无症状。一旦心脏负荷突然增加而致心肌对血液的需求增加、或当冠状动脉发生痉挛时,冠状动脉血流量突降,心肌血液供求之间矛盾加深,临床上出现心绞痛。

学习重点是了解冠状动脉供血不足心电图表现的原理,心肌缺血与 ST-T 异常改变。熟悉急性、慢性冠状动脉供血不足的两种心电图类型。

1. 概念　心肌缺血是指冠状动脉的供血不能满足心肌代谢需要。冠状动脉粥样硬化引起冠状动脉狭窄是心肌缺血最重要的病因。心肌缺血发生的部位,左心室多于右心室,这是因为主动脉压力高于肺动脉,左心室泵血的负荷明显大于右心室,再加上左心室壁的厚度为右心室的 2～3 倍,左心室代谢的氧需要量大的缘故。

2. 心电图形成机制　心肌缺血主要影响心室肌的正常复极,从而在心电图上引起 ST-T 的异常改变。

(1)T 波改变的机制:正常情况下,心室壁的复极是由心外膜向心内膜方向推进。发生心肌缺血时,缺血心肌的复极时间延长,复极过程异常,使 T 波出现振幅与方向的改变。①心内膜下心肌缺血:心内膜复极延迟,心室肌复极从心外膜到心内膜顺序不变,因此,T 波方向不变,但 T 波直立、高大、两支对称,叫作冠状 T 波,是缺血区心内膜复极时,其他心肌已复极完成,没有对抗的向量所以高大;②心外膜下心肌缺血:心外膜下缺血往往较重,内膜下是血管的末梢,心外膜复极延迟,心室肌复极从心内膜到心外膜,正常心室肌复极的顺序发生了改变,因此 T 波的方向改变,T 波倒置、深而尖,两支对称,叫作冠状 T 波;③T 波双向、低平:心内、外膜下同时缺血,或心脏对应部位双侧心内膜下同时缺血,心室肌复极时,心电向量互相抵消,因此 T 波双向、低平。

(2)ST 段改变的机制:心肌缺血除了可出现 T 波改变外,还可引起 ST 段发生改变。ST 段改变大多是心肌缺血进一步加重在心电图上的反映,被称为心肌损伤。ST 段改变包括 ST 段下移及 ST 段抬高两种改变。①心内膜下心肌缺血:缺血部位心内膜除极在进行的同时,心外膜已完成除极。电流的方向指向心内膜,ST 段下移,表现 ST 段下移≥0.05mV。②心外膜下心肌缺血:缺血部位心外膜除极还在进行,心内膜除极已完成,电流的方向指向心外膜,ST 段上移,表现 ST 段上移>0.1～0.3mV。

3. 临床意义

（1）急性冠状动脉供血不足——心绞痛：是由于心肌急性、暂时性缺血所引起的临床症候群，最常见的原因是冠状动脉粥样硬化。心电图表现不同可分为典型心绞痛和变异型心绞痛。

①典型心绞痛发作：在平时、休息时心电图可以正常，或只有极轻微的 ST-T 改变。当心绞痛发作时，缺血部位的导联出现暂时性 ST 段下移，T 波倒置，见图 6-16。心绞痛缓解后，心电图迅速恢复正常。

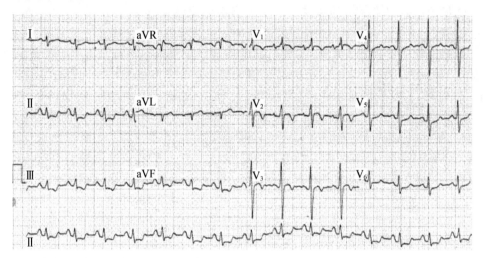

图 6-16　典型心绞痛发作心电图(42 岁男性患者,运动中出现胸闷 3 个月。今日稍加重运动后出现心绞痛)

心电图特征：Ⅱ、Ⅲ、aVF 导联，ST 段下移≥0.1mV，T 波倒置；V₅、V₆ 导联，ST 段下移≥0.1mV，T 波直立

②变异性心绞痛：另有一些心绞痛案例，其临床表现和心电图改变与典型的心绞痛有所不同，称为变异性心绞痛，特点是心绞痛发作并非由运动、情绪激动等因素诱发，常在安静状态下发生，疼痛重，持续时间长，休息不能缓解。心电图改变多是出现暂时性 ST 段抬高，常伴有 T 波高耸，对应导联 ST 段下移(图 6-17)，常伴发各种心律失常。心绞痛缓解后，心电图多在 24 小时内恢复正常。患者迟早会发生心肌梗死，梗死的部位正是 ST 段抬高的部位（见心肌梗

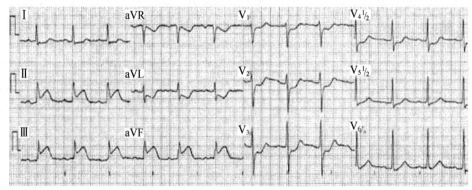

图 6-17　变异性心绞痛发作心电图(75 岁男性患者,安静中突发胸痛近 1 小时,急诊检查)

心电图特征：①Ⅱ、Ⅲ、aVF 导联，ST 段抬高＞0.1mV，T 波直立高耸；②对应的 Ⅰ、aVL、V₁～V₆ 导联 ST 段下移

死）。

（2）慢性冠状动脉供血不足：没有心绞痛发作，但有心电图心肌缺血改变。心肌缺血时，心肌细胞的代谢减慢，能量直接影响心肌的复极，心电图上可仅仅出现心肌缺血型 T 波改变或 ST 段改变（图 6-18A），也可以 T 波改变与 ST 段同时出现（图 6-18B）。

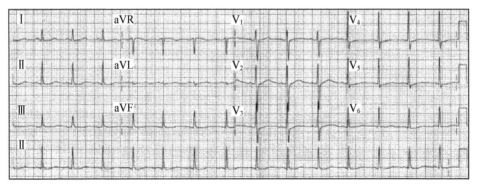

A. 单一缺血型 T 波改变

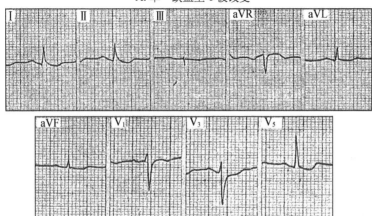

B. 同时出现缺血型 T 波与 ST 段改变

图 6-18　慢性冠状动脉供血不足心电图（71 岁男性患者，冠心病病史 10 年、发作性胸痛 5 年）

A. ①R 波为主的导联（Ⅱ、aVF、V_3～V_6 导联）中，T 波低平，小于同导联 R 波振幅的 1/10；②所有导联未见 ST 段移位。B. R 波为主的导联（Ⅰ、Ⅱ、V_5 导联）中，T 波低平倒置、ST 段下移＞0.05mV

(二)心肌梗死

绝大多数心肌梗死是由冠状动脉粥样硬化所引起，是冠心病的严重类型。心肌梗死后心电图图形及其演变呈现特征性变化，是确定诊断、判断病情的主要依据，对指导治疗和估计预后都有很大的帮助。

学习重点是掌握心肌梗死的基本图形，急性心肌梗死的心电图诊断，心肌梗死的定位诊断。熟悉心肌梗死的图形演变过程及分期。了解心肌梗死的心电图改变机制。

1. 急性心肌梗死的基本图形及心电图表现的原理　当冠状动脉某一支突然发生阻塞时，心肌相继发生缺血、损伤，甚至坏死，从而引起一系列相应的心电图改变。为了便于说明这一过程，先介绍一个用狗做的动物实验。把狗麻醉后开胸暴露心脏，将探查电极置于左心室壁，描记正常左心室壁心电图作为对照，然后把供给这块心肌的冠状动脉分离开来，用血管钳夹紧,阻断其血流,连续观察这块心肌的心电图变化,随着这块心肌缺血程度的加重,可以见到三种类型的心电图改变。

(1)"缺血型"改变:在夹紧血管的几分钟内,便出现 T 波倒置,但 QRS 波群与 ST 段均无改变,此时如立即将血管钳松开,恢复这块心肌的供血,倒置的 T 波又迅速地恢复直立,这种心电图改变称为"缺血型"改变(图 6-19A)。说明缺血性损害仅影响心肌的复极过程,损害是暂时性的。做心肌切片检查,组织学上并无改变。"缺血型"改变,表现为 T 波倒置。心肌在发生缺血以后,其复极过程发生了改变,结果使 T 向量方向与 QRS 向量恰好相反(正常时 T 向量方向与 QRS 向量一致)。

(2)"损伤型"改变:同上实验,如将血管钳夹紧的时间延长,则在出现缺血型 T 波改变之后,ST 段逐渐抬高,倒置的 T 波逐渐变浅,直至 ST 段与 T 波融合,形成一条凸起在基线以上的单向曲线。这时如立即将血管钳放松,恢复心肌供血,先是 ST 段逐渐降回到基线,T 波又形成倒置,以后 T 波还可以逐渐变为直立,这种 ST 段抬高成单向曲线的出现,称为"损伤型"改变(图 6-19B)。此时心肌的除极过程仍无明显改变,心肌的缺血损害虽比较重,但仍可以恢复,做心肌切片检查,组织学上仍无改变。

"损伤型"改变,表现为 ST 段明显抬高,甚至形成单向曲线。心肌缺血加重,心肌细胞除极的速度减慢,这时先除极的部位已开始复极,出现了除极进行的同时复极已开始,因此,在出现 T 波改变的同时,ST 段发生移位。ST 向量指向缺血区(缺血部位心外膜除极还在进行,心内膜除极已完成,电流的方向指向心外膜,ST 段上移)。

(3)"坏死型"改变:重复以上的实验,当在心电图上出现"损伤型"改变以后,如果仍不松开血管钳,由于长时间缺血,将导致心肌坏死,心电图即可产生 QRS 变化,原来的 R 波变为 QS 波,此时即使松开血管钳,也不能使图形恢复原状(图 6-19C)。这时不仅心肌的复极发生了变化,并且影响到心肌的除极过程。做心肌切片检查,组织学上已有心肌坏死。

"坏死型"改变,表现异常 Q 波或 QS 波。其形成是由于坏死部分丧失生机,既不能极化,也不能除极,该部分心肌不再能产生心电向量,而坏死区周围的健康心肌除极仍照常进行,其

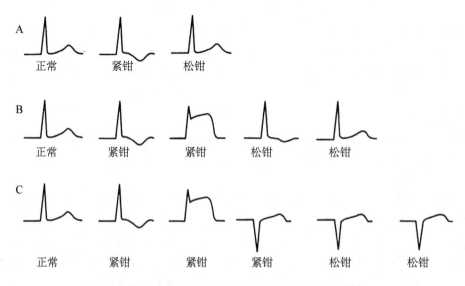

图 6-19　动物实验各种程度心肌缺血的心电图改变

综合心电向量背离心肌坏死区,于是在相应的导联上投影为 QS 波。

以上三种类型的心电图改变是在动物实验中探查电极直接放在心脏表面描记出来的,在临床上实际不可能把电极直接放在心肌表面,而是放在胸壁或肢体上来描记的,这与心肌之间有一定距离,因此,往往记录到这三种类型的混合图形,即异常 Q 波、ST 段抬高呈单向曲线及 T 波倒置同时存在(图 6-20)。

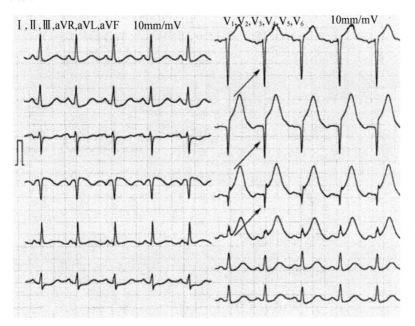

图 6-20　急性心肌梗死

心电图特征:①V$_1$～V$_2$导联呈 QS 型坏死波,V$_3$呈 QR 型;②V$_1$～V$_4$导联 ST 段弓背向上抬高;③V$_1$～V$_4$导联 T 波倒置

2. 心肌梗死的心电图的演变与分期

(1)早期(超急性期):为急性心肌梗死发生数分钟后,心电图主要表现为 T 波倒置或高耸直立,ST 段逐渐升高,和 T 波融合形成单向曲线,QRS 波幅增高并轻度增宽,但未出现异常 Q 波。持续数分钟至数小时(图 6-21)。

(2)急性期:心肌梗死后数小时至数天。心电图主要表现为从 ST 段抬高呈单向曲线,伴有异常 Q 波至 ST 段恢复到等电位线(图 6-20)。

(3)近期(亚急性期):心肌梗死后数天至数周,少数可达数月。此期从 ST 段恢复到等电位线开始至倒置 T 波恢复正常或呈恒定的倒置 T 波。异常 Q 波相对稳定,持续存在(图 6-22)。

(4)陈旧期:心肌梗死后 3～6 个月至数年。倒置 T 波恢复正常或长期无变化,多数案例残留有异常 Q 波或 QS 波(图 6-23)。

冠状动脉阻塞的早期,最初发生的心电图改变实际上是 T 波倒置或高耸直立的 T 波,但这种改变为时极为短暂,临床上描记到这种图形的机会很少。之后,ST 段逐渐升高与 T 波融合形成单向曲线,持续数小时至几天,ST 段逐渐回到等电位线;与此同时,T 波逐渐倒置、加

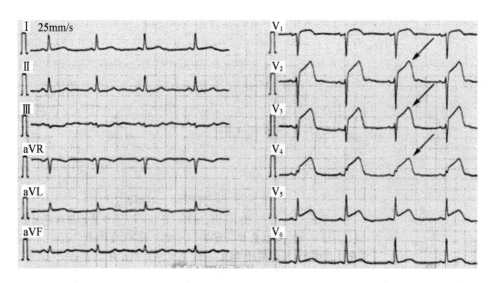

图 6-21 超急性期心肌梗死

心电图特征:①$V_1 \sim V_5$导联 ST 段升高和 T 波融合形成弓背向上曲线;②未出现异常 Q 波

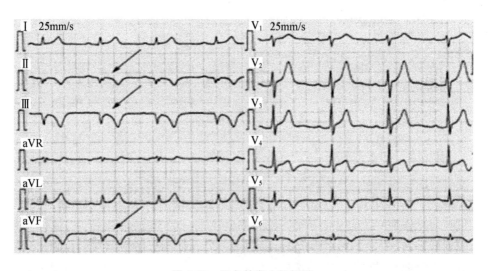

图 6-22 亚急性期心肌梗死

心电图特征:①Ⅱ、Ⅲ、aVF 导联呈 QS 型坏死波;②但 ST 段恢复到等电位线;③Ⅱ、Ⅲ、aVF 导联 T 波倒置

深,在第 3~6 周发展到最深限度,以后又逐渐变浅,T 波恢复到直立往往需要数月,其中有一部分案例倒置的 T 波可能长期存在。异常 Q 波或 QS 波代表心肌坏死,一旦出现,通常即不易恢复,只有极少数案例 Q 波可以逐渐变小,甚至完全消失。根据以上的心电图演变规律,在临床上可以将心肌梗死大体上分为四期(图 6-24)。

3. 心肌梗死的定位诊断 心肌梗死心电图的定位诊断是根据异常 Q 波、ST 段抬高与 T 波倒置等改变出现在哪些导联来判断的,其中应以坏死型改变为主,常见的梗死部位,见表 6-4。

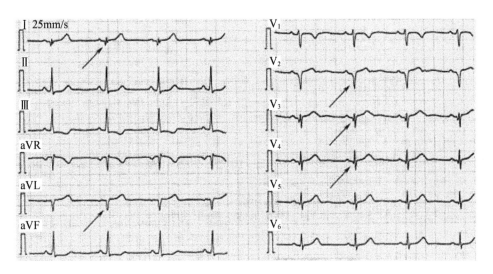

图 6-23 陈旧期心肌梗死

心电图特征:① Ⅰ 、aVL、V₂～V₄导联有坏死型 Q 波或 QS 波;②但 ST 段恢复到等电位线;③T 波恢复正常

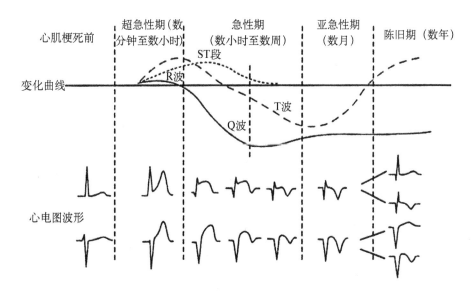

图 6-24 急性心肌梗死的图形演变

表 6-4　常见心肌梗死的定位诊断

导联	前间壁	前壁	前侧壁	广泛前壁	高侧壁	下壁	后壁	右心室
V_1	+	−	−	+	−	−	*	±
V_2	+	±	−	+	−	−	*	−
V_3	±	+	−	+	−	−	−	−
V_4	−	+	+	+	−	−	−	−
V_5	−	−	+	+	−	−	−	−
V_6	−	−	+	±	−	−	−	−
V_7	−	−	±	±	−	−	+	−
V_8	−	−	−	−	−	−	+	−
V_9	−	−	−	−	−	−	+	−
I	−	−	−	±	+	−	−	−
aVL	−	−	−	±	+	−	−	−
II	−	−	−	−	−	+	−	−
III	−	−	−	−	−	+	−	−
aVF	−	−	−	−	−	+	−	−
V_3R	−	−	−	−	−	−	−	+
V_4R	−	−	−	−	−	−	−	+
V_5R	−	−	−	−	−	−	−	+
V_6R	−	−	−	−	−	−	−	+

＋.表示该导联出现坏死型图形；±.表示该导联可能出现坏死型图形；＊.表示该导联出现 R 波增高,ST 段下移及 T 波增高

二、实训流程

阅读下列案例,进行小组讨论。

[案例 1]　患者,男性,58 岁。胸闷气急 5 年,加重 1 个月,高血压病史 15 年。当日晚餐后 2 小时突发胸痛近 1 小时,急诊心电图检查,见图 6-25。

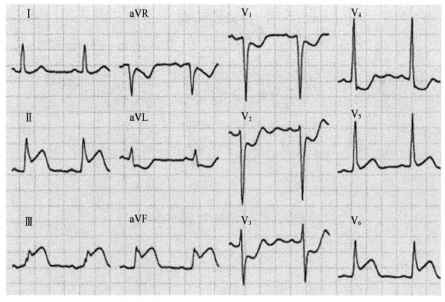

图 6-25　案例 1 心电图

[案例2]　患者,男性,61岁。高血压病史 10 年,发作性胸闷 5 年。因发热 2 天入院,住院时心电图检查,见图 6-26。

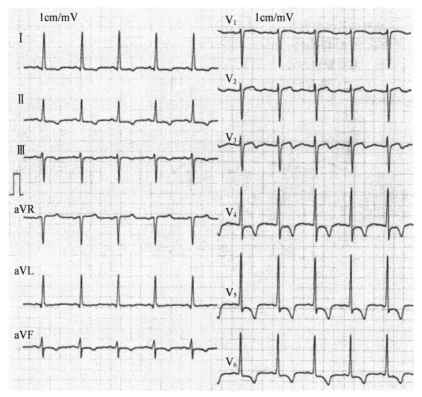

图 6-26　案例 2 心电图

[案例3]　患者,男性,56岁。有高血压病史 15 年、冠心病病史 10 年,冠状动脉介入治疗后 5 年。再次胸痛发作 1 天入院,当日急诊心电图检查,见图 6-27。

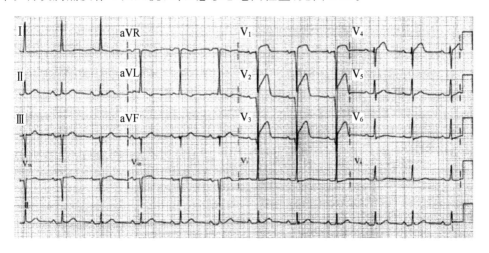

图 6-27　案例 3 心电图

［**案例 4**］ 患者,男性,47 岁。原有高血压病史。突发性胸痛近半小时,急诊就医。急诊心电图检查,见图 6-28。

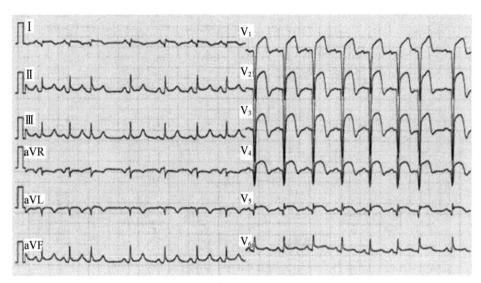

图 6-28　案例 4 心电图

［**案例 5**］ 患者,男性,75 岁。原有高血压病史。突发性胸痛近 1 小时,急诊心电图检查,见图 6-29。

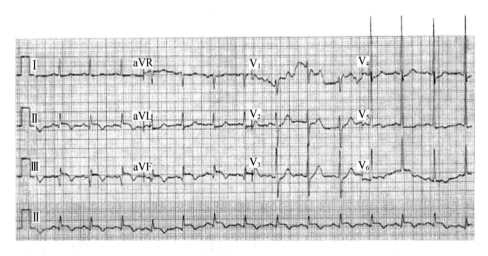

图 6-29　案例 5 心电图

三、思考题

结合上述 5 个案例的临床情况,分别做出心电图诊断,列出心电图诊断依据。

第四部分 心律失常

心电图是诊断心律失常最可靠的方法。正常心脏的激动起源于窦房结,按一定顺序及时间依次下传至心房、房室结、房室束、左束支、右束支及心室,引起相应部位的激动。当激动的产生或传导异常或两者同时发生异常改变时,则产生心律失常。

一、学习重点

掌握心律失常的概念、窦性心律及常见窦性心律失常的心电图特征、室性期前收缩的心电图特征;熟悉心律失常的分类,房性和结性期前收缩、心动过速、扑动与颤动、房室传导阻滞的心电图特征;了解室内传导阻滞的心电图特征。

(一)心律失常分类

心律失常的发生与心肌细胞的自律性、传导性或兴奋性有关,按照发生机制分为激动起源异常、激动传导异常及激动起源异常和传导异常双重异常三类。激动起源异常按照激动起源点不同,又分为窦性心律失常和异位心律两类。激动传导异常,包括传导阻滞和传导过速(传导途径异常:预激综合征)。

由窦房结激动所引起的心律,称为窦性心律。凡激动不是起源于窦房结,而是来自心房、房室结或心室,统称为异位节律。异位起搏点仅发出一个搏动,称为异位搏动。如果异位起搏点连续发出 3 个或 3 个以上搏动,称为异位心律。异位心律又可分为主动性和被动性两种。

被动性异位心律是指由于窦房结不能发出激动,或从窦房结发出的激动受阻不能下传时,原来自律性较低的起搏点发出激动,以免心室停搏过久。如由房室结发出一二个激动,引起心搏者称为结性逸搏,如果发出 3 个或 3 个以上激动,引起心搏者,称为结性心律。低位起搏点的频率比窦房结慢得多,如结性心律其频率 40~60 次/分,心室自身节律为 40 次/分以下。

主动性异位心律是指由于异位起搏点的兴奋性增高,提前发出激动所引起的搏动或心律。根据起搏点位置的不同,分为房性、结性、室性。如果异位起搏点仅提前发出一二个激动,引起心搏,称为期前收缩;如果发出 3 个或 3 个以上的激动引起的心搏,称为阵发性心动过速。它们分别根据异位起搏点所在部位的不同,分为房性、结性和室性。

当心房内主动性异位心律的频率迅速而规正,称为阵发性心动过速或心房扑动;当心房内主动性异位心律异常快速而不规正,便称为心房颤动。同理,心室的主动性异位心律也可分为阵发性室性心动过速、心室扑动、心室颤动。心律异常按其发生机制的分类,分为激动起源异常和激动传导异常。见图 6-30。

(二)窦性心律与窦性心律失常

1. 窦性心律　激动起源于窦房结,是正常心律。正常心电图特点(图 6-31)。

(1)窦性 P 波:P 波规律出现,在Ⅰ、Ⅱ、aVF、V_4~V_6导联直立,aVR 导联倒置。

(2)P-R 间期时间在 0.12~0.20 秒。

(3)心率:在 60~100 次/分。

(4)P-P(或 R-R)间距固定,在同导联中 P-P(或 R-R)间距之差<0.12 秒。

(5)心电图诊断:正常心电图。

2. 窦性心动过速　是窦房结的自律性增高,使心搏的频率过快。

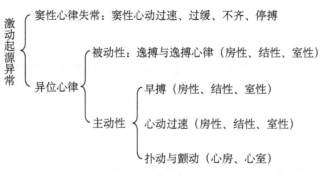

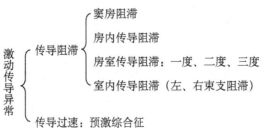

图 6-30　心律失常分类

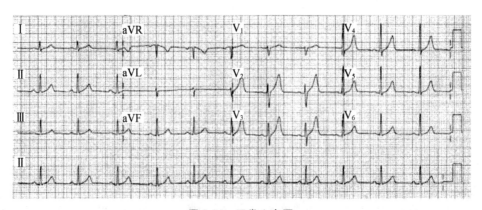

图 6-31　正常心电图

心电图基本特点：①心率 68 次/分，心电轴无偏移，心脏无钟向转位。②P 波在 Ⅱ 导联中直立，在 aVR 导联中倒置。P 波时间<0.11 秒；P 波电压：肢体导联<0.25mV，胸前导联<0.20mV。③P-R 间期时间：0.18 秒。④QRS 波群时间：0.7 秒；QRS 波群在 Ⅰ、Ⅱ、Ⅲ 导联中主波向上，$V_1 \sim V_6$ 导联中 R 波逐渐增高，S 波逐渐减小。QRS 波群电压无增高与低下。⑤ST 段无偏移。⑥T 波与 QRS 波群主波方向一致（除外 $V_1 \sim V_2$ 导联），电压>同导联 R 波的 1/10。⑦Q-T 间期：0.38 秒

(1)心电图特点：具备正常窦性心律心电图特征，唯有频率>100 次/分，一般低于 150 次/分，偶有达 180 次/分者。

(2)临床意义：常见于运动、精神紧张、情绪激动、饮酒或咖啡等生理情况；在病理情况下见于高热、剧烈疼痛、休克、心力衰竭、甲状腺功能亢进症、严重贫血、急性失血等，以及应用如阿托品、肾上腺素等药物。

（3）心电图案例分析

[案例1] 患者，女性，24岁。发热2天就诊，心电图检查，见图6-32。

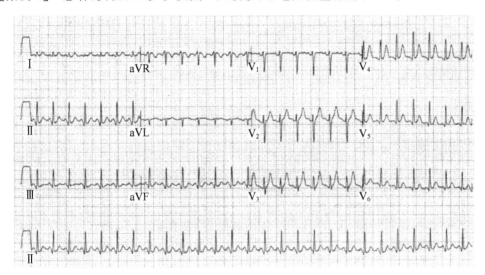

图6-32 窦性心动过速

心电图基本特点：①心率162次/分；心电轴无偏移，心脏无钟向转位。②P波在Ⅱ导联中直立，在aVR导联中倒置。P波时间：<0.11秒；P波电压：肢体导联<0.25mV，胸前导联<0.20mV。③P-R间期时间：0.12秒。④QRS波群时间：0.75秒；QRS波群在Ⅰ、Ⅱ、Ⅲ导联中主波向上，V_1～V_6导联中R波逐渐增高，S波逐渐减小。QRS波群电压无增高与低下。⑤ST段无偏移。⑥T波与QRS波群主波方向一致（除外V_1～V_2导联），电压>同导联R波的1/10。⑦Q-T间期时间：0.26秒

（4）心电图诊断：窦性心动过速。

3. 窦性心动过缓 窦性心动过缓是窦房结的自律性降低引起的。

（1）心电图特点：具备窦性心律心电图特征，但心率<60次/分，一般为40～50次/分。

（2）临床意义：常见于运动员、老年人、重体力劳动者、睡眠中等生理情况及迷走神经张力增强如呕吐等；在病理情况下见于病窦综合征、颅内高压、甲状腺功能减退和高钾血症，以及应用β受体阻滞药或洋地黄过量等。

（3）心电图案例分析

[案例2] 患者，女性，55岁。心率减慢14年，近期发生晕厥1次，有高血压史。入院心电图检查，见图6-33。

（4）心电图诊断：窦性心动过缓。

（5）结合病史：年龄较大、高血压病史、晕厥发作，最可能的原因是窦房结本身的病变。

4. 窦性心律不齐 窦性心律不齐是窦房结的自律性节律不整。

（1）心电图特点：具备窦性心律心电图特征，在同一导联上P-P或R-R间距不固定，长P-P（或R-R）间距与短P-P（或R-R）间距之差>0.12秒。

（2）临床意义：①常见于儿童青少年（自主神经不稳）；②多与呼吸有关，分为呼吸性和非呼吸性。呼吸性窦性心律不齐表现为吸气时心率加快，呼气时心率减慢。非呼吸性窦性心律不齐出现在某些器质性心脏病中。

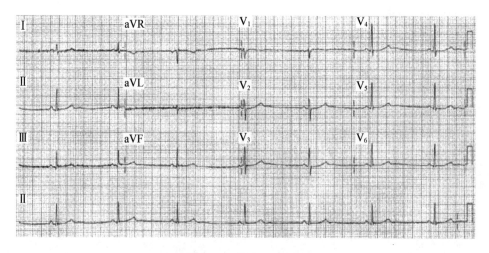

图 6-33　窦性心动过缓

心电图基本特点:①心率 42 次/分;心电轴无偏移,心脏无钟向转位。②P 波在 Ⅱ 导联中直立,在 aVR 导联中倒置。P 波时间<0.11 秒;P 波电压:肢体导联<0.25mV,胸前导联<0.20mV。③P-R 间期时间:0.15秒。④QRS 波群时间:0.70 秒;QRS 波群在 Ⅰ、Ⅱ、Ⅲ 导联中主波向上,V₁~V₆ 导联中 R 波逐渐增高,S 波逐渐减小。QRS 波群电压无增高与低下。⑤ST 段无偏移。⑥T 波与 QRS 波群主波方向一致(除外 V₁~V₂ 导联),电压>同导联 R 波的 1/10。⑦Q-T 间期时间:0.50 秒

(3)心电图案例分析

[案例 3]　患者,女性,65 岁。胸闷不适就诊,心电图检查,见图 6-34。

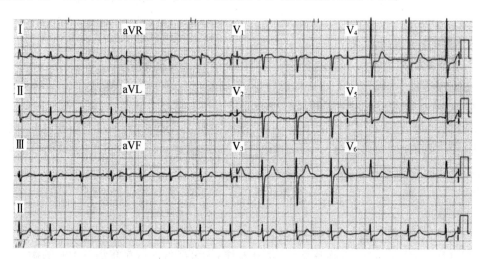

图 6-34　窦性心律不齐

心电图基本特点:①平均心率 81 次/分;心电轴左偏;心脏无钟向转位。②P 波在 Ⅱ 导联中直立,在 aVR 导联中倒置。P-P 间期时间不等,差值>0.12 秒。③P-R 间期时间:0.20 秒。④QRS 波群时间:0.90 秒;QRS 波群在 Ⅰ 导联中主波向上,Ⅲ 导联中主波向下;QRS 波群电压无增高与低下。⑤Ⅱ、aVF、V₄~V₆ 导联 ST 段下移>0.1mV,T 波直立。⑥Q-T 间期时间:0.40 秒

(4)心电图诊断:①窦性心律不齐;②ST 段改变;③心电轴左偏。

(5)结合病史:患者年龄较大、同时伴有 ST 段改变,最可能的原因是非生理性的窦性心律不齐。

(三)异位心律

异位心律是指激动不是起源于窦房结,异位心律分为主动性和被动性两种。主动性异位心律是指由于异位起搏点的兴奋性增高,提前发出激动所引起的搏动或心律。主要包括期前收缩、心动过速、扑动与颤动。

1. **期前收缩** 期前收缩也称过早搏动、早搏。是窦房结以外有一个异位起搏点,其兴奋性高于窦房结,在窦房结发出激动前,异位起搏点提前发出激动引起心肌除极,是主动性异位心律。根据异位起搏点的部位分为房性、交界性和室性期前收缩。其中以室性期前收缩最为多见,其次是房性期前收缩,期前收缩是临床上最常见的心律失常。

期前收缩多来自一个异位起搏点,称为单源性;也可来自两个或两个以上不同部位的异位起搏点,称为多源性。期前收缩按照出现频度分为偶发和频发,期前收缩>5 次/分,称为频发性期前收缩。当每个正常窦性搏动后面跟随一个期前收缩时,称二联律;每两个正常窦性搏动后面跟随一个期前收缩时或每一个正常窦性搏动后面跟随两个期前收缩时称三联律。

代偿间歇是指提前出现的早搏后面有一个较长的间歇,称为代偿间歇。如果期前收缩前后两个 R-R 间的距离等于 2 倍正常心动周期,即 R-R 间期的 2 倍,称为完全性代偿间歇;如果期前收缩前后两个 R-R 间的距离小于 2 倍正常心动周期,称为不完全性代偿间歇。

(1)室性期前收缩

①心电图特点(图 6-35,图 6-36):a. 提前出现宽大畸形的 QRS-T 波,QRS 时间>0.12 秒,T 波异常宽大,其方向与 QRS 主波方向相反;b. 在提前出现宽大畸形的 QRS-T 波前没有 P 波;c. 完全性代偿间歇。

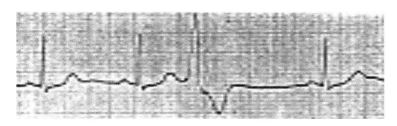

图 6-35 室性期前收缩

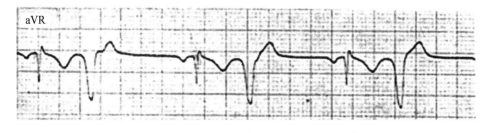

图 6-36 室性期前收缩呈二联律

②心电图形成机制：a. 位于心室的异位起搏点提前兴奋，使心室激动提前出现了 QRS 波群。但由于心室激动不是按正常传导途径进行，而是依靠心肌细胞本身的传导性进行，故心室除极缓慢，因此 QRS 波群宽大畸形。b. 由于异位起搏点在心室，提前发出激动引起心室除极，所以在提前出现的 QRS 波前没有 P 波；另外由窦房结激动传至心房而产生的 P 波常埋没在室性期前收缩的 QRS-T 波群中，所以也看不到 P 波。c. 由于心室期前收缩的激动不能逆传至心房（房室结的单向阻滞作用），故不打乱窦房结激动的原有规律，仍按其固有规律发出激动；但因期前收缩后心室肌处于不应期，出现了一个长的间隙，是完全性代偿间歇（期前收缩前后两个窦性激动的间距正好是正常心动周期的 2 倍）。

③心电图案例分析

[案例 4]　患者，男性，68 岁。左肩疼痛就诊。有冠心病病史，心电图检查，见图 6-37。

④心电图诊断：a. 窦性心律；b. 室性期前收缩。

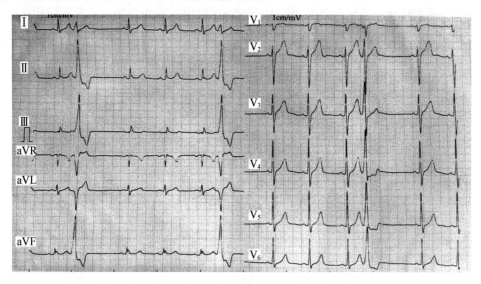

图 6-37　室性期前收缩（案例 4）

心电图特点：①平均心率 71 次/分，心电轴无偏移，心脏无钟向转位；②P 波在 Ⅱ 导联中直立、aVR 导联中倒置，P-R 间期为 0.16 秒，为窦性心律；③提前出现宽大畸形的 QRS 波，其时限＞0.12 秒，宽大畸形 QRS 波后的 T 波方向与 QRS 主波方向相反，代偿间歇完全性

（2）房性期前收缩

①心电图特点（图 6-38）：a. 提前出现形态与窦性 P 波形态不同的异位 P′波，P′R 间期正常＞0.12s；b. 异位 P′波后面的 QRS-T 波形态正常（室上性）；c. 不完全性代偿间歇。

②心电图形成机制：a. 心房的异位起搏点提前发出激动引起心房除极，所以 P 波提前出现，但此时心房除极与正常除极顺序和方向不同，所以 P 波形态与窦性 P 波形态不同，叫作 P′波；b. 心房的异位激动必须经房室交界区下传至心室，所以，P′R 间期＞0.12 秒；c. 心室除极是从房室交界区正常的电传导途径传导来的激动，所以 QRS-T 波形态正常（为室上性）；d. 心房异位激动可传入窦房结，干扰了原来的窦房结节律，出现一个长的间歇。下一次窦性激动出现早，形成不完全性代偿间歇，房性期前收缩前后两个窦性激动的间距，少于正常心动周期的 2 倍。

③心电图案例分析

[案例 5] 患者,女性,70 岁。心悸加重 2 个月就诊。心电图检查,见图 6-38。

④心电图诊断:a. 窦性心律;b. 房性期前收缩(三联律)。

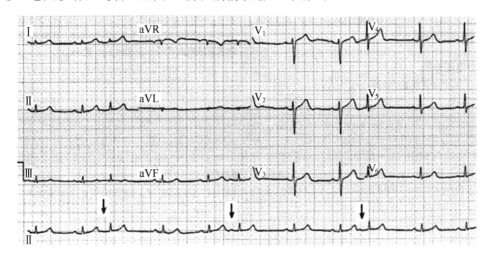

图 6-38 房性期前收缩(案例 5)

  心电图特点:a. 平均心率 60 次/分,心电轴无偏移,心脏无钟向转位;b. P 波在 Ⅱ 导联中直立、aVR 导联中倒置,P-R 间期为 0.18 秒,为窦性心律;c. 可见提早出现的 P′-QRS-T 波群,P′波与窦性 P 波形态不同,P′R 间期>0.12 秒,QRS 波群形态正常,代偿间歇不完全;d. Ⅱ 导联中可见房性期前收缩 3 个,其特点是每 2 个正常窦性搏动后面跟随 1 个房性期前收缩,房性期前收缩呈三联律;e. ST-T 无明显异常

(3)交界性期前收缩

①心电图特点(图 6-39):a. 提前出现 QRS-T 波,QRS-T 波形态多正常(为室上性)。b. 出现逆行 P′波,在 Ⅱ、Ⅲ、aVF、V₄~V₆导联 P′波倒置,aVR 导联直立;逆行 P′波可出现在 QRS 波的前、中、后,若逆行 P′波出现在 QRS 波前则 P′R 间期<0.12 秒,若出现在 QRS 波群之后,则 R-P′间期<0.20 秒,逆行 P′波也可埋入 QRS 波中不易辨别。c. 多为完全性代偿间歇。

②心电图形成机制:a. 房室结的异位起搏点提前发出激动传到心室引起心室提前除极,提前出现 QRS 波,因异位激动向心室传布的途径与正常相同,故 QRS-T 波形态正常。b. 异位起搏点位置高的可逆行上传到心房,使心房除极出现逆行 P′波;位置低的不能逆传到心房,则没有逆行 P′波;如果逆行 P′波在 QRS 波前,P′R 间期<0.12 秒,如果逆行 P′波在 QRS 波后,R-P′间期<0.20 秒。c. 在多数情况下,由于房室结内的单向阻滞的影响,而不能逆传到心房,故窦房结的节律未被打乱,因而产生完全性代偿间歇。

③交界性期前收缩的心电图识别,见图 6-39。

④期前收缩的临床意义:期前收缩可见于情绪激动、激烈运动、饱餐、过量饮酒、吸烟、疲劳等生理情况;也见于器质性心脏病。偶尔发生或发生已经多年,但无表现者,一般无病理意义;反之,频发、多源性、成联律者多为病理性期前收缩,如冠状动脉粥样硬化性心脏病、心肌炎、心肌病、风湿性心脏病、肺源性心脏病等。频繁的房性期前收缩常是发生心房纤颤的先兆。原有急性心肌梗死、急性心肌炎等心脏疾病者,出现频发的室性期前收缩预示着将发生更为严重

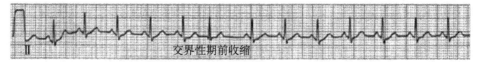

提前的QRS-T波群前后均未见异位P波，QRS波形态正常

图 6-39　交界性期前收缩

心电图特点：a. 可见提早出现的 QRS-T 波群，QRS 波群形态正常，代偿间歇完全；b. 提前的 QRS-T 波群，其前后均未见异位 P′波

的心律失常。

2. 阵发性心动过速　阵发性心动过速是一种发作性的快速异位心律，它的性质相当于 3 次或 3 次以上连续而快速的期前收缩。按异位起搏点的部位分为房性、交界性、室性。因为心率太快，房性和交界性阵发性心动过速很难区分，故将房性和交界性阵发性心动过速统称为室上性阵发性心动过速。阵发性心动过速的特点是，突然发生、突然停止，持续时间可以几秒钟到几小时不等，长的也可数天，频率＞150 次/分。

（1）阵发性室上性心动过速：可分为房性和交界性阵发性心动过速，阵发性房性心动过速是连续而快速的房性期前收缩形成；阵发性交界性心动过速是连续而快速的交界性期前收缩形成；二者很难区分，统称为阵发性室上性心动过速。

①心电图特点（图 6-40）：a. 突发突止，心律规则而迅速，心率在 160～250 次/分。b. P 波形态异常：如果 P′波直立，P′-R 间期＞0.12 秒，则为阵发性房性心动过速；如果为逆行性 P′波，P′-R 间期＜0.12 秒，或逆行性 P′波出现在 QRS 波群之后，均为阵发性交界性心动过速；P′波和 T 波融合，无法辨认，则统称为阵发性室上性心动过速；c. QRS 波群形态正常，为室上性形态；d. 发作中或发作后短期内可出现 ST 段下降，T 波倒置，是由于心动过速而致心肌缺血之故。

②阵发性室上性心动过速与窦性心动过速的区别：通过 P 波、P-R 间期来区别。窦性心律一定有正常形态的 P 波，P-R 间期正常。

③心电图案例分析

[案例 6]　患者，女性，58 岁。反复发作性心动过速史，今因再次发作而就诊，心电图检查，见图 6-40。

④心电图诊断：a. 阵发性室上性心动过速；b. ST-T 改变。

⑤临床意义：阵发性室上性心动过速常见于健康人，多见于儿童和预激综合征者。预激综合征引起的预后好，但常反复发作。少数可见于风湿性心脏病、心肌梗死或甲状腺功能亢进症等。

（2）阵发性室性心动过速：是一种严重的心律失常，是由连续而快速的室性期前收缩形成。

①心电图特点（图 6-41）：a. 心室率快 140～220 次/分，节律大致规则、可稍不规则；b. QRS 波群快速、宽大畸形，QRS 时间＞0.12 秒，ST-T 方向与 QRS 波群主波方向相反；c. 多无 P 波（因心房仍受窦房结控制，P 波为窦性常埋没在 QRS 波群中不易发现），如能发现窦性 P 波，则 P 波的频率比 QRS 波群慢，且 P 波和 QRS 波群无关；d. 常伴继发性 ST-T 改变。

②心电图案例分析

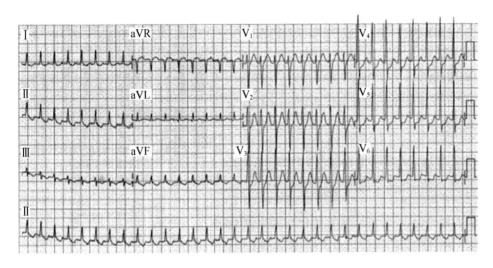

图 6-40　阵发性室上性心动过速

心电图特点：a. 心率 193 次/分；无法识别 P 波，P-R 间期无；b. 快速而节律规则的心动过速，QRS 波群形态正常；c. Ⅰ、Ⅱ、aVF、V₄～V₆ 导联 ST 段下移，T 波倒置或双向

[案例 7]　患者，男性，38 岁，反复发作性心悸，今日又发作急诊就医。心电图检查，见图 6-41。

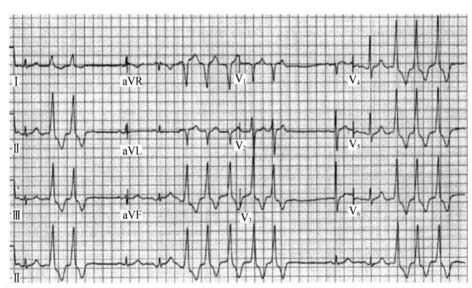

图 6-41　阵发性室性心动过速

心电图特点：a. 平均心室率 91 次/分，P-R 间期 0.14 秒；b. 连续出现快速的 QRS 波群宽大畸形的心动过速；c. Ⅰ、Ⅱ、Ⅲ、V₁～V₃ 导联出现连发性室性期前收缩。aVR、aVL、aVF、V₄～V₆ 导联出现短阵室性心动过速

③心电图诊断:a.室性期前收缩连发;b.短阵性室性心动过速。

④临床意义:阵发性室性心动过速,是临床中一种严重的心律失常,多见于有严重心肌损害情况下的心脏病,如冠状动脉粥样硬化性心脏病、急性心肌梗死、风湿性心脏病和心肌病等;也可见于洋地黄中毒、低钾血症或高钾血症等电解质紊乱;偶见于无器质性心脏病者,其预后严重。

3. 扑动与颤动　扑动与颤动是一种频率比心动过速更快的异位心律,频率常在250～600次/分。异位激动可起源于心房,也可在心室。按所形成的频率和节律分别称为扑动与颤动;按激动起源的部位分别称为心房扑动与心室扑动、心房颤动与心室颤动。扑动与颤动之间常互相转换。由于频率过快,心肌不能同步除极与复极,致使心脏不能有节奏协调地收缩和舒张,影响心脏射血功能。如发生于心房,可影响心房的收缩及房室间的顺序活动,使心室泵血有所下降;如发生在心室,则心室射血功能基本丧失,诱发心跳骤停、猝死等极严重的后果。所以,都发生在器质性心脏病。

(1)心房扑动及心房颤动

①心房扑动:特点是连续快速的房性期前收缩,但由于太快,部分激动传到心室时正是心室的不应期,所以不能下传,这样激动按比例下传到心室,有部分的房波后出现室波的脱漏。

心电图特征(图 6-42):a. 正常 P 波消失,代之以形态、间距及振幅一致而连续的呈锯齿样的心房扑动波,称"F"波,频率 250～350 次/分,在 Ⅱ、Ⅲ、aVF、V_1 导联明显;b. QRS 波形态和时限一般正常;c. 室率规则,F 波按比例下传,房率:室率常为 2:1～4:1。

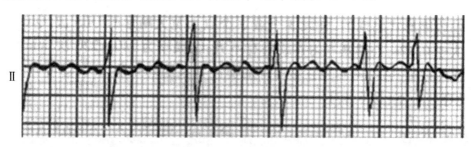

图 6-42　心房扑动

心电图案例分析

[案例 8]　患者,女性,56 岁。风湿性心脏病二尖瓣狭窄,二尖瓣置换术后复查。心电图检查,见图 6-43。

心电图诊断:心房扑动(3:1 和 4:1 不等比传导)。

②心房颤动:特点是频率更快,心房肌已失去收缩的功能。

心电图特征(图 6-44):a. 正常 P 波消失,代之以大小、形态、间距均不等的心房颤动波"f"波,"f"波的频率在 350～600 次/分,通常在 V_1 导联明显;b. 室率绝对不规则,QRS 波一般形态和时限正常,但 R-R 间距绝对不等。

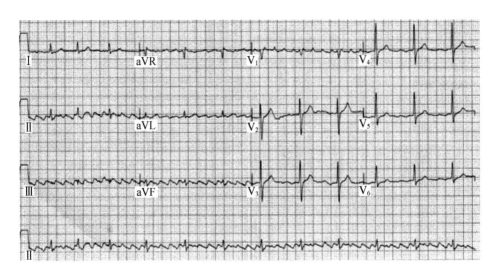

图 6-43　心房扑动 (案例 8)

心电图特点: a. 基本特点为心房率 273 次/分; 平均心室率 73 次/分, P-R 间期无, QRS 波时间 0.08 秒; b. P 波消失, 代之以节律规则的呈锯齿样的心房扑动波 "F" 波; c. F 波与 QRS 波呈 3:1 和 4:1 比例下传心室, QRS 波形态正常

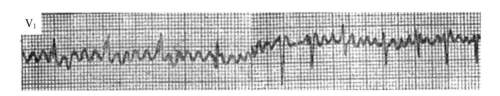

图 6-44　心房颤动心电图

心电图案例分析

[案例 9]　患者, 女性, 60 岁。胸闷气急 1 年, 有高血压病史 30 年。入院行冠状动脉造影, 心电图检查, 见图 6-45。临床资料: 超声心动图示左心房增大, 轻度二尖瓣关闭不全。

心电图诊断: 心房颤动。

③临床意义: 多见于器质性心脏病, 如风湿性心脏病二尖瓣狭窄、冠状动脉粥样硬化性心脏病、高血压性心脏病、心肌病、肺源性心脏病等; 也可见于低钾血症、洋地黄中毒、甲状腺功能亢进症等; 偶见于无器质性心脏病者。心房颤动时, 心房失去协调一致的收缩, 对心排血量的影响较心房扑动严重, 且长时间的心房颤动易形成附壁血栓。

(2) 心室扑动及心室颤动

①心室扑动的心电图特征 (图 6-46): a. 正常 P-QRS-T 波消失, 代之以连续、快速、节律相对规则的大振幅波, 频率在 200~250 次/分; b. 持续时间短, 心脏无射血功能, 室扑若不能很快恢复, 很快转为心室颤动而导致死亡。

②心室颤动的心电图特征 (图 6-46): a. 正常 P-QRS-T 波消失, 代之以形态、节律极不规则的连续的小振幅波, 频率在 200~500 次/分; b. 持续时间短, 心脏无射血功能, 很快静止, 无

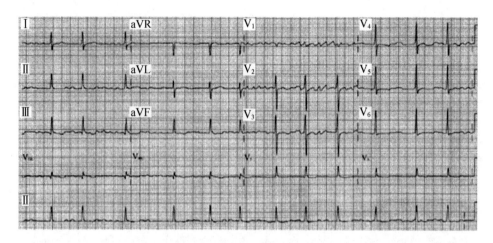

图 6-45　心房颤动心电图

心电图特点：a. 基本特点是心房率 300～500 次/分，平均心室率 76 次/分，P-R 间期无，QRS 波时间 0.08 秒；b. P 波消失，代之以大小、形态、节律不规则的 f 波；c. R-R 间距绝对不规则，QRS 波形态和时限正常

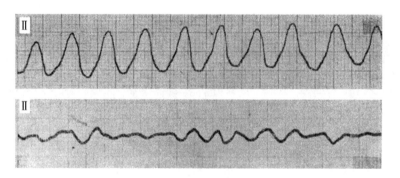

图 6-46　心室扑动与心室颤动心电图

电活动。

③临床意义：心室扑动和心室颤动都是极严重的致死性心律失常。多见于严重的器质性心脏病、电解质紊乱、严重药物中毒、各种疾病的终末期等。

（四）传导阻滞

心脏任一部位的不应期延长所引起的激动传导迟延或阻断，称为心脏传导阻滞。心脏传导阻滞可是暂时性也可是永久性，前者是心脏病变或药物直接作用于心脏传导系统的结果，也可能是迷走神经兴奋性增高所引起；后者多数为心脏器质性损害的表现。按传导障碍发生的部位将心脏传导阻滞分为：①窦房传导阻滞；②房内传导阻滞；③房室传导阻滞；④室内传导阻滞。在上述几种类型中，以房室传导阻滞最常见，其次为室内传导阻滞。

1. **房室传导阻滞**　房室传导阻滞简称房室阻滞，是一种病理状态。是激动自心房传至心室的过程中受到阻碍，以致激动只能比较缓慢的通过或仅部分通过或完全不能通过，形成了房室阻滞。可为暂时性、间歇性或永久性出现。根据阻滞的程度分为三度，第一度仅表现为激动传导的时间延长,但全部激动均可下传至心室;第二度表现为部分激动被阻滞而不能下传至心室;第三度表现为激动完全被阻滞,所有室上性激动均不能下传至心室,又称为完全性房室传导阻滞。

(1)心电图特征

①一度房室传导阻滞:具有窦性心律特点,仅 P-R 间期延长,无 QRS 波群脱落,每个激动都能传入心室。P-R 间期可随年龄、心律而有变化,即:a. 成人 P-R 间期>0.20 秒(老年人>0.22 秒);b. 在前后心率大致相同或较原先为快的情况下,P-R 间期虽在正常范围内,但较过去增加 0.04 秒。符合以上标准之一,即可诊断,见图 6-47。

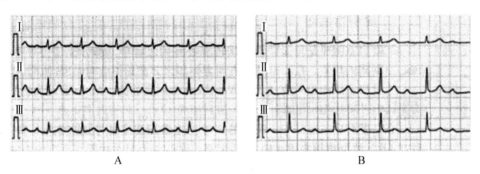

图 6-47　一度房室传导阻滞

A. P-R 间期轻度延长为 0.25 秒;B. P-R 间期极度延长达 0.44 秒

②二度房室传导阻滞:表现为部分窦房结发出的激动不能传入心室,部分 P 波后有 QRS 波群脱落。按心电图特征分为两种类型:

二度Ⅰ型房室传导阻滞,又称为莫氏Ⅰ型。a. 窦性心律,P 波规律出现;b. P-R 间期逐渐延长,直至出现一个 P 波后脱漏一个 QRS 波群,脱漏后传导阻滞得到一定恢复,P-R 间期恢复到最短,之后再逐渐延长,又出现一个 QRS 波脱漏,如此周而复始,称为文氏现象,见图 6-48。阻滞程度通常用房波与室波的比例表示,如 5:4 传导表示 5 个 P 波有 4 个传入心室,有 1 个 P 波未卜传。

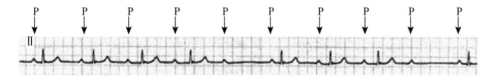

图 6-48　二度Ⅰ型房室传导阻滞

二度Ⅱ型房室传导阻滞,又称为莫氏Ⅱ型。a. 窦性心律,P-R 间期固定,可正常、也可延长;b. 部分 P 波后有 QRS 波群脱漏,可出现成比例的 QRS 波脱漏,房波:室波为 2:1、3:2、4:3、5:4、6:5 等房室传导见图 6-49。凡出现连续 2 个或 2 个以上的 QRS 波群脱漏者,如 3:1、4:1 传导的房室传导阻滞称为高度房室传导阻滞,易发展成完全性房室传导阻滞。

③三度房室传导阻滞:又称为完全性房室传导阻滞。表现为房波完全不能下传,出现逸搏心律,逸搏心律可是交界性,也可是室性。a.窦性 P 波有规律出现,QRS 波群也有规律出现,

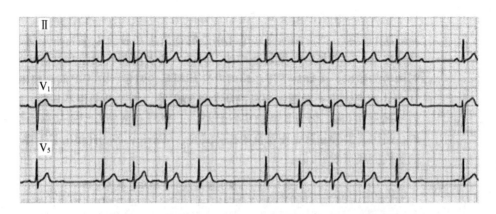

图 6-49　二度Ⅱ型房室传导阻滞(房室传导为 5∶4、6∶5不等)

但 P 波与 QRS 波群无固定关系(P-R 间期不固定),但 P-P 间距与 R-R 间距各有其自己固定的节律;b.房率>室率;c.QRS 波群的形态、时限和频率取决于潜在起搏点的部位,如果在房室束分叉以上,则 QRS 波群为室上性,频率在 40～60 次/分,见图 6-50A。如果位置低在房室束分叉以下,则形成室性逸搏心律,即 QRS 波宽大畸形,频率在 40 次/分以下,见图 6-50B。

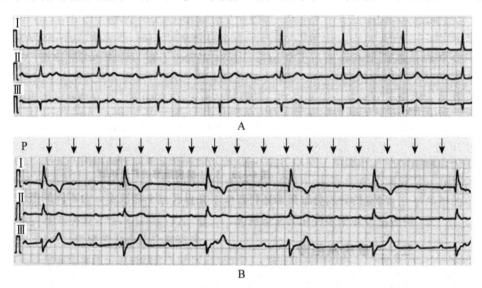

图 6-50　三度房室传导阻滞

A. 三度房室传导阻滞、交界性逸搏心律,心率 45 次/分;B. 三度房室传导阻滞、室性逸搏心律,心率 30 次/分

(2)临床意义:多见于冠状动脉粥样硬化性心脏病、心肌炎、心肌病、药物中毒、严重电解质紊乱及传导系统退行性变等。一度或二度Ⅰ型房室传导阻滞可见于正常人,与迷走神经张力增高有关。二度Ⅰ型房室传导阻滞较Ⅱ型常见,多为功能性,预后较好;而二度Ⅱ型房室传导阻滞多为器质性损害,预后较差;三度见于严重器质性心脏病。

2. 室内传导阻滞　发生在房室束以下的各种阻滞,统称为室内传导阻滞或束支传导阻滞。根据阻滞部位分为右束支阻滞、左束支阻滞等；按照阻滞的程度分为完全性阻滞和不完全性阻滞。

(1)右束支阻滞：右束支阻滞较左束支阻滞多见。

①心电图特征(见图 6-51A,图 6-51B)：a. QRS 波群时限,完全性右束支阻滞≥0.12 秒、不完全性右束支阻滞<0.12 秒；b. V_1 或 V_2 导联的 QRS 波群形态呈 rsR′("M")型；Ⅰ、V_5、V_6 导联的 S 波增伴有切迹,其时限≥0.04 秒；aVR 导联呈 QS 型,其 R 波宽伴有切迹；c. V_1 导联的室壁激动时间(V_1-VAT)>0.05 秒；d. 继发性 ST-T 改变, V_1、V_2 导联 ST 段下移,T 波倒置；Ⅰ、V_5、V_6 导联 ST 段抬高,T 波直立。

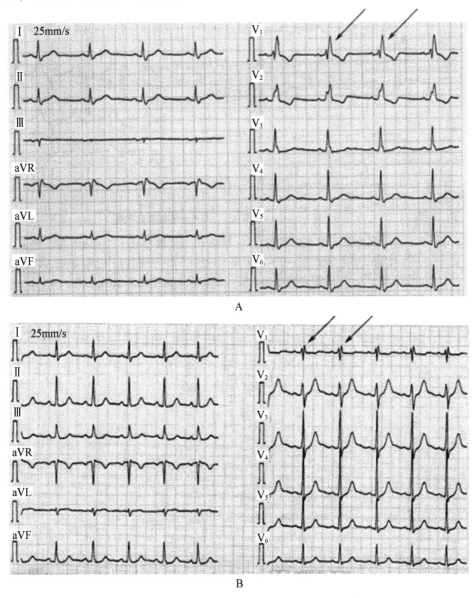

图 6-51 右束支阻滞

A. 完全性右束支阻滞；B. 不完全性右束支阻滞

②临床意义:多见于风湿性心脏病、冠状动脉粥样硬化性心脏病、高血压性心脏病、肺源性心脏病、先天性心脏病及心肌病等,偶可见于正常人。年轻人如果过去心电图一直正常,突然出现右束支阻滞,则应视为异常;40 岁以后出现右束支阻滞,应考虑冠心病的可能。

(2)左束支阻滞:左束支粗且短,由双侧冠状动脉分支供血,不易发生传导阻滞,如果发生,多为器质性病变所致。

①心电图特征(图 6-52):a.QRS 波群时限,完全性左束支阻滞≥0.12 秒,不完全性左束支阻滞<0.12 秒;b.V₁ 或 V₂ 导联的 QRS 波群形态呈 rS 型或 QS 型,Ⅰ、aVL、V₅、V₆ 导联的 R 波增宽、顶部粗顿或伴有切迹("M"型),Ⅰ、V₅、V₆ 导联无 q 波;c.心电轴左偏;d.V₅、V₆ 导联的室壁激动时间(VAT)>0.06 秒;e.继发性 ST-T 改变,以 R 波为主的导联 ST 下移,T 倒置;S 波为主的导联 ST 抬高,T 直立。

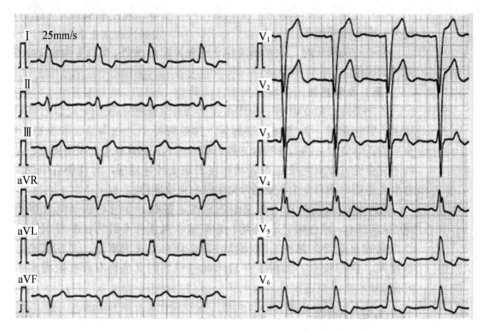

图 6-52　完全性左束支阻滞

②临床意义:主要见于器质性心脏病,90%以上为冠状动脉粥样硬化性心脏病、高血压性心脏病或主动脉瓣疾病所引起。左束支阻滞多为永久性。

二、实训流程

(一)窦性心律失常

阅读下列案例,进行小组讨论。

[案例 10]　患者,女性,38 岁。甲状腺功能亢近 2 年,近 1 周有发作性心悸感而入院治疗。入院后心电图检查,见图 6-53。

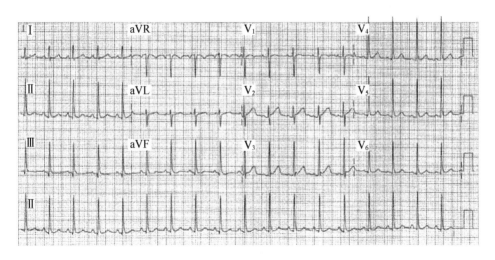

图 6-53　案例 10 心电图

[案例 11]　患者,男性,64 岁。长期服用 β 受体阻滞药,近来因自测心率较慢而就诊,心电图检查,见图 6-54。

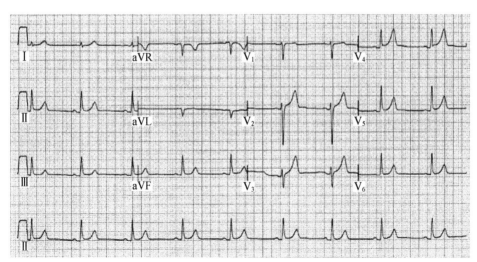

图 6-54　案例 11 心电图

[案例 12]　患者,女性,25 岁。体检发现心律失常就诊,心电图检查,见图 6-55。

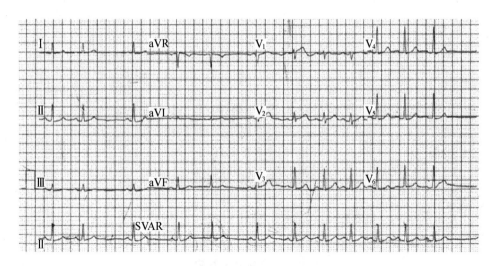

图 6-55　案例 12 心电图

(二)期前收缩

阅读下列 3 个案例,进行小组讨论。

[案例 13]　患者,男性,74 岁。胸痛 7 年,气急 2 周,有高血压病史 10 余年,为接受冠状动脉造影而入院。入院后心电图检查,见图 6-56A。

[案例 14]　患者,男性,69 岁,胸闷心悸 2 个月就诊。心电图检查,见图 6-56B。

[案例 15]　患者,女性,45 岁,心悸 2 周就诊。心电图检查,见图 6-56C。

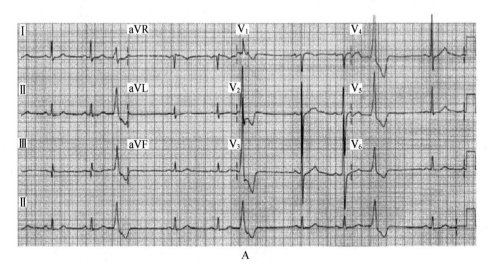

A

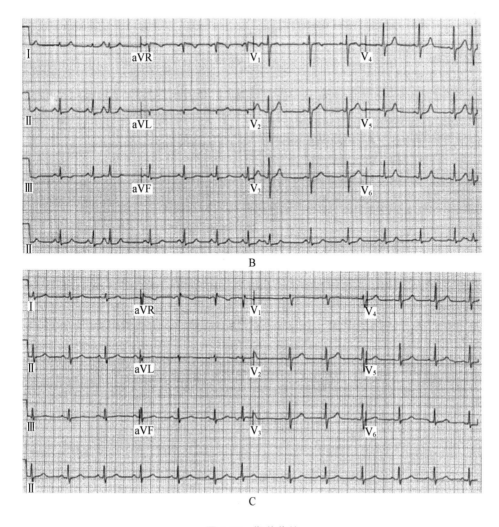

图 6-56　期前收缩

A. 案例 13 心电图；B. 案例 14 心电图；C. 案例 15 心电图

（三）阵发性心动过速

阅读下列 2 个案例，进行小组讨论。

［案例 16］　患者，男性，78 岁。原有心动过缓，今天自觉心率加快而就诊。心电图检查，见图 6-57A。

［案例 17］　患者，男性，15 岁。突发心悸 3 天，当地医院拟诊"室上性心动过速"治疗，心动过速未终止，为此转来本院。门诊心电图检查，见图 6-57B。

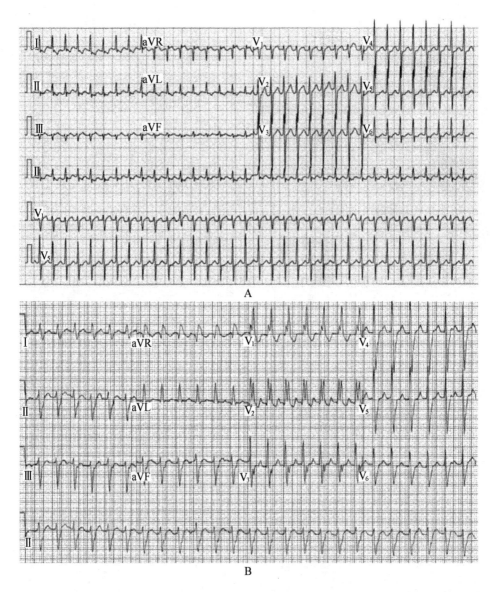

图 6-57 阵发性心动过速

A. 案例 16 心电图；B. 案例 17 心电图

(四)扑动与颤动

阅读下列 3 个案例,进行小组讨论。

[**案例 18**] 患者,女性,63 岁。阵发性心悸 5 年,药物治疗中复查心电图,见图 6-58A。

[**案例 19**] 患者,男性,69 岁。胸痛心悸 6 年,高血压病史 6 年。入院行冠状动脉造影,心电图检查,见图 6-58B。临床资料:超声心动图示左心房增大、轻度二尖瓣关闭不全。

[**案例 20**] 患者,男性,58 岁。因胸痛心悸 1 周入院。高血压病史 15 年。心电图检查结果,见图 6-58C。问题:病人的心脏处于何种状态?

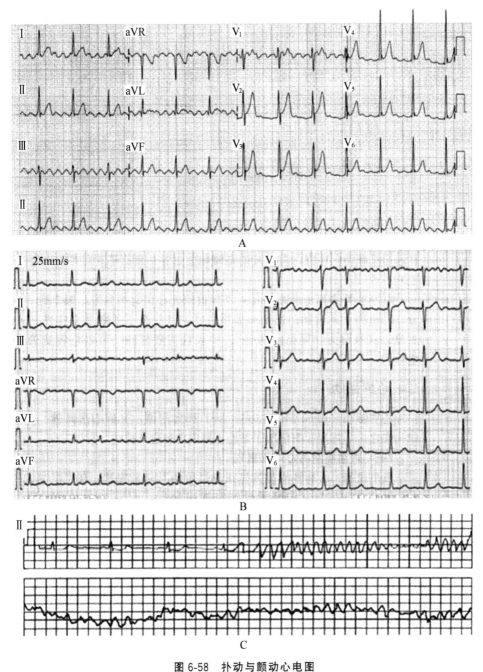

图 6-58　扑动与颤动心电图

A. 案例 18 心电图；B. 案例 19 心电图；C. 案例 20 心电图

(五)传导阻滞

阅读下列案例,进行小组讨论。

[**案例 21**]　患者,男性,47 岁。胸闷 3 个月,胸痛 3 天;入院后心电图检查,见图 6-59。

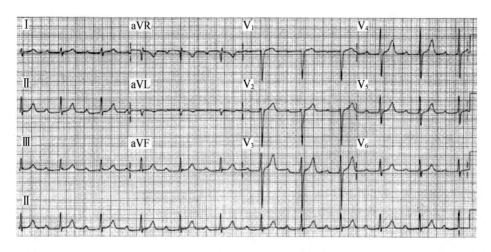

图 6-59　案例 21 心电图

[案例 22] 患者,女性,32 岁。上呼吸道感染后胸闷 2 天。心电图检查,见图 6-60。

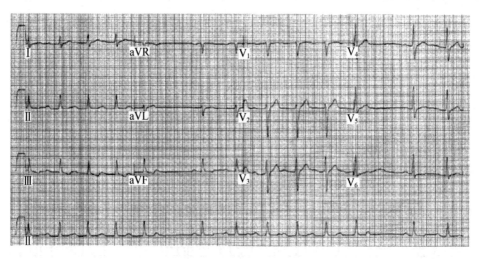

图 6-60　案例 22 心电图

[案例 23] 患者,男性,79 岁。急性心肌梗死后 5 天,突然心率减慢。心电图检查,见图 6-61。

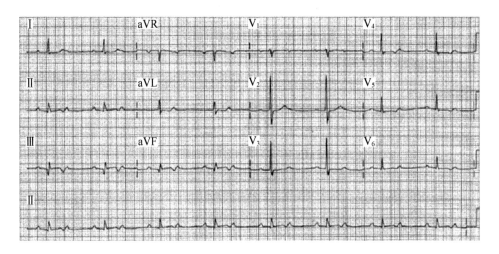

图 6-61　案例 23 心电图

[案例 24]　患者,女性,36 岁。腹痛和腹泻 3 天,伴有发热,突感心动过缓、头晕而急诊就诊。心电图检查,见图 6-62。

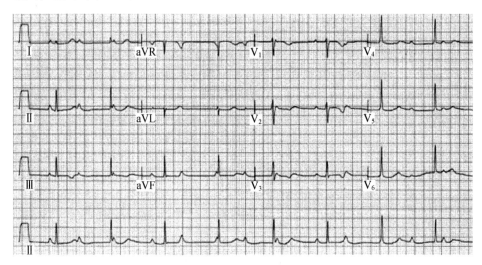

图 6-62　案例 24 心电图

[案例 25]　患者,男性,63 岁。冠状动脉支架术后 2 年,再次发生胸痛 1 个月入院;入院后心电图检查,见图 6-63。

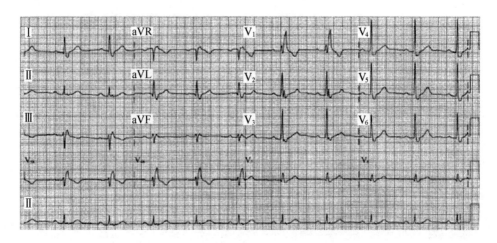

图 6-63　案例 25 心电图

[**案例 26**]　患者,女性,75 岁。胸痛 15 年,高血压病史 10 年,冠状动脉造影显示左前降支中段 60％狭窄。心电图检查,见图 6-64。

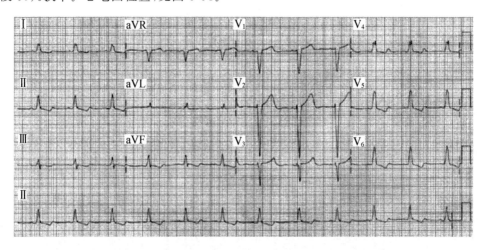

图 6-64　案例 26 心电图

三、思考题

结合上述案例的临床情况,分别做出心电图诊断,列出心电图诊断依据。

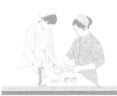

第7章 综合案例

护理程序包括评估、诊断、计划、实施和评价五个步骤。护理诊断的形成一般需经历收集资料、分析与综合资料、确立、验证与修订护理诊断，以及护理诊断排序等步骤。下面将以案例形式，具体呈现护理诊断的步骤与思维方法。

第一部分 案例信息

患者入院时，护士应通过问诊、体格检查、实验室检查和心电图检查等手段，全面、真实、准确地收集资料。本案例资料收集格式参照 Marjory Gordon 的 11 个功能性健康形态设计的入院患者护理评估表。该形态由健康感知与健康管理、营养代谢、排泄、活动运动、睡眠休息、认知感知、自我概念、角色关系、性与生殖、压力应对和价值信念 11 个方面构成，见表 7-1。

表 7-1 首次入院健康评估表

科别　心脏中心　病室　CCU　床号　12 床　住院号　×××××

姓名　××　性别　男　年龄　55 岁　婚姻　已婚　民族　汉　籍贯　辽宁

职业　渔民　文化程度　小学　现住址　辽宁省大连市旅顺口区南复路×楼×单元×房间

入院日期　2016-09-01 1:30　入院方式　平车　医疗费用支付形式　社会医疗保险

入院医疗诊断　急性下壁心肌梗死

记录日期　2016-09-01 1:50　叙述人　患者妻子　可靠程度　可靠

主管医生　张广源　主管护士　廖艳

病　史

主诉：心前区疼痛 2 个月，加重 1 天。

现病史：近 2 个月来，患者于劳动时出现心前区闷痛，偶尔向左上肢及背部放射，休息后缓解，双下肢水肿。
入院前 1 天晚上 23:00 出海打渔时突发心前区压榨性疼痛，休息后无缓解，经 120 急诊入院，心电图示 Ⅱ、Ⅲ、aVF 导联 ST 段弓背向上抬高，Ⅰ、aVL 导联 ST 段下移，急诊诊断为急性下壁心肌梗死，以平车推入 CCU。

既往史：高血压病史 8 年，否认传染病病史。

既往健康状况：良好□　一般☑　差□

疾病史（含传染病）：无□　有☑（描述：高血压病史 8 年，血压最高达 190/90mmHg，服用降压药苯磺酸左旋氨氯地平片，未规律用药，平时血压波动于 140～180/90～100mmHg，偶有头痛、头晕等症状。）

(续 表)

外伤史:无☑ 有□(描述:	)
手术史:无☑ 有□(描述:	)
过敏史:无☑ 有□(描述:	)
目前用药情况:无□ 有☑	

药物名称	剂量与用法	末次用药时间	疗效	不良反应
苯磺酸左旋氨氯地平片	2.5mg,每日1次	2016-08-31 7:00	良好	无

健康感知 健康管理	自觉健康状况:良好□ 一般☑ 较差□ 家族遗传疾病史:无☑ 有□( ) 吸烟:无□ 有☑(约_30_年,平均__20__支/日。戒烟:已□年) 嗜酒:无☑ 有□[约年,平均( )两/日。戒酒:未□ 已□年] 其他嗜好:无☑ 有□(描述:) 遵从医护人员健康指导:是□ 否☑ (原因:未遵医嘱戒烟,患者自认为吸烟了才有精神)
营养代谢	饮食形态:普食☑(3餐/日) 软食□(餐/日) 半流质□(餐/日) 流质□(餐/日) 禁食□(餐/日) 忌食□(描述:) 治疗饮食□(描述:) 食欲:正常☑ 亢进□ 食欲减退□ 近期体重变化:无□ 有☑(体重增加约3.0kg/月,体重减轻约 kg/月) 饮水:正常☑ 多饮□(ml/日) 限制饮水□(ml/日) 咀嚼困难:无☑ 有□(原因:) 吞咽困难:无☑ 有□(原因:)
排泄	排便:正常☑ 便秘□ 腹泻□(次/日) 失禁:无☑ 有□(次/日) 造口:无☑ 有□(类型 ,能否自理 能□ 否□) 应用泻药:无☑ 有□(药物名称: ,用法:) 排尿:正常☑ 增多□(次/日) 减少□(次/日) 颜色:( ) 排尿异常:无☑ 有□(描述:)

活动运动	生活自理能力(1～3级)

	自理=1级	协助=2级	完全依赖=3级
进食:	□	☑	□
洗漱:	□	☑	□
如厕:	□	☑	□
洗澡:	□	□	☑
穿衣:	□	□	☑
行走:	□	□	☑
上下楼梯:	□	□	☑

活动耐力:正常□ 容易疲劳☑

咳嗽:无☑ 有□

咳痰:无☑ 易咳出□ 不易咳出□ 吸痰□

（续 表）

睡眠休息	睡眠：正常□ 入睡困难☑ 多梦□ 早醒□ 失眠□
	睡眠/休息后精力充沛：是□ 否☑
	辅助睡眠：无☑ 有□（描述： ）
认知感知	疼痛：无□ 有☑（描述：心前区压榨性疼痛，休息后无缓解。）
	视力：正常☑ 近视□ 远视□ 失明□（左□ 右□ ）
	听力：正常☑ 耳鸣□ 减退（左□ 右□ ）耳聋（左□ 右□ ）
	助听器：无☑ 有□
	眩晕：无☑ 有□（原因 ）
	定向力：正常☑ 障碍□
	记忆力：良好☑ 减退（短时记忆□ 长时记忆□ ） 丧失□
	注意力：正常☑ 分散□
	语言能力：正常☑ 失语□ 构音困难□ 其他□（ ）
自我概念	自我感觉：良好□ 不良☑
	情绪状态：正常□ 紧张□ 焦虑☑ 抑郁□ 愤怒□ 恐惧☑ 绝望□（描述：烦躁不安、失眠。
	害怕治不好，以后不能正常生活）
角色关系	就职情况：胜任□ 勉强胜任□ 不能胜任☑
	家庭关系：和睦☑ 紧张□ 其他□（ ）
	社会交往：正常☑ 较少□ 回避□
	角色适应：良好□ 角色冲突□ 角色缺如□ 角色强化□ 角色消退☑
	家庭及个人经济情况：够用□ 勉强够用☑ 不够用□
性与生殖	月经：正常□ 失调□ 经量：正常□ 一般□ 较多□ 较少□
	孕次：（ ） 产次：（ ）
	性生活：正常☑ 异常□（ ）
压力应对	对疾病和住院反应：否认□ 适应□ 依赖☑
	过去 1 年内重要生活事件：无☑ 有□（描述： ）
	适应能力：能独立解决问题□ 需要帮助☑ 依赖他人解决□
	照顾者：胜任□ 勉强胜任☑ 不胜任□
	家庭应对：忽视□ 能满足☑ 过于关心□
价值信念	宗教信仰：无☑ 有□（ ）
体格检查	
生命体征	体温：36.8℃ 脉搏：110 次/分 呼吸：28 次/分 血压：140/90mmHg
全身状态	身高：175cm 体重：80kg 体脂肪健康指数：26.12
	营养状态：良好☑ 中等□ 不良：肥胖□ 消瘦□ 恶病质□
	面容：正常□ 异常☑（类型：急性面容）
	意识状态：清醒☑ 障碍□（类型： ）
	体位：自动体位□ 被动体位☑ 强迫体位□（类型：仰卧位 ）
	步态：正常□ 异常☑（类型：平车推入病房 ）

（续　表）

皮肤黏膜	色泽:正常☑　潮红□　苍白□　发绀□　黄染□　其他□(　　　　　　　　　　　)
	湿度:正常☑　干燥□　潮湿□
	温度:正常☑　热□　冷□
	弹性:正常☑　减退□
	完整性:完整☑　皮疹□(部位:　)　出血□(部位:　)　破损□(部位:　　　　)
	瘙痒:无☑　有□(描述:　　　　　　　　　　　　　　　　　　　　　　　)
	水肿:无□　有☑(描述:双下肢凹陷性水肿)
淋巴结	正常☑　肿大□(描述:　)
头部	眼睑:正常☑　水肿□
	结膜:正常☑　水肿□　出血□
	巩膜:正常☑　黄染□
	瞳孔:正常☑　异常□(描述:　　　　　　　　　　　　　　　　　　　　　)
	对光反射:正常☑　迟钝□　消失□
	口唇:红润□　发绀☑　苍白□　疱疹□　其他□(　　　　　　　　　　　　)
	口腔黏膜:正常☑　出血点□　溃疡□　其他□(描述:　　　　　　　　　　)
颈部	颈项强直:无☑　有□
	颈静脉:正常☑　充盈□　怒张□
	气管:居中☑　偏移□(描述:　　　　　　　　　　　　　　　　　　　　　)
	肝颈静脉回流征:阴性☑　阳性□
胸部	吸氧:无□　有☑(描述:鼻导管给氧每分钟 4L　　　　　　)
	呼吸方式:自主呼吸☑　机械呼吸□(描述:　　　　　　　　　　　　　　　)
	呼吸节律:规则☑　不规则□(描述:　　　　　　　　　　　　　　　　　　)
	呼吸困难:无□　☑有(描述:呼吸加快,28 次/分　　　　　　　)
	呼吸音:正常☑　异常□(描述:　　　　　　　　　　　　　　　　　　　　)
	啰音:无☑　有□(描述:　　　　　　　　　　　　　　　　　　　　　　　)
	心率:110 次/分　　心律:齐☑　不齐□
	杂音:无□　有☑(描述:心尖部闻及Ⅲ级收缩期吹风样杂音)
腹部	外形:正常☑　膨隆□(腹围　　　　　　　　cm)
	肠型:无☑　有□
	胃肠蠕动波:无☑　有□(描述:　　　　　　　　　　　　　　　　　　　　)
	腹肌紧张:无☑　有□(描述:　　　　　　　　　　　　　　　　　　　　　)
	肝大:无☑　有□(描述:　　　　　　　　　　　　　　　　　　　　　　　)
	压痛:无☑　有□(描述:　　　　　　　　　　　　　　　　　　　　　　　)
	反跳痛:无☑　有□(描述:　　　　　　　　　　　　　　　　　　　　　　)
	移动性浊音:阴性☑　阳性□
	肠鸣音:正常☑　亢进□　减弱□　消失□
肛门、生殖器	未查☑　正常□　异常□(描述:　　　　　　　　　　　　　　　　　　　)
	未查☑　正常□　异常□(描述:　　　　　　　　　　　　　　　　　　　)
脊柱四肢	脊柱:正常☑　异常□(描述:　　　　　　　　　　　) 活动:正常☑　受限□
	四肢:正常☑　异常□(描述:　　　　　　　　　　　) 活动:正常☑　受限□

（续　表）

神经系统	肌张力:正常☑　增强□　减弱□	
	瘫痪:无☑　有□(描述:	)
	巴宾斯基征:阴性☑　阳性□	
	其他:(描述:	)

实验室及其他检查(可作护理诊断依据的各种实验室、器械等检查结果)
心电图示Ⅱ、Ⅲ、aVF 导联 ST 段弓背下上抬高，Ⅰ、aVL 导联 ST 段下移

主要护理诊断:

签名:

日期:

第二部分　护理诊断步骤与思维方法

一、收集资料

详见第一部分案例信息。

二、资料的分析与综合

1. 寻找有意义的资料和线索　完成收集资料工作后,则进入分析与综合阶段,对资料进行分类和解释,即判断哪些是正常的,哪些是异常的症状或体征,为形成护理诊断提供线索,见表 7-2。

表 7-2　案例资料分析一览表

资料分类	正常与异常表现分析	相关护理诊断
现病史	患者体力劳动时出现心前区闷痛,偶尔向左上肢和背部放射,休息后缓解,提示可能存在心肌缺血;双下肢水肿、呼吸困难可与心功能不全导致体循环和肺循环淤血有关;患者在重体力劳动时(出海打渔时)心脏负担增加,导致心前区疼痛加剧,提示心功能损害加重。以上信息均提示患者存在心功能减退,心电图检查,进一步提示患者出现急性心肌梗死,心功能已严重受损	
疾病史	高血压病史 8 年,未规律用药,血压控制不好,提示患者对高血压重视不足,服药依从性差	遵守治疗方案无效——未规律服用降压药;与患者对不服药危害认识不足有关
健康感知健康管理	患者常年吸烟,未遵医嘱戒烟,自认为吸烟了才有精神,提示患者戒烟困难,且对戒烟的益处和吸烟的危害认识不足	知识缺乏——未遵医嘱戒烟;与缺乏吸烟害处方面的知识有关
营养代谢	近 1 个月体重增加约 3.0kg,可能与水肿有关	体液过多——双下肢水肿;与右心功能不全导致体循环淤血有关 有皮肤完整性受损的危险;与双下肢水肿有关
排泄	正常	
活动运动	因心功能减退,活动耐力和自理能力下降,在洗澡、穿衣、行走和上下楼梯完全依赖	活动无耐力——活动时易疲劳;与心功能不全导致的呼吸困难、缺氧有关 自理缺陷——日常生活活动需协助或完全依赖;与心功能不全需卧床休息有关
睡眠休息	入睡困难,睡眠质量下降	失眠——入睡困难;与疼痛、呼吸困难有关
认知感知	有心前区疼痛,且疼痛剧烈,不易缓解	疼痛——心前区压榨性疼痛,向左肩部和背部放射;与心肌梗死有关

（续 表）

资料分类	正常与异常表现分析	相关护理诊断
自我概念	因突发疾病，并伴有疼痛，患者自我感觉不好，担心预后，存在焦虑和恐惧情绪	焦虑——烦躁不安、失眠：与担心疾病预后有关 恐惧——害怕治不好，以后不能正常生活：与担心疾病恶化有关
角色关系	患者已不能胜任原来打渔工作，作为家庭主要经济支柱的角色受到威胁	有无能为力感的危险——不能胜任打渔工作，家庭经济勉强够用：与心功能不全导致的活动耐力下降有关
性与生殖	正常	
压力应对	发病后患者依赖性大，与自理能力评价结果一致，照顾者的照顾能力受到挑战	有照顾者角色紧张的危险——勉强胜任照顾患者：与照顾压力大、缺乏相应照顾技能有关
价值信念	无宗教信仰	
体格检查	患者心率和呼吸较快，符合心功能减退的表现；急性面容和被动体位与现病史的剧烈疼痛一致；口唇发绀，提示存在缺氧，符合心功能减退表现；双下肢凹陷性水肿与现病史"双下肢水肿"一致；心尖部闻及Ⅲ级收缩期吹风样杂音，提示二尖瓣关闭不全	气体交换受损——口唇发绀，心率110次/分，呼吸28次/分：与心功能不全所致的肺淤血有关
实验室及其他检查	心电图检查提示急性心肌梗死	潜在并发症：心律失常

2. 形成诊断假设，确定护理诊断和相关因素　根据第1步的分析结果，可以对该案例形成如下假设：患者有长期高血压史和吸烟史，且血压控制差，可能导致冠脉粥样硬化加重，影响心功能。2个月前，在劳累后出现心前区疼痛，休息后缓解，此时心功能的代偿能力逐渐下降。右心功能不全，体循环淤血，静脉压升高，出现双下肢凹陷性水肿，体重增加。1天前，重体力劳动时，心前区疼痛加剧，不能缓解，出现心率、呼吸加快（肺淤血），说明心功能已严重受损。心功能不全导致的疼痛、循环淤血、血液中氧含量下降和呼吸困难等，使患者活动耐力和自理能力下降，在洗澡、穿衣、行走和上下楼梯完全依赖，照顾者的照顾能力受到挑战；入睡困难，睡眠质量下降；患者自我感觉不好，担心预后，存在焦虑和恐惧情绪；不能胜任原来打渔工作，作为家庭主要经济支柱的角色受到威胁；胃肠道淤血可能导致食欲减退、消化吸收不良。根据以上假设，可提出此时患者可能的护理诊断、依据和相关因素（表7-2）。

3. 护理诊断排序　对于已经确立的护理诊断，明确哪些是应该首先解决的问题（优先诊断），哪些问题可以延缓解决（次优诊断和其他诊断）。对于该患者来讲，护理工作首先解决直接威胁生命的问题，如改善心脏供氧、绝对卧床休息、严密监测病情（并发症），所以该患者的优先诊断是"气体交换受损""自理缺陷""活动无耐力""潜在并发症：心律失常"。其次，应解决"疼痛""焦虑""恐惧""体液过多""有皮肤完整性受损的危险"和"失眠"问题，这类问题虽不直接威胁生命，但需及时采取措施，否则情况可进一步恶化。最后，考虑出院后需面对的问题，如"遵守治疗方案无效""知识缺乏""有照顾者角色紧张危险"和"有无能为力的危险"。

第三部分　实训流程

一、临床见习与收集资料

以小组为单位,每组 3～5 人,临床见习时,运用问诊、体格检查、心电图检查和参阅实验室检查结果等方法收集案例资料,将资料信息录入护理评估表,护理评估表可参照生理-心理-社会模式或 Marjory Gordon 的 11 个功能性健康形态设计。

二、资料的分析与综合

以小组讨论的形式,对案例资料进行分析,最后确定护理诊断。

1. 寻找有意义的资料和线索,将结果以表格形式列出。
2. 形成诊断假设,确定护理诊断和相关因素。
3. 护理诊断排序。

三、案例汇报

1. 每个小组以 PPT 形式进行案例汇报,汇报内容包括主要案例信息描述、资料分析与综合过程及最终的护理诊断等。
2. 回答学生和教师提问。

四、教师总结

1. 按大纲要求完成见习;护理评估表设计清晰、完整;案例分析思路清晰、内容正确;相关护理诊断的依据、相关因素及护理诊断排序正确;最终确定的护理诊断正确。
2. 案例汇报 PPT 制作美观、清晰;汇报内容清晰、完整;能正确回答学生和老师提出的问题。
3. 思考题:查阅文献,了解我国护理诊断的研究与应用进展。

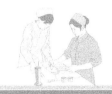

参考答案

第1章 常见症状问诊

第一部分 发 热

实训流程题答案

阅读下列案例,进行小组讨论并回答问题

(1)该患儿发热原因可能是什么?

答:该患儿发热的原因可能是致病菌引起的扁桃体炎症,属感染性发热。

(2)发热对患儿的影响表现在哪些方面?

答:发热对患儿的影响表现在胃肠功能异常,出现恶心、呕吐;高热导致意识状态方面出现精神差、嗜睡;惊厥发生;脱水,如口唇干、尿少。

(3)对该患儿进一步问诊的重点内容有哪些?

答:护士进行健康评估的重点应该是患者对现存的或潜在的健康问题(发热)在生理、心理、社会和精神等方面的反应。护士通过评估患者对健康问题的反应,做出护理诊断,所以进一步问诊的重点内容应该如下。①食欲与体重:食欲如何,有无体重下降,以作为"营养失调:低于机体需要量"护理诊断的依据。②脱水:患儿已出现尿少、口唇干燥等脱水征,所以应仔细询问出汗情况和饮水情况,以作为"体液不足:与体温下降期出汗过多和(或)液体量摄入不足有关"现存性护理诊断的依据。③意识改变:患儿已出现嗜睡,护士应仔细询问家属患儿是否有幻觉、谵语等意识状态改变,以作为"(急性或慢性)意识障碍"现存护理诊断的依据。④惊厥及其影响、家属的应对方式。患儿突发惊厥可导致窒息、外伤等不良后果。另外,小儿惊厥发作时,突然发生意识丧失,眼球上翻、凝视或斜视,局部或全身肌群出现强直性或阵挛性抽动,家属可不知如何应对。所以护士应询问小儿惊厥发展过程,有无呼吸困难表现,有无跌倒,家属是如何应对的,以作为"有窒息的危险:与惊厥发作有关"。"有外伤的危险:与意识丧失有关"。"应对无效:与缺乏相关应对知识有关"等现存性或危险性护诊断提供依据。

(4)根据案例提供的资料,列举初步护理诊断与合作性问题及其相关因素。

答:①体温过高:与病原体感染有关;②营养失调——低于机体需要量:与长期发热所致机体物质消耗增加及营养物质摄入不足有关;③体液不足:与体温下降期出汗过多和(或)液体量

摄入不足有关;④意识障碍:与小儿高热有关;⑤有窒息的危险:与惊厥发作有关;⑥有外伤的危险:与意识丧失有关。

思考题答案

1. 该患儿经历体温上升期、高热期与体温下降期时,分别可能出现哪些临床表现?

答:①体温上升期:皮肤苍白、无汗、畏寒或寒战,继而体温上升;②高热期:皮肤潮红、灼热、呼吸深快、寒战消失、开始出汗并逐渐增多;③体温下降期:出汗多、皮肤潮湿。

2. 评估稽留热患者时应特别注意哪些问题?

答:稽留热患者的体温持续在 39～40℃ 及以上达数天或数周,24 小时波动范围不超过 1℃,按发热的分度属于高热,高热可致谵语、幻觉等意识改变,以及胃肠功能异常,多有食欲下降或伴呕血、呕吐,所以评估时应特别注意该患者有无意识改变和胃肠道症状,对于小儿高热者要注意高热惊厥,告知家属高热惊厥的表现和基本处理方法。

第二部分 抽搐与惊厥

实训流程题答案

阅读下列案例,进行小组讨论并回答问题

(1)该患者抽搐的原因可能是什么?

答:该患者抽搐的原因可能是脑外伤引起脑部局部组织兴奋性增加引起。

(2)抽搐对患者的影响表现在哪些方面?

答:抽搐对患者的影响表现在受伤的危险,出现因肢体抽搐导致摔伤;抽搐导致精神状态方面出现精神差,家属焦虑不安。

(3)对该患者进一步问诊的重点内容有哪些?

答:①受伤:摔伤的严重程度,以作为"有受伤的危险:与抽搐发作所致的不受控制的强直性肌肉收缩有关"这一现存性护理诊断的依据。②恐惧:患者出现担心、精神差等心理,重点评估其心理状态对生活的影响,以作为"恐惧与不可预知的抽搐发作有关。"这一现存性护理诊断的依据。③家属情绪:患者家属出现焦虑不安的情绪,患者突发抽搐,并因此引起外伤,家属可能不知如何应对。所以护士应询问患者抽搐发展过程,有无其他伴随症状,跌倒后家属是如何应对的,以作为"照顾者角色紧张:与照顾接受者的健康不稳定性及照顾情景的不可预测性有关"这一现存性护理诊断提供依据。

(4)根据病例提供的资料,列举初步的护理诊断与合作性问题及其相关因素。

答:①有受伤的危险:与抽搐发作所致的不受控制的强直性肌肉收缩有关;②恐惧:与不可预知的抽搐发作有关;③照顾者角色紧张:与照顾接受的健康不稳定性及照顾情景的不可预测性有关。

思考题答案

1. 分析全身性抽搐与局限性抽搐临床表现的不同。

答:全身性抽搐特点以全身性骨骼肌痉挛为主要表现,起病时意识突然丧失。部位与性质表现为全身肌肉强直,呼吸暂停继而四肢阵挛性抽搐。伴有呼吸不规则,二便失禁,发绀,瞳孔散大,对光反应迟钝,病理反射阳性。持续时间:半分钟,也可反复发作或呈持续状态。

局限性抽搐的特点是以身体某一局部肌肉收缩为主要表现。意识清醒,无呼吸、大小便异常,无病理反射,持续时间可长可短。

2. 评估抽搐患者时应特别注意哪些问题?

答:抽搐可能引起患者继发性损伤,引起患者及家属的适应障碍,所以评估时应特别注意该患者有无抽搐引起的损伤,其严重程度如何,患者及家属的心理反应,应对措施如何。

第三部分 水 肿

实训流程题答案

阅读下列案例,进行小组讨论并回答问题

(1)该患者水肿的原因可能是什么?

答:该患者水肿的原因可能是甲状腺功能不全导致甲状腺素缺少,导致体内黏液性物质代谢障碍,堆积在皮下组织的缘故,属黏液性水肿。

(2)水肿对患者的影响表现在哪些方面?

答:水肿对患者的影响表现在活动方面出现乏力,精神方面出现情绪低落。

(3)对该患者进一步问诊的重点内容有哪些?

答:进一步问诊的重点内容如下。①食欲与体重:食欲如何,有无体重增加,以作为"营养失调:高于机体需要量与代谢率降低致摄入大于需求有关"的现存性或危险性护理诊断的依据。②大便情况:患者排便次数与形态等情况,作为"便秘:与代谢率降低及体力活动减少引起肠蠕动减慢有关"的现存性或危险性护理诊断的依据。③有无受凉、感染等情况存在,是否使用麻醉药、镇静药,因考虑患者为甲状腺功能低下,注意其可能出现的潜在并发症:黏液性水肿昏迷。提醒其注意避免诱因。

(4)根据病例提供的资料,列举初步护理诊断与合作性问题及其相关因素。

答:①活动无耐力:与甲状腺激素不足所致肌肉乏力、心功能减退、贫血有关;②潜在并发症:黏液性水肿。

思考题答案

1. 比较心源性水肿、肾源性水肿、肝源性水肿和营养不良水肿临床表现有哪些不同。

答:(1)心源性水肿主要系右心衰竭引起。特点:首先出现在身体下垂部位。多从足部开始,向上延及全身,发展缓慢,伴心脏增大、心脏杂音、肝大、静脉压升高等体循环淤血表现。

(2)肾源性水肿特点:初为晨起眼睑和颜面水肿,后延及全身。发展迅速,常有尿检异常、高血压和肾功能损害等。

(3)肝源性水肿的特点:多先有腹水。水肿先出现于踝部,逐渐向上蔓延,但头面部和上肢多无水肿。常同时伴有肝硬化的其他表现。

(4)营养不良性水肿的特点:先从足部开始,逐渐蔓延及全身,常伴消瘦、体重减轻等。

2. 评估特发性水肿患者时应特别注意哪些问题?

答:因特发性水肿几乎只发生于女性,其特点有周期性、体重昼夜变化大,部位多局限于身体下垂部位,因此评估时关注患者的性别、水肿出现的规律、部位、体重昼夜变化规律。

第四部分 脱 水

实训流程题答案

阅读下列案例,进行小组讨论并回答问题

(1)该患儿出现了什么问题?

答：该患儿为低渗性脱水和低钾血症。

(2)本病对患儿造成了哪些影响？

答：本病导致患儿精神萎靡、尿量减少、腹胀、引起了患儿家属的焦虑。

(3)对该患儿家属进一步问诊的重点内容有哪些？

答：①尿量和体重：患儿已经出现精神萎靡，皮肤弹性下降，眼窝凹陷的表现，对其尿量是否减少及减少程度，体重是否减轻，减轻的程度怎样都应做充分评估，以作为"体液不足：与液体摄入不足且丢失过多有关"这一现存性护理诊断的依据。也为其脱水程度定级，配合输液做好准备。②患儿活动情况：严重呕吐、腹泻后，患儿精神萎靡，活动量自然下降，仔细评估患儿患病前后的活动改变，为"活动无耐力"这一现存性护理诊断提供依据。③意识：患儿已经出现精神萎靡，既往治疗存在一定不足，分析其不足所在，评估其意识变化情况，为是否会出现"潜在并发症：意识障碍"这一潜在合作性问题提供依据。

(4)根据病例提供的资料，列举初步护理诊断与合作性问题及其相关因素。

答：①体液不足：与液体摄入不足且丢失过多有关；②活动无耐力：与体液不足后，液体补充不合理有关；③潜在并发症：意识障碍。

思考题答案

1. 从病因与临床表现上综合比较不同类型脱水的差异。

答：高渗性脱水：主要由长期禁食、大汗出、气管切开等引起。血清钠浓度＞150mmol/L，血浆渗透压＞310mOsm/L。临床口渴明显，尿少、比重高，血容量下降较少，休克少见。失水占体重的7％以上的重度患者可表现为高热、昏迷、抽搐。

低渗性脱水：主要由胃肠道消化液持续性丧失、大创面慢性渗液、肾排出水和钠过多等引起。血清钠浓度＜135mmol/L，中度＜130mmol/L，重度＜120mmol/L，血浆渗透压＜290mOsm/L。临床无口渴、恶心、呕吐、乏力、头晕、手足麻木、肌肉痉挛，皮肤弹性差，脉搏细数、血压偏低，尿少、比重低，重者可出现意识障碍。

等渗性脱水：主要由体液急性丢失如大面积烧伤、肠梗阻、腹膜炎等引起。血清钠和血浆渗透压正常。临床不口渴，尿少、乏力、舌干、眼球下陷、皮肤干燥松弛，尿相对密度增高，重者休克。

2. 上列病例为出现血清Na^+125mmol/L的原因是什么？

答：呕吐、腹泻不能进食通常会等渗性脱水，但患儿3天后入院，大量失液，只补水，未补钠，所以从等渗性脱水变为低渗性脱水。

第五部分　呼吸困难

实训流程题答案

阅读下列案例，进行小组讨论并回答问题

(1)该患者出现呼吸困难是什么原因引起的？

答：肺感染引起的，属于肺源性呼吸困难。

(2)本病对患者造成了哪些影响？

答：本病导致患者咳嗽、咳痰，气短、呼吸困难，发绀，不能平卧，下肢水肿。

(3)对该患者进一步问诊的重点内容有哪些？

答：①活动情况：患者已经出现气短，呼吸困难，发绀，不能平卧的表现，对其日常生活是否受影响及影响程度都应做充分评估,以作为"活动无耐力:与心肺功能减退有关"的现存性护理诊断的依据。②咳痰的性状、色、量、质地等内容,为"清理呼吸道无效:与呼吸道感染、分泌物过多或黏稠、咳嗽无力及大量液体和蛋白质漏入肺泡有关。"这一现存护理诊断提供依据。③水肿发展情况:患者已经气短,呼吸困难,发绀,不能平卧,下肢凹陷性水肿表现,提示有心功能不全存在,注意评估其呼吸困难与体位的变化情况,水肿的发展情况,为"体液过多:与心排血量减少、肾血灌注量减少有关。"这一现存护理诊断提供依据。④精神、神经、心率、尿量、出血等情况:患者已经出现气短,呼吸困难、发绀,水肿,PaO_2 55mmHg,表明感染导致的呼吸衰竭已影响到心功能,对其他脏器是否造成损伤应进一步评估,因此,其精神神经症状、心率、血压、尿量及是否存在上消化道出血引起的呕血、黑粪均应重点关注,为患者"潜在并发症:重要器官缺氧性损伤"这一合作性问题提供依据。

(4)根据病例提供的资料,列举初步护理诊断与合作性问题及其相关因素。

答:①低效性呼吸形态:与不能进行有效呼吸有关;②清理呼吸道无效:与呼吸道感染、分泌物过多或黏稠、咳嗽无力及大量液体和蛋白质漏入肺泡有关;③活动无耐力:与心脏负荷增加、心排血量减少有关;④体液过多:与心排血量减少、肾血灌注量减少有关。

思考题答案

1. 比较不同类型呼吸困难的异同点。

答:①吸气性呼吸困难:多为上呼吸道或大气道机械性梗阻或狭窄所致,可伴干咳和高调喉鸣;②呼气性呼吸困难:多见于肺组织弹性减退或小支气管狭窄、痉挛,见于支气管哮喘、慢性阻塞性肺气肿等;③混合性呼吸困难:见于肺呼吸面积减少或因胸部疼痛而限制呼吸时,表现为吸气和呼气均困难,如广泛性肺实质病变(大叶性肺炎、肺水肿)及大量胸腔积液、自发性气胸等。

2. 分析呼吸困难的病因有哪些?

答:①心源性呼吸困难:可以见于各类心脏病引起的心功能衰竭,也见于大量心包积液;②肺源性呼吸困难:主要是由呼吸道、肺循环、胸廓及呼吸肌的各种疾病引起的通气、换气功能障碍;③中毒性呼吸困难:由呼吸中枢受毒物刺激或药物抑制所致;④血液源性呼吸困难:由红细胞携带氧减少或大出血休克刺激呼吸中枢等所致,见于重症贫血、休克等;⑤神经精神性与肌肉性呼吸困难:常因颅内压升高和脑供血减少而使呼吸中枢抑制,或神经肌肉麻痹致呼吸肌无力而致的通气不足;⑥其他疾病所致呼吸困难:如大量腹水、腹内巨大肿瘤、妊娠后期、急性传染性疾病伴高热等。

第六部分　发　绀

实训流程题答案

阅读下列案例,进行小组讨论并回答问题

(1)该患者发绀的原因可能是什么?

答:该患者发绀的原因是慢性支气管炎急性发作,引发阻塞性肺气肿、呼吸衰竭,导致气道阻塞所致的机体缺氧,属中心性缺氧。

(2)发绀对患者的影响表现在哪些方面?

答:在静息状态下明显出现气短、呼吸困难,不能平卧。

(3)对该患者进一步问诊的重点内容有哪些?

答:①活动、咳痰、水肿发展情况等内容见第五节呼吸困难;②神志情况。询问患者有无异常行为,缺氧严重可能会合并肺性脑病,一旦发生肺性脑病,患者神志会发生改变,注意评估患者神志变化情况,为"潜在并发症:肺性脑病"这一潜在性护理诊断提供依据。

(4)根据病例提供的资料,列举初步护理诊断与合作性问题及其相关因素。

答:①低效性呼吸形态:与不能进行有效呼吸有关;②清理呼吸道无效:与呼吸道感染、分泌物过多或黏稠、咳嗽无力及大量液体和蛋白质漏入肺泡有关;③活动无耐力:与心脏负荷增加、心排血量减少有关;④体液过多:与心排血量减少、肾血灌注量减少有关。

思考题答案

1. 比较周围性发绀、高铁血红蛋白血症和硫化血红蛋白血症临床表现有哪些不同?

答:周围性发绀的特点:主要由于周围循环血流障碍所致。其特点:发绀常出现于肢体末端与低垂部位,皮肤发凉,给予按摩或加温,可使皮肤转暖,发绀消退。

高铁血红蛋白血症发绀的特点:有伯氨喹啉、亚硝酸盐、磺胺类、硝基苯、苯胺等药物或化学物质中毒史,或因大量进食含有亚硝酸盐的变质蔬菜引起。临床特点:发绀急骤,暂时性、病情危重,氧疗后青发绀不退,静脉血呈深棕色,静脉注射亚甲蓝、大剂量维生素 C 或硫代硫酸钠,可使发绀消退。极少数高铁血红蛋白血症为先天性,患者自幼即有发绀,有家族史,身体健康状况较好。

硫化血红蛋白血症发绀的特点:有药物或化学物质中毒史(同高铁血红蛋白血症),同时有便秘或服用硫化物。临床特点:持续时间长,可达数月以上,血液呈蓝褐色。

2. 中心性发绀患者的表现特点与常见病因有哪些?结合本病例分析其发生机制。

答:中心性发绀表现为全身性。常见于各种严重的呼吸系统疾病,如喉、气管、支气管的阻塞、肺炎、阻塞性肺气肿、弥漫性肺间质纤维化、肺淤血、肺水肿、急性呼吸窘迫综合征、肺栓塞、原发性肺动脉高压等。本病例是较典型的呼吸功能不全、肺氧合作用不足所致的中心性发绀。

第七部分　咳嗽与咳痰

实训流程题答案

阅读下列案例,进行小组讨论并回答问题

(1)该患者咳嗽咳痰的原因可能是什么?

答:该患者咳嗽咳痰的原因可能是受凉感冒后造成的肺部感染,肺部感染后的炎症反应,排出的分泌物增多。

(2)咳嗽咳痰对患者的影响表现在哪些方面?

答:咳嗽咳痰对患者的影响表现在气短及呼吸困难。

(3)对该患者进一步问诊的重点内容有哪些?

答:护士进行健康评估的重点应该是患者对现存的或潜在的健康问题(咳嗽与咳痰)在生理、心理、社会和精神等方面的反应。护士通过评估患者对健康问题的反应,做出护理诊断,所以进一步问诊的重点内容如下。①痰液:患者有"咳嗽咳痰,痰量多,呈黏液脓性痰,不易咳出,气短,呼吸困难,发绀"等症状,仔细评估痰液排出的情况,痰的颜色、气味及咳痰与体位的关系,是否存在咳嗽无力的表现等,为患者"清理呼吸道无效:与呼吸道感染、分泌物过多或黏稠、咳嗽无力及大量液体和蛋白质漏入肺泡有关。"这一现存护理诊断提供依据。②活动:患者有"气短,呼吸困难,发绀,不能平卧"等临床表现,是否影响到其日常生活,活动时是否乏力,呼吸有无异常,呼吸困难影响活动的程度应仔细评估,为患者"活动无耐力:与心脏负荷增加、心排血量减少有关。"这一现存护理诊断提供依据。③睡眠情况。患者有气短、呼吸困难,不能平卧等表现,对其睡眠是否造成影响,影响程度如何应重点评估,为"睡眠形态紊乱:与呼吸困难、不能平卧有关。"这一现存护理诊断提供依据。④胸痛:患者有咳嗽、咳痰、气短、呼吸困难等症状,评估时注意是否有突发的胸痛,胸痛的性质,为患者是否存在"潜在并发症:自发性气胸"这一潜在的合作性问题提供依据。

(4)根据病例提供的资料,列举初步护理诊断与合作性问题及其相关因素。

答:①低效性呼吸形态:与不能进行有效呼吸有关;②清理呼吸道无效:与呼吸道感染、分泌物过多或黏稠、咳嗽无力及大量液体和蛋白质漏入肺泡有关;③活动无耐力:与心脏负荷增加、心排血量减少有关;④体液过多:与心排血量减少、肾血灌注量减少有关;⑤睡眠形态紊乱:与呼吸困难、不能平卧有关。

思考题答案

1. 综合回顾痰液性质及其临床意义。

答:①大量灰白色泡沫痰:慢性支气管炎、支气管哮喘;②咳出支气管树样的黏液栓:哮喘、变态反应性支气管、肺曲菌病(ABPA);③黄色、绿色或棕褐色脓性痰:化脓性支气管炎、肺炎、肺脓肿、支气管扩张症、肺结核;④脓-血性痰:金葡菌肺炎、肺脓肿、支气管肺囊肿合并感染等;⑤粉红色泡沫痰为急性左侧心力衰竭;⑥单纯血性痰可见于气管-支气管炎症、肺炎、支气管扩张症、肺部肿瘤、肺结核等;⑦铁锈色痰多见于肺炎链球菌肺炎;⑧果酱样痰常为肺阿米巴病或阿米巴肝脓肿的证据;⑨清水样痰中伴有粉皮样囊壁是肺泡囊虫病的特征;⑩痰中带有固体组织可能是支气管肺癌;⑪咳出钙化组织提示有钙化的淋巴结;⑫黑色或灰色液:大量吸烟,煤尘肺、矽肺;⑬砖红色胶冻样痰为肺炎杆菌肺炎(克雷伯杆菌肺炎);⑭具有粪臭味痰提示肺部有大肠埃希菌感染,恶臭痰见于肺部厌氧菌感染;⑮支气管扩张和肺脓肿:痰液分层,上层为泡沫,中层为浆液或浆液脓性,下层为坏死性物质。

2. 比较不同音调的咳嗽有何临床意义?

答:(1)咳嗽声音呈金属调:纵隔肿瘤,主动脉瘤、支气管肺癌直接压迫气管。

(2)声音嘶哑:喉炎、声带炎症肿胀、喉癌、支气管肺癌或纵隔淋巴瘤侵犯或压迫喉返神经。

(3)无声或声音低微:极度衰竭、声带水肿或有溃疡。

(4)呛咳:多见于异物、液体吸入气道。

(5)阵发性痉挛性咳嗽伴鸟啼样吸气声:百日咳。

第八部分　咯　血

实训流程题答案

阅读下列案例,进行小组讨论并回答问题

(1)该患者咯血的原因可能是什么?

答:该患者咯血的原因可能是支气管扩张合并感染,导致支气管黏膜损伤,黏膜下血管破裂,造成咯血。

(2)咯血对患者的影响表现在哪些方面?

答:咯血对患者的影响表现在失眠和焦虑。

(3)对该患者进一步问诊的重点内容有哪些?

答:①呼吸:评估每天咯血量和咯血的性状、颜色及其变化情况,还应仔细评估患者有无呼吸困难,突发胸闷、气急等表现,对于已经存在痰中带血症状的患者,判断其是否存在"潜在并发症:窒息"这一合作性问题提供依据;②体重:患者是否体重下降,为患者"营养失调——低于机体需要量:与慢性感染导致机体消耗有关"这一潜在护理诊断提供依据。

(4)根据病例提供的资料,列举初步护理诊断与合作性问题及其相关因素。

答:①体温过高:与肺部感染有关;②清理呼吸道无效:与气道分泌物多、痰液黏稠不易咳出有关;③睡眠形态紊乱:与咳嗽有关;④焦虑:与咯血后担心病情有关。

思考题答案

1. 怎样根据咯血量多少区分咯血的程度?

答:①痰中带血:痰中混有少量血丝;②小量咯血:一次出血量<100ml;③中等量咯血:一次出血量在100~300ml;④大量咯血:一次出血量>300ml或24小时出血量>500ml。

2. 如何鉴别咯血与呕血?

答:①病史:呕血患者多有胃、十二指肠溃疡,肿瘤或肝硬化等病史。而咯血患者一般有结核、支气管扩张或心肺疾病等。②出血方式:呕血多随呕吐引起,咯血一般是咳嗽后吐出。③血液颜色:呕血的颜色呈紫红或咖啡色,无泡沫,咯血的则为鲜红,有泡沫。④内容物:呕血的食物残渣及胃液,咯血的混有痰液。⑤出血前症状:呕血前常先发生上腹疼痛,饱胀不适,咯血前常有喉痒、咳嗽、胸闷。⑥血液反应:呕血的血液呈酸性。咯血的血液呈弱碱性。⑦粪检查:呕血患者常排柏油(黑色)样便,粪隐血试验阳性。咯血患者粪隐血试验常阴性,除非吞下血液外,一般粪便正常。

第九部分　心　悸

实训流程题答案

阅读下列案例,进行小组讨论并回答问题

(1)该患者心悸的原因可能是什么?

答:该患者心悸的原因可能是室上性心动过速引起的。

(2)心悸对患者的影响表现在哪些方面?

答:心悸对患者的影响表现在胸闷、心悸、头晕、乏力。

(3)对该患者进一步问诊的重点内容有哪些?

答:①活动:患者出现胸闷、心悸、头晕、乏力等表现,休息不能缓解,表明已经影响其活动,是否影响到日常生活,影响程度如何,应重点评估,为患者"活动无耐力:与心律失常导致心悸或心排血量减少有关"这一现存护理诊断提供依据;②胸痛:患者已经有胸闷、心悸、头晕、乏力症状,休息不能缓解,评估其胸闷的程度,重点评估其是否出现严重胸痛、呼吸困难、突发晕厥等心脏骤停表现,为患者"潜在并发症:猝死"这一可能的护理合作性问题提供依据;③跌倒:患者有心悸、头晕的表现,评估其是否发生过晕厥或是否有过跌倒,为患者"有受伤的危险:与心律失常引起的头晕有关"这一现存的护理诊断提供依据;④心理:关注患者是否出现焦虑恐惧等心理反应,为患者"焦虑:与心律失常反复发作有关"这一潜在的护理诊断提供依据。

(4)根据病例提供的资料,列举初步护理诊断与合作性问题及其相关因素。

答:①活动无耐力:与心律失常导致心悸或心排血量减少有关;②有受伤的危险:与心律失常引起的头晕有关;③潜在并发症:猝死。

思考题答案

1. 生理性心悸有哪些原因引起,其临床特点是什么?

答:生理性因素如剧烈运动、精神紧张、情绪激动及过量吸烟、饮酒、饮浓茶或咖啡。其临床特点是持续时间短,一般不影响正常活动。

2. 病理性心悸的临床表现特点有哪些?

答:持续时间长,反复发作,常伴胸闷、气急、心前区疼痛、晕厥等表现。

第十部分　恶心与呕吐

实训流程题答案

阅读下列案例,进行小组讨论并回答问题

(1)该患儿呕吐的原因是什么?

答:该患儿呕吐的原因是急性胃肠炎引起的反射性呕吐。

(2)呕吐对患儿的影响表现在哪些方面?

答:呕吐对患儿的影响表现在食欲下降,精神萎靡。

(3)对该患儿家属进一步问诊的重点内容有哪些?

答:①体重:患儿有明显的呕吐,伴有发热,重点评估其体重有无减轻,进食是否改善,呕吐物的性状和量。为患儿"营养失调——低于机体的需要量:与频繁呕吐和食物摄入不足有关"这一现存护理诊断提供依据;②皮肤黏膜情况:仔细评估患儿是否出现口渴、皮肤干燥、弹性减低、尿量减少等表现,以作为"有体液不足的危险:与呕吐腹泻引起的体液丢失过多及摄入量减少有关"的这一潜在性护理诊断的依据;③呼吸:因患儿现无法采取自主体位,现又出现频繁呕吐,应密切评估其面色、观察有无呛咳,呼吸道通畅情况,为"潜在的并发症:窒息、肺部感染"这一潜在护理诊断提供依据;④母乳喂养情况:患儿4个月大,母亲正常处于哺乳期,仔细评估患儿吃冰箱保存的母乳的原因,为"母乳喂养无效:与母亲缺乏喂养技巧,信心不足或疲劳或为避免影响母亲社交等因素有关"这一现存护理诊断提供依据;⑤情绪:评估患儿家属的精神状态,有无疲惫和焦虑、恐惧等情绪反应。为"照顾者角色紧张:与患儿病程的不可预测及照顾者照料知识欠缺、身心疲惫有关"这一现存护理诊断提供依据。

(4)根据病例提供的资料,列举初步护理诊断与合作性问题及其相关因素。

答:①有体液不足的危险:与呕吐腹泻引起的体液丢失过多及摄入量减少有关;②潜在并发症:窒息、肺部感染。

思考题答案

1. 比较反射性呕吐、中枢性呕吐、前庭障碍性呕吐和神经性呕吐的临床表现有哪些不同?

答:①反射性呕吐的特点:多有恶心先兆,呕吐后可感轻松或胃排空后仍呕吐不止。②中枢性呕吐的特点:多无恶心先兆,与进食无关,吐后不感轻松,可伴头痛和不同程度的意识改变。其中颅内高压的典型症状为喷射性呕吐。③前庭障碍性呕吐的特点:与头部位置改变有密切关系,闭目平卧后呕吐可缓解,常伴眩晕、皮肤苍白、血压下降、心动过缓等症状。④神经性呕吐:常与精神因素或情绪有关。可无恶心,呕吐不费力,全身状态较好。如闻到不愉快的气味立即呕吐,呕吐量少,吐后可再进食。

2. 综合回顾具有诊断意义的呕吐物特点有哪些?

答:急性胆囊炎呕吐物可能混有胆汁。幽门梗阻者呕吐大量含酸性发酵宿食。小肠低位梗阻、麻痹性肠梗阻患者呕吐物有粪臭味。霍乱、副霍乱的呕吐物为米泔水样。有机磷中毒引起者常带有蒜味。十二指肠溃疡活动期呕吐大量酸性胃液。上消化道出血时呕吐物呈咖啡色或混有血液。

第十一部分 呕血与黑粪

实训流程题答案

阅读下列案例,进行小组讨论并回答问题

(1)该患者呕血、黑粪的原因可能是什么?

答:该患者呕血、黑粪的原因可能是上消化道出血(食管静脉曲张破裂出血可能性大)。

(2)呕血、黑粪对患者的影响表现在哪些方面?

答:呕血、黑粪对患者的影响表现在出现贫血、晕倒、精神萎靡。

(3)对该患者进一步问诊的重点内容有哪些?

答:①活动:患者现乏力明显,面色苍白,对其评估时重点关注其是否有头晕、活动后心悸气促等表现,病情对其活动影响程度如何,为患者"活动无耐力:与呕血与黑粪所致贫血有关"这一现存护理诊断提供依据;②神志:患者已经出现过晕倒,在评估时特点注意其是否有头晕、黑矇、心慌、出冷汗等表现,为其可能出现合作性问题"潜在并发症:休克"提供依据;③情绪:患者出现呕血、黑粪、晕厥,其本人和家属的情绪反应如何,是否存在焦虑、恐惧等心理,家属对患者后期可能需要接受的治疗及照顾能否恰当应对,为患者"焦虑/恐惧:与大量呕血与黑粪有关"这一可能存在的现存的护理诊断提供依据,也为家属"照顾者角色紧张:与患者病情严重和经济与照顾压力突然增大有关"这一潜在的护理诊断提供依据。

(4)根据病例提供的资料,列举初步护理诊断与合作性问题及其相关因素。

答:①组织灌注量改变:与上消化道出血导致血容量减少有关;②疼痛:与胃溃疡或肝肿大有关;③活动无耐力:与呕血及黑粪所致贫血有关;④潜在并发症:休克。

思考题答案

1. 呕血与咯血应如何鉴别?

答:①病史不同:呕血患者多有胃、十二指肠溃疡,肿瘤或肝硬化等病史。而咯血患者一般有结核,支气管扩张或心肺疾病病史。②出血方式不同:呕血前常先上腹疼痛,饱胀不适,多由呕吐引起。咯血前常有喉痒、咳嗽、胸闷,血液一般是咳嗽后吐出。③血液颜色与内容物不同:呕血的颜色呈紫红、暗红或咖啡色,无泡沫,有食物残渣及胃液。咯血多为鲜红色,有泡沫,混有痰液。④血液酸碱性不同:呕血的血液呈酸性;咯血的血液呈弱碱性。⑤粪隐血试验结果不同:呕血患者常伴柏油(黑色)样便,粪隐血试验阳性;咯血患者粪隐血试验常阴性,除非吞下血液外,一般粪便正常。

2. 如何根据患者临床表现判断患者的出血量?

答:出血量为血常量的10%~15%时,患者表现为头晕、畏寒,多无血压和脉搏的变化;出血量为血常量的20%以上时,患者表现为头晕、心悸、冷汗、四肢厥冷、脉搏增快;出血量为血常量的30%以上时,患者表现为脉搏细速、血压下降、尿量减少、呼吸急促。

第十二部分　疼　痛

实训流程题答案

阅读下列案例,进行小组讨论并回答问题

(1)该患者腹痛的原因可能是什么?

答:该患者腹痛的原因可能是胃溃疡及溃疡穿孔。

(2)腹痛对患者的影响表现在哪些方面?

答:腹痛对患者的影响表现在精神萎靡、乏力、体重下降。

(3)对该患者进一步问诊的重点内容有哪些?

答:①疼痛:患者现有进食后的上腹痛,伴呕血、黑粪,对其评估时重点关注其腹痛的性质,是否仍存在恶心、呕吐、呕血等表现,为患者"疼痛:与溃疡和溃疡穿孔有关"这一现存护理诊断提供依据;②体重:患者近半年体重减轻约5kg,仔细评估其是否有食欲减退,是否存在进食后不适,为患者"营养失调——低于机体需要:与进食后饱胀不适和食欲减退有关"这一现存护理诊断提供依据;③自我护理知识:患者有胃溃疡病史10年,在进食辣椒及烤馒头后出现上腹部疼痛,表明患者缺乏相关疾病的自我护理知识,评估其对胃溃疡的病因、诱因、可能的并发症及其预防相关知识的了解程度,以及获取相关知识的途径、影响其自我护理的因素进行评估,为患者"知识缺乏:与缺乏相关自我护理知识有关"这一现存护理诊断提供依据。

(4)根据病例提供的资料,列举初步护理诊断与合作性问题及其相关因素。

答:①疼痛:与胃溃疡和溃疡穿孔有关;②营养失调——低于机体需要:与进食后饱胀不适和食欲减退有关;③知识缺乏:与缺乏相关自我护理知识有关。

思考题答案

1. 综合回顾不同性质头痛的诱发、加重与缓解因素有哪些?

答:饮酒诱发丛集性头痛。咳嗽使颅内压增高性头痛加重。使用脱水剂可使颅内压增高性头痛缓解。直立时低颅压性头痛加重,而丛集性头痛减轻。睡眠可使偏头痛减轻。

2. 综合回顾引起内脏牵涉痛疾病及部位对应特点有哪些?

答:心绞痛牵涉左肩、左臂内侧;肝、胆囊痛可牵涉右肩部,胃、胰病变可引起左上腹、左肩胛区疼痛;胰腺痛可牵涉左腰肾部;肾结石可牵涉腹股沟;阑尾病变可牵涉上腹部或脐区。

第十三部分　黄　疸

实训流程题答案

阅读下列案例,进行小组讨论并回答问题

(1)该患者黄疸的原因可能是什么?

答:该患者黄疸的原因可能是肝硬化和肝占位性病变所导致的肝细胞广泛损伤,属肝细胞性黄疸。

(2)黄疸对患者的影响表现在哪些方面?

答:黄疸对患者的影响表现在低热、乏力。

(3)对该患者进一步问诊的重点内容有哪些?

答:①患者出现皮肤和结膜浅黄,巩膜黄染:在评估时应注意患者是否因黄染而担心,并因此影响各种社会活动,为患者"自我形象紊乱:与黄疸所致的皮肤黏膜巩膜发黄有关"这一潜在性护理诊断提供依据;②皮肤:仔细评估患者有无皮肤瘙痒,是否因搔痒损伤皮肤,皮肤损伤后是否存在感染,愈合情况如何等,为患者"皮肤完整性受损/有皮肤完整性受损的危险:与黄疸所致皮肤瘙痒有关"这一现存或潜在性护理诊断和"潜在并发症:皮肤感染"这一合作性问题提供依据。

(4)根据病例提供的资料,列举初步护理诊断与合作性问题及其相关因素。

答:①皮肤完整性受损/有皮肤完整性受损的危险:与胆汁淤积性黄疸所致皮肤瘙痒有关;②潜在并发症:皮肤感染。

思考题答案

1. 比较溶血性黄疸、肝细胞性黄疸、胆汁淤积性黄疸的临床表现有哪些不同。

答:(1)溶血性黄疸的临床表现特点:一般黄疸较轻,呈浅柠檬色,尿色呈酱油色,粪色加深。急性溶血性黄疸起病急,有高热、寒战、头痛、腰痛、呕吐等表现,严重者出现周围循环衰竭及急性肾衰竭。慢性溶血性黄疸主要表现为贫血、黄疸、脾大三大特征,常有家族史。

(2)肝细胞性黄疸的临床表现特点:黄疸呈浅黄至深黄,甚至橙黄色,尿色加深,粪色浅黄。有皮肤瘙痒、恶心呕吐、食欲缺乏、疲乏、低热,甚至出血等肝功能受损的症状及肝脾肿大等体征。

(3)胆汁淤积性黄疸的临床表现特点:黄疸深而色泽暗,甚至呈黄绿色或褐绿色,尿色如浓茶,粪色浅或白陶土色。有皮肤瘙痒,心动过缓,可伴有寒战、发热、右上腹疼痛等胆道梗阻症状。

2. 评估溶血性性黄疸患者时应特别注意哪些问题?

答:溶血性性黄疸的病因主要有先天性溶血性贫血和后天获得性溶血性贫血两大类。其中先天性溶血性贫血以地中海贫血为代表,为遗传性疾病。而后天获得性溶血性贫血有自身免疫性溶血、输错血型后的溶血、蛇毒等。导致后天获得性溶血性贫血的疾病有许多不易引起注意的病因,如败血症、疟疾、毒蛇咬伤、毒蕈中毒、阵发性睡眠性血红蛋白尿等,因此要特别详细询问患者的个人史。

第十四部分　腹　泻

实训流程题答案

阅读下列案例,进行小组讨论并回答问题

(1)腹泻对患者的影响表现在哪些方面?

答:腹泻对患者的影响表现在导致意识状态方面出现精神差和口唇干燥、尿少等脱水表现。

(2)对该患者进一步问诊的重点内容有哪些?

答:①脱水:患者已出现体温过高、皮肤弹性差、口唇干燥、尿少等脱水征象,所以应仔细询问尿量和饮水情况,以作为"体液不足:与腹泻所致体液丢失过多有关"现存性护理诊断的依据;②食欲与体重:食欲如何,有无体重下降,以作为"营养失调——低于机体需要量:与长期慢性腹泻有关"的现存性护理诊断的依据;③皮肤:肛周皮肤如何,有无发红、糜烂、破损,以作为"有皮肤完整性受损的危险:与排便次数增多及排泄物对肛周皮肤刺激有关"现存性危险性护理诊断依据。

(3)根据病例提供的资料,列举初步护理诊断与合作性问题及其相关因素。

答:①腹泻:腹泻与肠道感染、炎症有关;②体液不足:与腹泻所致体液丢失过多有关;③有皮肤完整性受损的危险:与排便次数增多及排泄物对肛周皮肤有关。

思考题答案

1. 比较慢性腹泻、急性腹泻的病因。

答:急性腹泻:①肠道疾病,如细菌性痢疾、霍乱、消化不良等非感染性肠道疾病等;②急性中毒,如进食毒蕈、河豚等食物,或是砷、磷等化学物;③全身感染,如败血症、伤寒等;④其他,如过敏性紫癜。

慢性腹泻:①消化系统疾病,如慢性萎缩性胃炎、肠结核、慢性阿米巴疾病等;②全身性疾病,如甲状腺功能亢进、肾上腺皮质功能减退等;③药物副作用,如服用利血平、甲状腺素等。

2. 儿童患者与成年患者相比较,问诊时应更注重哪些要点?

答:患儿腹泻开始时间,排便次数、颜色、量、性状、气味,有无发热、呕吐腹痛,了解喂养方式,既往有无腹泻史,有无其他疾病史,有无用药史。测量生命体征,观察神志、皮肤、营养状态,测量患儿前囟、眼窝、尿量,评估脱水程度、肛周皮肤等。了解临床化验结果。

第十五部分　便　秘

实训流程题答案

阅读下列案例,进行小组讨论并回答问题

(1)便秘对该患者产生哪些方面的影响?

答:便秘对患者的影响表现在腹胀、情绪不佳、面色暗沉、无食欲。

(2)对该患者进一步问诊的重点内容有哪些?

答:①腹胀、腹痛:患者 7 天未排便,应仔细询问有无腹胀、腹痛的症状,有无肛周疼痛,有无痔疮,作为"慢性疼痛:与粪便过于干硬及排便困难有关"的现存性危险性护理诊断的依据;②饮食与运动:仔细询问患者每天进食的种类、量、饮水量、有无运动、运动的次数,以及运动的时间,作为"便秘:与饮食中纤维数量过少有关,与运动量过少有关,与液体摄入不足有关,与排便环境改变有关,与长期卧床有关,与精神紧张有关"的现存性护理诊断的依据;③情绪:仔细询问最近有无情绪紧张、焦虑,以作为"焦虑:与长期排便困难有关"的现存性护理诊断的依据。

(3)根据病例提供的资料,列举初步的护理诊断与合作性问题及其相关因素。

答:①便秘:与饮食中纤维数量过少有关,与运动量过少有关,与液体摄入不足有关,与精神紧张有关;②慢性疼痛:与粪便过于干硬及排便困难有关;③组织完整性受损/有组织完整性受损的危险:与便秘所致肛周组织损伤关;④焦虑:与长期排便困难有关;⑤知识缺乏:与缺乏有关排便机制及促进排便的知识有关。

思考题答案

1. 比较功能性便秘、器质性便秘的病因。

答:功能型便秘:①进食量少或食物中缺乏维生素;②生活无规律、工作时间变化、环境变化或精神紧张等致排便习惯受干扰或抑制;③年老体弱或活动过少或肠痉挛致结肠运动功能障碍;④腹肌及盆肌张力不足致排便动力不足,难于将粪便排出体外;⑤结肠冗长,粪团内水分被过多吸收;⑥应用镇静镇痛药、麻醉药、抗抑郁药、抗胆碱能药、钙通道阻滞药、神经阻滞药等使肠肌松弛;⑦长期滥用泻药或灌肠使直肠黏膜的反应性降低,便意的阈值上升,排便反射减弱。

器质型便秘:①肛裂、肛瘘、痔疮或肛周脓肿等致排便疼而惧怕排便,或引起肛门括约肌痉挛;②结肠良性或恶性肿瘤、各种原因所致的肠梗阻、肠粘连、Crohn 病等致结肠梗阻或痉挛;

③腹腔或盆腔内肿瘤压迫;④甲状腺功能低下、糖尿病、尿毒症等全身性疾病致肠肌松弛,排便无力。

2.针对功能性便秘患者重点问诊的内容包括哪些?

答:问诊的重点内容包括:①是否存在进食量少、饮水少、进食含纤维素的食物少、活动量少;②是否有养成定时排便的习惯、不适应环境变化和精神紧张引起;③是否长期服用泻药或是镇静镇痛药、麻醉药、抗抑郁药、抗胆碱能药、钙通道阻滞药、神经阻滞药等。

第十六部分　尿潴留

实训流程题答案

阅读下列案例,进行小组讨论并回答问题

(1)尿潴留对该患者产生哪些方面的影响?

答:尿潴留对患者的影响表现在腹部胀痛、情绪低落。

(2)对该患者进一步问诊的重点内容有哪些?

答:①疼痛:因尿潴留引起下腹胀痛,应仔细询问疼痛带来的影响,作为"舒适度减弱:与尿液无法正常排出有关"的现存性护理诊断的依据;②病史:仔细询问有无膀胱颈梗阻、尿道梗阻的病史,有无导致尿潴留的神经系统病变,有无进行手术,有无服用过会引起尿潴留的药物,最近情绪有无紧张,排尿的环境和方式有无变化,作为"尿潴留:与尿道梗阻有关,与神经系统病变有关,与服用药物有关,与精神紧张有关"的现存性护理诊断的依据;③伴随症状:仔细询问最近有无尿频、尿痛、尿急的症状,以作为"潜在并发症:感染"合作性问题的依据。

(3)根据病例提供的资料,列举初步护理诊断与合作性问题及其相关因素?

答:①舒适度减弱:与尿液无法正常排出有关;②焦虑:与无法有效将尿液排出膀胱有关;③潜在并发症:尿路感染。

思考题答案

1.比较急性尿潴留、慢性尿潴留的临床表现。

答:急性尿潴留:①突然发生的、短时间内的膀胱充盈,患者下腹胀痛并膨隆,尿意急迫,却不能自行排出;②患者下腹胀痛而烦躁或辗转不安,异常痛苦;③长期尿潴留引起膀胱过度膨胀,压力增高,可发生输尿管反流。双侧输尿管及肾积水,可导致肾功能受损。

慢性尿潴留:起病缓慢,一般无下腹疼痛,当有大量残余尿时,由于膀胱内充盈过度溢出可出现少量持续排尿,称为假性尿失禁。

2.尿潴留会给患者带来多方面的影响,面对这些影响问诊的要点有哪些?

答:问诊要点:①是否出现下腹胀痛、烦躁、辗转不安,异常痛苦的症状;②是否出现尿路感染;③是否出现输尿管反流、肾功能受损;④留置导尿是否给患者带来疼痛不适及尿路感染。

第十七部分　尿失禁

实训流程题答案

阅读下列案例,进行小组讨论并回答问题

(1)该患者尿失禁是由哪些原因引起的什么类型的尿失禁?

答:该患者尿失禁是由子宫脱垂引起盆底组织松弛导致尿道阻力过低,加上长时间的慢性咳嗽导致的压力性尿失禁。

（2）对该患者进一步问诊的重点内容有哪些？

答：①情绪与社会交往：尿失禁后情绪如何,有无自卑或抑郁情况？社会交往是否受到影响？以作为"情境性低自尊/有情景性低自尊的危险：与不能自主控制尿液排出有关"的现存性或危险性护理诊断的依据。②皮肤：该案例中患者尿失禁加重已达半年,仔细评估其是否存在会阴部皮肤损伤。以作为"皮肤完整性受损/有皮肤完整性受损的危险：与尿液浸湿并刺激皮肤有关"的现存性或危险性护理诊断的依据。③跌倒：患者为65岁的女性,应问诊有无摔倒或骨折,以作为"有跌倒的危险：与尿急有关"的危险性护理诊断的依据。

（3）根据病例提供的资料,列举初步护理诊断与合作性问题及其相关因素。

答：①压力性尿失禁：与骨盆底部肌肉和韧带松弛有关；②有情境性低自尊的危险：与不能自主控制尿液排出有关；③有皮肤完整性受损的危险：与尿液浸湿并刺激皮肤有关。

思考题答案

1. 分析五种类型尿失禁的临床表现不同点。

答：①压力性尿失禁：咳嗽、打喷嚏、大笑、跑跳、举重物等腹压骤然升高时,即有少量尿液不自主地由尿道口溢出；②反射性尿失禁：在感觉无尿意的情况下,突然不自主地间歇性排尿,排尿前可出现出汗、面色潮红或恶心等交感反应；③急迫性尿失禁：尿意紧急,多来不及如厕即有尿液不自主流出,常伴有尿频和尿急；④功能性尿失禁：虽能感觉到膀胱充盈,但由于精神障碍、运动障碍、环境因素或药物作用,不能及时排尿而引起不自主排尿,每次尿量较大；⑤溢出性尿失禁：尿量很小,但常持续滴漏,致使漏出的总量较大。体格检查常有膀胱充盈,排尿后膀胱残余尿量常增加。患者多出现排尿困难,甚至尿潴留的临床表现。

2. 如何应用 ICI-Q-LF 问卷评估尿失禁的程度？

答：该问卷将尿失禁分为0~5级。0级者从来不漏尿；1级者每周大约漏尿1次或经常不到1次；2级者每周漏尿2~3次；3级者每天大约漏尿1次；4级者每天漏尿数次；5级者持续漏尿。

第十八部分 便 血

实训流程题答案

阅读下列案例,进行小组讨论并回答问题

（1）该患者出现便血原因可能是什么？

答：该患者出现便血的原因可能是结肠癌癌肿溃疡破裂引起的出血,常表现为便血。癌肿位置越低,血液在肠内存留时间越短,颜色越鲜红。

（2）便血对患者的影响表现在哪些方面？

答：便血对患者的影响表现在焦虑、恐惧、乏力、头晕等。

（3）对该患者进一步问诊的重点内容有哪些？

答：①情绪：便血后情绪如何,有无焦虑、恐惧出现,以作为"焦虑：与长期便秘病因不明有关。恐惧：与大量便血有关"的现存性或危险性护理诊断的依据。②贫血：患者已出现乏力、血红蛋白减少等贫血征,所以应仔细询问头晕、黑矇、心悸等情况,以作为"活动无耐力：与便血所致贫血有关"现存护理诊断的依据。

（4）根据病例提供的资料,列举初步护理诊断与合作性问题及其相关因素。

答：①活动无耐力：与便血所致贫血有关；②焦虑：与长期便血病因不明有关；③恐惧：与大

量便血有关。

思考题答案

综合回顾有诊断意义的便血的特点。

答：急性出血性坏死性结肠炎可排出洗肉水样血性便，有特殊腥臭味。急性细菌性痢疾为黏液血便或脓血便；阿米巴痢疾为暗红色果酱样血便。

第十九部分　意识障碍

实训流程题答案

阅读下列案例，进行小组讨论并回答问题

(1)该患者昏迷原因可能是什么？

答：该患者昏迷的原因可能是脑出血引起的中度昏迷。

(2)昏迷对患者的影响表现在哪些方面？

答：昏迷对患者的影响表现大小便失禁、肌力下降、感染等问题。

(3)对该患者进一步问诊的重点内容有哪些？

答：①压疮：中度昏迷患者不能自主活动及大小便失禁，以作为"有皮肤完整性受损的危险：与意识障碍所致自主活动消失有关"的危险性护理诊断的依据；②生活自理：中度昏迷患者对外界无反应，存在大小便失禁，以作为"排尿障碍：与意识丧失所致排尿功能障碍有关"和"排便失禁：与意识障碍所致排便功能障碍有关"的现存性护理诊断的依据。

(4)根据病例提供的资料，列举初步护理诊断与合作性问题及其相关因素。

答：①急性意识障碍：与脑出血有关；②排尿障碍：与意识丧失所致排尿功能障碍有关；③排便失禁：与意识障碍所致排便功能障碍有关。

思考题答案

1. 比较嗜睡和昏睡临床表现的不同点。

答：嗜睡可以被唤醒，能够正确回答问题和做出反应，刺激停止很快入睡；昏睡需增强刺激程度才能唤醒，回答问题答非所问，很快入睡。

2. 分析不同程度昏迷临床表现的不同点。

答：轻度昏迷意识大部分丧失，但有角膜反射、瞳孔对光反应、眼球运动等，对疼痛刺激有逃避动作和痛苦表情，生命体征无明显异常。中度昏迷对外界刺激一般无反应，角膜反射减弱、瞳孔对光反应迟钝、眼球运动消失，强烈疼痛刺激才会有防御反应，可有生命体征轻度异常或大、小便功能障碍。重度昏迷对任何刺激均无反应，所有反射消失，生命体征明显异常，大小便失禁或出现去脑强直。

第 2 章　体格检查

第一部分　一般检查

思考题答案

1. 如何评价患者的营养状态？

答：营养状态的评价通常根据患者皮肤、毛发、皮下脂肪、肌肉的发育情况进行综合判断，同时也必须参考其性别、年龄、身高及体重等情况。最简便易行的方法是观察皮下脂肪的充实程度,最适宜的部位是前臂屈侧或上臂背侧下 1/3 处。此外,在一定时间内监测体重的变化也可反映机体的营养状态。

2. 如何检查并判断患者有无水肿并说明其临床意义?

答:严重水肿者皮下组织水肿部位的皮肤紧张发亮,通过视诊和触诊比较容易判定。但轻度水肿视诊不易发现,需与触诊结合。触诊有无水肿时,通常用手指按压患者胫骨前内侧皮肤 3~5 秒,若指压部位的组织出现凹陷,提示有凹陷性水肿。水肿包括凹陷性水肿和非凹陷性水肿,前者见于心源性、肝源性、肾源性及营养不良性水肿等,后者见于甲状腺功能减退症及丝虫病。

第二部分　头面部与颈部检查

思考题答案

1. 护士值班过程中发现一重症患者出现双侧瞳孔散大伴对光反应消失,首先应考虑什么问题?

答:双侧瞳孔散大伴对光反应消失为濒死状态的表现,提示患者病情突然恶化,护士应立即报告医生,同时做好抢救准备。

2. 护士触诊甲状腺时为何要嘱咐患者做吞咽动作以配合检查?

答:甲状腺位于甲状软骨下方,被甲状腺韧带固定,紧贴于气管两侧,因此吞咽时,甲状腺随之上下移动。若疑似甲状腺肿大,应嘱患者做吞咽动作,甲状腺可随吞咽上下移动。若不能随吞咽移动,表明该肿大病变并非甲状腺,或病变的甲状腺和周围组织有粘连。

3. 体格检查时,若发现患者的气管向左移位,请说明其临床意义?

答:根据气管的偏移方向可以判断病变的性质,若患者的气管向左移位,其临床意义为:右侧胸腔积液、右侧气胸、右侧纵隔肿瘤及右侧甲状腺肿大,或左侧肺不张、左肺纤维化和左侧胸膜粘连等。

第三部分　胸部检查

思考题答案

1. 干啰音与湿啰音是如何产生的?听诊时如何鉴别?

答:干啰音系由于气流通过狭窄或部分阻塞的气道发生湍流产生的声音。湿啰音系由于吸气时气流通过呼吸道内的稀薄分泌物如渗出物、痰液、血液、黏液或脓液等,使形成的水疱破裂所产生的声音,亦称为水泡音。或由于小支气管、细支气管管壁及肺泡壁因分泌物黏着而陷闭,吸气时突然被张开重新充气所产生的爆裂音。

鉴别:干啰音听诊时,吸气与呼气均可闻及,以呼气末明显,音调较高,持续时间较长,强度、性质、部位和数量易发生改变。湿啰音听诊时,多出现于吸气相,也可出现于呼气早期,以吸气末明显,断续而短暂,一次常连续多个出现,部位较恒定、性质不易变化,大、中、小水泡音可同时存在,咳嗽后可减轻或消失。

2. 第一心音与第二心音是如何产生的?听诊时如何鉴别?

答:第一心音出现于心室收缩早期,标志着心室收缩的开始,主要由二尖瓣和三尖瓣关闭引起的瓣膜振动所产生。第二心音出现于第一心音之后,标志着心室舒张的开始,主要由主动脉瓣和肺动脉瓣关闭引起的黏膜振动所产生。

鉴别:第一心音听诊时,音调较低、强度较响、性质较钝、历时较长、与心尖搏动同时出现、心尖部听诊最清楚。第二心音听诊时,音调较高、强度较弱、性质较清脆、历时较短、在心尖搏动之后出现、心底部听诊最清楚。

第四部分　腹部检查

思考题答案

结合所学知识,分析案例中的患者还可能出现哪些症状和体征?

答:全身症状和体征:乏力、肝病面容,皮肤巩膜黄染、或出现不规则发热,常与感染有关。消化系统方面可出现食欲缺乏、进食后上腹饱胀,伴恶心、呕吐,进食高脂食物易出现腹泻、黄疸、肝区隐痛。出血倾向和贫血,如鼻出血、牙龈出血等。

第五部分　肛门、直肠与男性生殖器检查

思考题答案

对疑似直肠癌,考虑做哪项体格检查?在做该项体格检查时发现何种情况,有助于疾病的诊断?

答:可以为患者做直肠指检。患者取肘膝位或左侧卧位,护士右手示指戴指套,涂润滑剂(常用肥皂液、液状石蜡或凡士林),触诊的示指轻轻按摩肛缘,同时嘱患者做深呼吸以减轻腹压,使括约肌松弛,然后将示指慢慢伸入直肠。如果触及坚硬的包块,有粘连不易推动,有助于直肠癌的诊断。

第六部分　脊柱与四肢检查

思考题答案

对因长期伏案工作导致枕部、整个颈部、双侧肩胛骨脊柱缘酸痛的患者,该如何评估颈段的运动情况?在评估过程中要注意什么?

答:护士指导患者做颈部前屈、后伸、左右侧弯、左右旋转的动作,观察患者颈部的活动范围。正常人颈部在固定肩部的条件下可以达到前屈35°~45°,后伸35°~45°,左右侧弯45°,左右旋转一侧可达到60°~80°。在评估患者颈部左右侧弯和左右旋转时,护士要协助患者保持肩部固定。

第七部分　神经系统检查

思考题答案

如何判定案例中患者的瘫痪程度?

答:嘱患者抬举手臂和下肢,肢体无动作,肌肉无收缩为肌力0级。肢体无移动,仅有轻微肌肉收缩为肌力1级。肢体可水平移动,不能抬离床面为肌力2级。肢体可抬离床面,但不能抵抗任何阻力位肌力3级。肢体可抵抗阻力,但比正常弱为肌力4级。

第八部分 血管检查

思考题答案

二尖瓣狭窄5年,伴心房颤动3年的患者,可能出现的哪种脉率?其主要的产生原因是?护士该如何为患者触诊该类型脉率?

答:脉搏短绌。因为心房颤动患者心脏跳动没有规律,就会导致部分心搏的心排血量明显减少,不能使周围血管产生搏动,所以会出现脉率低于心率,即短绌脉。由两位护士同时测定,一人听心率、一人数脉搏,同时数1分钟,用分子式计数,分子代表心率,分母代表脉搏。如102/80。

第3章 心理评估

第一部分 认知评估

实训流程题答案

阅读下列案例,进行小组讨论并回答问题

(1)患者可能发生了什么问题?请阐述理由。

答:该患者可能发生的问题是认知功能障碍,理由如下。患者存在:①记忆力下降,表现为不记得当天吃什么饭,忘记自己的名字、年龄;②定向力障碍,表现为不认识老伴和儿女,外出后常找不到回家的路;③思维障碍,表现为言语内容简单,思维贫乏;④语言障碍,发音含糊,具体表现为感觉性失语,不能理解他人谈话内容。

(2)对该患者进一步评估的重点内容有哪些?

答:①记忆力:让患者重复听到的一句话,说出当天进食过哪些食品或家人的名字对患者的记忆力进行评估;②思维能力:主要通过提问对患者的概念化能力、判断力、推理能力和思维内容对患者的思维能力进行评估;③语言能力:通过提问、复述、自发性语言、命名、阅读和书写等方法对人的语言表达和理解能力进行评估;④定向力:通过提问对患者的时间、地点、空间和人物定向力进行评估;⑤智能:通过简单提问和操作、评定量表如简易智能状态量表(MMSE)进行评估。

(3)根据上述提供的病例资料,列举该患者初步的护理诊断及其相关因素。

答:①记忆障碍:与脑部器质性疾病有关;②思维过程紊乱:与脑部器质性疾病有关;③语言沟通障碍:与思维障碍有关;④定向力障碍:与记忆力减退、注意力不集中有关。

思考题答案

1. 请阐述语言能力评估的具体方法有哪些?

答:护士可通过提问、复述、自发性语言、命名、阅读和书写等方法对患者的语言能力进行评估。

(1)提问:护士提出一些由简单到复杂,由具体到抽象的问题,观察患者能否理解及正确回答。

(2)复述:护士说一个简单语句,让患者重复说出。

(3)自发性语言:请患者陈述病史,观察陈述是否流利,用字遣词是否恰当。

(4)命名：护士取出一些常用物品,要求患者说出其名称。

(5)阅读：请患者诵读单个或数个词、短句或一段文字,或默读一段短文或一个简单的故事,然后说出其大意,评价其读音和阅读理解程度。

(6)书写：包括自发性书写、默写和抄写。自发性书写要求患者随意写出一些简单的字、数码、自己的姓名、物品名称或短句;默写是请患者写出护士口述字句;抄写是让患者抄写一段文字。

2. 定向障碍患者的临床表现特征是什么? 如何进行评估?

答：定向障碍患者的临床表现的特征是不能将自己与时间、地点、空间和人物联系起来,可通过询问"你知道今天是星期几?""现在是几点了?"等问题评估患者的时间定向力;询问"请告诉我你现在在哪里?"等问题评估患者的地点定向力;询问"我站在你的前面还是后面?"等问题评估患者的空间定向力;询问"请告诉我你的名字?""你认识我吗?"等问题评估患者的人物定向力。

第二部分　焦虑评估

实训流程题答案

阅读下列案例,进行小组讨论并回答问题

(1)请预测患者可能会发生什么心理问题? 请阐述理由。

答：该患者可能会发生焦虑情绪。理由是：患者因肝区疼痛伴厌食、乏力,体重明显下降入院诊治,虽已被告知要进行手术治疗,但医生却未将诊断结果告知患者,使其感受到严重的、无法摆脱的疾病威胁,心理压力很重,故不思饮食,坐立不安,出现焦虑情绪。

(2)对该患者进一步评估的重点内容有哪些?

答：①了解患者住院后的心理感受和体验,如通过会谈法让患者描述此时的情绪,让患者谈谈感到特别忧虑或沮丧的问题是什么? ②观察患者的食欲和睡眠情况,有无注意力不集中、易激惹等焦虑情绪表现,以及有无语言和非语言等有关焦虑的行为表达。

(3)根据上述提供的资料,列举该患者初步的护理诊断及其相关因素。

答：该患者初步的护理诊断及其相关因素有：①焦虑：与病情严重预后不良有关;②睡眠形态紊乱：与焦虑情绪有关。

思考题答案

1. 请回顾自身的经历,是否曾出现焦虑情绪,焦虑主要有哪些表现?

答：开放性题,结合自己的亲身感受来叙述。

焦虑的主要表现：①情绪方面,烦躁、易激惹等;②认知方面,注意力不集中、认知范围缩小等;③咬指甲、来回踱步、面部表情紧张及肢体颤抖、快语、无法平静等;④生理方面,心跳、呼吸加快、食欲下降、出汗、头痛、胃痛、睡眠障碍等。

2. 应用焦虑自评量表对自身的情绪进行测评,评价测评结果。

答：略

第三部分　抑郁评估

实训流程题答案

阅读下列案例,进行小组讨论,回答问题

(1)患者已经发生了什么心理问题? 请阐述理由。

答:该患者已经发生了严重抑郁情绪,理由如下。患者存在:①情绪低落,表现为经常坐着发呆、哭泣;②自杀倾向,觉得活着没意思,想跳楼,但舍不得孩子,等哪天把孩子安顿好了,就以死谢罪;③自我评价降低,表现为患者认为自己事事失败,比不上自己的同学、同事;④意志行为减退,表现为开始还能料理家务,逐渐什么都不干,说自己越来越笨,什么都干不了;⑤睡眠障碍,入睡困难、早醒。

(2)对该患者进一步评估的重点内容有哪些?

答:①了解患者住院后的心理感受和体验,如通过会谈法让患者描述此时的情绪,让患者谈谈感到特别忧虑或沮丧的问题是什么?②观察患者有无食欲低下、体重下降等生理表现,有无精力、兴趣丧失,无愉快感,思维迟缓、社交孤立、自尊感下降等抑郁情绪表现,以及有无语言和非语言等有关的抑郁行为表达。

(3)根据上述提供的资料,列举该患者初步的护理诊断及其相关因素。

答:该患者初步的护理诊断及其相关因素有:①有自杀的危险:与情绪抑郁、无价值感、沮丧等有关;②营养失调——低于机体需要量:与食欲下降、木僵状态等有关;③睡眠形态紊乱:与严重抑郁有关;④社交孤立:与精力和兴趣丧失有关;⑤思维过程紊乱:与认知障碍、思维联想受抑制有关;⑥长期自尊低下:与悲观情绪、自责自罪观念有关。

思考题答案

1. 比较抑郁和焦虑的异同点。

答:不同点。①原因:抑郁是个体在失去某种其重视或追求的东西时产生的情绪体验,而焦虑是个体对环境中即将来临、可能会造成危险和灾难而又难以应付的情况下产生的一种不愉快的情绪体验。②表现:抑郁的主要表现可以概括为"三低""三无"和自杀倾向与行为。"三低"即情绪低落、思维迟缓、意志活动减退,"三无"即无望、无助、无价值感。焦虑的主要表现为紧张、不安、焦急、忧虑和行为异常等。

相同点:两者均可引起在认知方面和生理方面的相似表现,如注意力不集中、食欲下降和睡眠障碍等。

2. 查阅资料,简述癌症患者抑郁的发生率、表现和护理措施。

答:略。

第四部分　应激评估

实训流程题答案

阅读下列案例,进行小组讨论并回答问题

(1)患者可能发生了什么心理问题?请阐述理由。

答:患者可能发生了应激的心身反应。理由是:患者自升职以来,工作时间长、压力大。面对压力,虽然采取了吸烟、饮酒等消极应对方式缓解紧张、焦虑情绪,但由于其缺乏自信与沟通,未能很好地利用家庭和社会资源以增强应对能力,因此产生了较为明显的应激反应:①生理方面出现了胃部不适、夜间失眠;②情绪方面表现为紧张、焦虑和无助感;③认知方面表现为解决问题的能力下降,不能很好地处理日常事务;④行为方面出现了独自吸烟、饮酒行为。

(2)对该患者进一步评估的重点内容与方法有哪些?

答:对该患者应围绕对应激源的认知评价、缓解应激的应对方式及可利用的家庭和社会资源为重点进行会谈问诊、观察与测量、量表评定等方法对其进一步评估。

(3)根据上述提供的病例资料,列举该患者初步的护理诊断及其相关因素。

答:该患者初步护理诊断及其相关因素①个人应对无效:与缺乏信心、无助感有关;②调节障碍:与感觉超负荷、认知障碍、支持系统不足等有关。

思考题答案

1. 结合自身情况说明在应对应激事件时可利用的资源有哪些?

答:在应对应激事件时可利用的资源有①健康和精力;②解决问题的能力;③社会性技能,如沟通、表达等以促进问题的解决;④物质资源,如利用设备、物质和金钱等;⑤精神信仰;⑥家庭和社会支持。

2. 如何对缓解应激的应对方式进行评估?

答:(1)采用会谈法:通过询问了解下列情况。通常情况下,你采取什么措施缓解紧张或压力? 过去碰到类似的情况,你是怎样应对的? 效果如何? 告诉我下列措施中最能描述你应对方式的是哪种? 与他人交谈、想办法解决问题、抱怨他人、寻求帮助、从事体力活动、祈祷、试图忘却、用药或酗酒、睡觉、拒绝做任何事、认命或其他?

(2)采用评定量表法:Jaloviee应对方式量表、简易应对方式问卷(SCSQ)、特质应对方式问卷(TCSQ)、医学应对问卷(MCMQ)对个体采取的应对方式类型进行评估。

3. 回顾自己曾经历最深刻的应激事件,谈谈自己是如何应对的?

答:开放性问题,请结合自己的生活经历叙述。略。

第五部分　健康行为评估

实训流程题答案

阅读下列案例,进行小组讨论并回答问题

(1)患者的健康行为方面可能存在什么问题? 请阐述理由。

答:患者在健康行为方面可能存在致病行为模式:因为患者一贯具有较高的抱负,自信、富于竞争性,醉心于工作,做事认真,尽善尽美,典型 A 型行为模式,并且在劳累或情绪激动后诱发胸闷气短症状,入院后患者表现为焦虑、心神不宁、性情急躁、易激惹、入睡困难、食欲缺乏。

(2)对该患者进行心理评估的重点、方法与内容有哪些?

答:通过会谈或观察了解患者的行为模式:如"你做事是否追求完美?""你喜欢做富于竞争性的事情吗?""你是否经常觉得时间紧迫?"等。采用 A 型行为评定量表(TAPP)评估患者是否具有 A 型行为模式等情况。

(3)根据上述提供的病例资料,列举该患者初步的护理诊断及其相关因素。

答:保持健康的能力改变:与健康知识缺乏、个人应对无效等有关。

思考题答案

1. 列举观察个体的健康行为或损害健康行为的具体内容。

答:观察个体的健康行为或健康损害行为发生的频率、强度、持续时间等,如饮食的量、种类,有无节食或过度饮食行为;日常运动类型、频次;就诊过程中出现的行为;有无吸烟、酗酒或吸毒行为;是否存在致病性行为模式等。

2. 回顾自己的生活方式和日常行为,举例说明哪些是健康行为,哪些是损害健康行为?

答:开放式问题,请结合自己的情况叙述。略。

第六部分 自我概念评估

实训流程题答案

阅读下列案例,进行小组讨论并回答问题

(1)患者可能发生了什么问题？请阐述理由。

答:患者可能发生了自我概念紊乱,具体表现为身体意像紊乱。理由是:患者因乳腺癌,行"右侧乳腺癌根治术"切除了一侧乳房,属于自我概念紊乱的高危人群,并且术后患者在情绪、行为、生理方面出现了很大的变化。具体表现为:情绪失控,大哭大闹,一直愁眉不展、失眠、不愿活动、应答缓慢,不愿照镜子,不愿与人交往,害怕被别人取笑,换药时不让其丈夫在场,夫妻关系也受到影响。

(2)对该患者进一步心理评估的重点、方法与内容有哪些？

答:为进一步收集资料以确认患者有无自我概念紊乱及其严重程度,心理评估的方法与内容如下。①会谈:可通过会谈了解术后患者自我概念方面的变化及自我概念的现存与潜在的威胁,如"对你来说,身体哪一部分最重要？为什么？手术后身体的这些改变对你的影响有哪些？你认为这些改变会影响他人对你的看法吗？"②观察:外表是否整洁？是否与交谈者有目光交流？面部表情如何？是否有不愿见人、不愿与他人交往、不愿与他人讨论伤残等行为？是否有"我没有用了,我不想活了"等语言流露？有无惊慌、无法平静、颤抖、心悸、失眠、易激惹等焦虑表现？有无情绪低落、等抑郁表现？有无食欲减退、睡眠障碍、体重下降、易疲劳等生理反应？

(3)根据上述提供的病例资料,列举该患者初步的护理诊断及其相关因素。

答:该患者初步的护理诊断及其相关因素如下①身体意像紊乱:与身体部分丧失有关;②自尊紊乱:与外形改变、应对无效有关。

思考题答案

1. 为了解个体的自我认同与自尊,会谈中宜提出哪些问题进行评估？

答:为了解个体的自我认同与自尊,会谈中可提出以下问题:你觉得你是怎样的一个人？如何描述你自己？你觉得自己具有怎样的性格特征及道德品质？你对自己的人格特征、心理素质满意吗？不满意的有哪些方面？你处理工作和日常生活问题的能力如何？你对自己的社交能力满意吗？不满意的有哪些方面？你的朋友、同事、领导如何评价你？你对自己的感觉如何？

2. 自我概念评估应观察的具体内容有哪些？

答:(1)生理反应:有无哭泣、食欲减退、睡眠障碍、体重下降、心慌、易疲劳等表现？

(2)情绪反应:有无着急、恐惧、惊慌、无法平静、颤抖、心悸、气促、恶心、呕吐、尿频、出汗、脸红、失眠、易激惹等焦虑表现？

(3)语言行为:是否有"我没用了"等语言流露？

(4)非语言行为:是否与护士有眼神接触？面部表情如何？是否与其主诉一致？是否有不愿意见人、不愿意照镜子、不愿意与他人交往、不愿意与别人讨论伤残或疾病等行为表现？

(5)外表是否整洁？穿着打扮是否得体？有没有特别的装饰？有无明显的身体缺陷？

3. 结合自己的生活经历,举例说明生活中重要的人如父母、老师等对本人自我概念形成和发展的影响？

答:开放性问题,请结合自己的生活经历叙述。略

第4章　社会评估

第一部分　角色与角色适应

实训流程题答案

阅读下列案例,进行小组讨论并回答问题

(1)患者出现了什么类型的角色适应不良?

答:该患者为老年人,且为干部,患病后使原有社会角色转变为患者角色,并要履行患者角色义务,最初不接受现实产生角色缺如。随着角色的改变,就意味着失掉了某种权力,甚至失掉了几十年形成的那种思想、情感,患者感到难以适应,产生角色冲突。

(2)患者出现角色适应不良情绪有哪些表现?

答:最初表现为不愿见任何人、苦闷、徘徊,随后接受诊断,但抑郁、苦闷仍未缓解,采取听天由命,个人无能为力的态度,精神上陷于崩溃的境地,除了向教授专家询问手术事宜,不和任何人交谈,术后表现出置之不理、静卧等不配合的态度。这表示患者行为产生退化,对行为失去控制,容易激动,缺乏耐心,发脾气,自责和谴责他,自己能做的事也让家属去做,随之出现了自信心不足、悲观失望、情绪低落、沉默寡言、孤独和压抑等负性情感,进而出现退化和依赖心理,情感脆弱,意志衰退,担心疾病复发等。

(3)根据患者表现可以有哪些护理诊断?

答:无效性角色行为:与疾病导致对角色的认知发生改变有关。

(4)该病例进一步评估的重点有哪些?

答:进一步评估的重点为患者在家庭、工作和社会生活中所承担的角色,对角色的感知与满意度,角色不良都有哪些,以及生理与心理的不良反应。

思考题答案

1. 分析角色适应不良的类型及患者角色适应不良的影响因素。

答:角色适应不良的类型如下。①角色冲突:角色期望与角色表现之间差距太大,个体难以适应;②角色模糊:个体对角色期望不明确;③角色匹配不当:个体自我概念、自我价值观或自我能力与其角色期望不匹配;④角色负荷过重:个体角色行为难以达到过高的角色期望;⑤角色负荷不足:个体对角色期望过低,不能完全发挥其能力。

患者角色适应不良的影响因素①疾病情况:疾病的性质和严重程度、病程发展、疗效等会影响患者角色的适应;②患者的社会心理特征:个体特征如年龄、性别、文化程度、职业、经济状况、家庭社会支持系统、医学常识水平等;③其他:环境、人际关系和病室气氛、医疗卫生机构的情况等。

2. 自己目前的角色有哪些?是否存在角色适应不良?

答:根据自身实际情况作答,略。

第二部分 文化评估

实训流程题答案

阅读下列案例,进行小组讨论并回答问题

(1)作为该病室护士,这位外籍患者可能发生了什么问题?

答:因患者来自国外,从语言交流、饮食、作息以及医院环境等都与国外有很大差别,加之对治疗的担心,在初入院这一阶段,容易因此产生生理与心理方面的适应不良,并出现了易激动,警惕性提高、忧愁、懊丧、食欲减退、失眠、腹泻、便秘等生理与心理的反应,所以诊断为文化休克。

(2)该患者进一步评估的重点与内容有哪些?

答:该患者进一步评估的重点是确定其有无文化休克,可选出外语水平相对较高的医护人员为患者做入院介绍,尽量不用翻译,面对面与患者直接交流,使其尽快了解中国医院病区环境、医疗设备、工作人员等,通过与患者交谈,询问其住院的感受,结合观察判断其有无文化休克的表现,包括从兴奋期的新奇,意识期的失望、失落、烦恼和焦虑,到转变期能用比较客观的眼光看待周围的环境,开始慢慢适应异国文化的环境,直至完全接受新环境中的文化模式,建立起符合新文化环境要求的行为、习惯、价值观念、审美意识等的适应期。

思考题答案

1. 就文化而言,住院患者住院期间可能会发生什么问题? 如何评估?

答:对于住院患者,由于环境陌生、与家人分离、缺乏沟通、日常活动改变、对疾病与治疗的恐惧等可导致文化休克。可通过观察患者与他人交流时的表情、眼神、手势、坐姿等评估其非语言沟通文化。通过观察患者在医院期间的表现评估其有无文化休克。

2. 如何理解东西方的饮食文化? 主要区别在哪里?

答:根据自身理解作答,略。

第三部分 家庭评估

实训流程题答案

阅读下列案例,进行小组讨论并回答问题

(1)患者最可能发生了什么问题?

答:家庭的首要功能在于促进个人的社会化。家庭是一个小群体,群体成员享有很多面对面接触机会,从中接受内容丰富、形式多样的社会化过程,家长通常有很强的动力去教育他们的后代。感情对儿童很重要,而且在其整个一生中都始终如此,一个缺乏亲情关怀的儿童其身体、智力、情感的成长及其社会发展都会受到损害。本案例中患者的父母较早离异,他失去母亲的关怀,情感缺失,有依附关系受损的危险。父亲残疾,经济来源只有祖父退休金和父亲的最低生活保障金,生活拮据,一定程度上会限制患者的发展。父亲聋哑,祖父母年龄已大,患者失去正常沟通的机会,性格沉默,受教育困难,学习成绩差,其社会化进程受到不良影响。由此可见患者出现的一系列问题很大程度上都和其家庭功能的缺失有很大关系。患者可能发生了家庭运作过程改变、有孤独的危险、社会交往障碍等问题。

(2)该患者进一步评估的重点是什么?

答:进一步评估应以家庭功能是否健全,家庭结构是否完整,观察家庭沟通过程,父母角色行为及该事件对家庭成员的影响,家庭应对方式及可用于家庭应对的资源为重点。

思考题答案

1. 为什么要对患者进行家庭评估?

答:①家庭的健康与个体的健康密切相关;②家庭对个体健康感知和健康管理信念与行为的影响不容忽视;③家庭是满足人们个体需求的最佳场所。

2. 你的家庭类型是什么? 正处于哪个生活周期?

答:根据自身情况作答,略。

第四部分 环境评估

实训流程题答案

阅读下列案例,进行小组讨论并回答问题

(1)该患者最可能会发生什么问题?

答:环境是人类生存发展的物质基础,与人类健康密切相关。护士应充分考虑环境与个体健康的相互作用,通过环境评估明确环境中现存或潜在的危险因素,发现可预防的危险因素,制订有针对性的护理措施。患者为高龄老人,患有疾病,身体虚弱,并且发生跌倒,因而最有可能发生的是与感官及视觉障碍,躯体移动障碍,环境缺乏安全设施有关。

(2)进一步评估的重点是什么? 可采用哪些评估方法?

答:患者为高龄老人,患有糖尿病,此类疾病是易致机体平衡失调的慢性疾病。还有像高血压、糖尿病、脑梗死后遗症、冠心病等,常需同时服用多种药物,如降压药、降血糖药、催眠药、镇静药等,特别是镇静催眠药、抗精神病药和麻醉镇痛药,被公认为是跌倒的显著危险因素。因此,进一步评估应侧重于病室环境及对患者自身的评估,在询问的基础上,进行实习考察,并参考入院后所作的跌倒危险因素评估表进行测评。

(3)根据病例资料,列举患者初步的护理诊断及其相关因素。

答:有受伤的危险:与感官及视觉障碍、环境缺乏安全设施等有关。

思考题答案

1. 环境对健康的影响有哪些?

答:(1)物理环境对健康的影响:危险因素包括生物因素、物理因素、化学因素、气候与地理因素。

(2)社会环境对健康的影响:与健康有关的社会因素,包括社会政治制度、社会经济因素、社会文化系统、生活方式、社会关系与社会支持、医疗卫生服务系统体系、其他。

2. 你所处的社会环境如何? 有哪些影响健康的危险因素?

答:根据自身情况作答,略。

第5章 实验室检查

第一部分 血液一般检查

实训流程题答案

阅读下列案例,进行小组讨论并回答问题

(1)请分析表 5-2 中检查结果的临床意义。

答:该患者白细胞计数(17.44×10⁹/L)、中性粒细胞比率(81.94%)和中性粒细胞数(14.29×10⁹/L),均明显高于参考范围,主要表现为白细胞总数增多,以中性粒细胞增多为主,此类情况应重点考虑细菌感染,可进一步监测中性粒细胞核像变化。结合患者的病史、症状和体征进行综合分析,咳嗽、咳痰 5 天,加重伴发热 2 天,体格检查示咽部充血,双肺呼吸音粗,喘鸣,左肺底可闻及少量湿啰音,胸正侧位片显示双肺纹理增强,以上均符合呼吸道感染的表现。另外,该患者的红细胞数、血红蛋白量和血细胞比容均低于参考值下限,应考虑贫血可能。

(2)根据案例提供的资料,列举初步护理诊断与合作性问题及其诊断依据。

答:①体温过高:与呼吸系统感染有关,诊断依据:体温 38.5℃。②清理呼吸道无效:与呼吸道感染、痰液黏稠有关,诊断依据:咳嗽、咳痰 5 天的病史,双肺呼吸音粗,左肺底可闻及少量湿啰音;白细胞计数(17.44×10⁹/L)、中性粒细胞比率(81.94%)和中性粒细胞数(14.29×10⁹/L),均明显高于参考范围。胸正侧位片:双肺纹理增强。③气体交换受损:与炎症引起支气管痉挛有关,诊断依据:肺部听诊出现干啰音。

思考题答案

略。

第二部分 出血性及血栓性疾病检查

实训流程题答案

阅读下列案例,进行小组讨论并回答问题

(1)请分析表 5-4 中检查结果的临床意义。

答:实验室检查可见血浆凝血酶原时间(PT)40.6秒,显著延长,见于纤溶亢进、弥散性血管内凝血低凝期、肝脏疾病等。凝血酶时间(TT)21秒,超过正常对照 3 秒以上,见于纤溶亢进、纤维蛋白原含量或结构异常。活化部分凝血活酶时间(APTT)56.30秒,延长超过对照 10 秒以上,见于弥散性血管内凝血低凝期、肝病和异常抗凝物质增多等。纤维蛋白原(FIB)1.4g/L,低于正常,见于见于重症肝炎、肝硬化、弥散性血管内凝血和纤溶亢进等。3P 试验阳性,常见于弥散性血管内凝血伴继发性纤溶的早期。同时,患者存在肝硬化、糖尿病、感染性疾病且有出血性休克等易引起弥散性血管内凝血的基础疾病。肝硬化患者由于肝细胞广泛性坏死导致肝细胞合成蛋白质和凝血因子功能下降、活化凝血因子的功能减退,表现为血小板减少(该患者血小板为 40×10⁹/L)、活化部分凝血活酶时间(APTT)和血浆凝血酶原时间(PT)延长、纤维蛋白原含量降低、FDP 和 D-Dimer 增高,所以肝硬化可诱导或促成弥散性血管内凝血发生、发展。故结合临床表现和其他实验室检查结果分析,该患者已出现弥散性血管内凝血,并且发生了多器官功能障碍综合征,情况危急,护士应严密监测生命体征、出血倾向等。

(2)护士为该患者采集血液标本时,应特别注意哪些问题?

答:采集标本时,穿刺前须选择合适的静脉,先消毒后扎止血带,尽量减少止血带压迫时间,尽可能做到穿刺一次成功,避免血管损伤,组织因子进入血液,加速血液凝固,影响检测结果。采血完毕,将试管颠倒混匀 5 次以上,避免剧烈振荡。血液与抗凝剂的比例要准确。采血前了解患者是否使用影响凝血试验的药物、用药时间和剂量。标本采集后立即送检,一般 2 小时内完成检验,最长不超过 4 小时。

思考题答案

略。

第三部分　尿液检查

实训流程题答案

阅读下列案例,进行小组讨论并回答问题

(1)请分析表5-6中检查结果的临床意义。

答:尿常规检查尿蛋白定性(3+),24小时尿蛋白定量4.6g,显著升高,见于肾小球肾炎等原发性肾小球疾病或糖尿病等继发性肾小球疾病,或肾盂肾炎、间质性肾炎等。血清蛋白降低,蛋白质从尿中丢失可刺激肝代偿性增加蛋白合成,如果这一代偿功能不能补充丢失的蛋白,就将出现低蛋白血症。蛋白尿和低蛋白血症表明肾小球已经出现器质性病变。低蛋白血症,使血浆胶体渗透压降低,水由血管内渗透到组织间隙,引起水肿。肝代偿合成蛋白并无选择性,在增加清蛋白的同时,也增加了脂蛋白合成,脂蛋白相对分子量大不易从尿中排出,同时大量蛋白尿时,脂蛋白降解酶活性下降,使脂蛋白降解减少,所以引起了高脂血症,该患者的胆固醇和三酰甘油均升高。另外,尿中有上皮细胞、管型和病理管型大幅度升高,结合患者的病史和临床表现,双下肢水肿,反复全身水肿,均支持肾病综合征诊断。

(2)简述该患者尿常规和血常规检查结果对护理工作的指导意义。

答:该患者尿常规和血常规检查结果对护理工作的指导意义主要体现在为确立护理诊断提供诊断依据和为制定护理措施提供依据。根据案例中提供的患者的临床表现和辅助检查信息,可得出相关护理诊断有:体液过多:与血浆清蛋白下降(24g/L)引起血浆胶体渗透压下降有关。体温过高:与泌尿系感染(尿中白细胞、上皮细胞、管型和病理管型大幅度升高)有关。营养失调——低于机体需要量:与大量蛋白丢失(24g/L)有关。有皮肤完整性受损的危险:与水肿所致的组织、细胞营养不良有关。活动无耐力:与低蛋白血症(24g/L)有关。所以护士在护理该患者时应嘱患者休息,进食优质蛋白、低盐,遵医嘱进行利尿消肿和减少尿蛋白治疗和激素治疗等,同时观察药物的不良反应,监测生命体征变化,预防压疮。

思考题答案

略。

第四部分　粪检查

实训流程题答案

阅读下列案例,进行小组讨论并回答问题

(1)请分析表5-8中检查结果的临床意义。

答:患者大便性状呈水样便,见于各种腹泻。白细胞8～10个/HP,增多,见于肠道炎症。红细胞3～5个/HP,增多,正常粪便中无红细胞,肠道下段炎症或出血时可见红细胞。粪隐血试验阳性,可能有消化道出血或消化道肿瘤。同时,血常规白细胞$18.8×10^9$/L,中性粒细胞83.9%,有感染征象,而且患者有食用街边烧烤及饮用生水等不洁饮食史,临床表现主要为腹泻和呕吐,排水样便6～8次/天,伴恶心、呕吐6～8次/天,呕吐物为胃内容物及水样物,但无呕血及黑粪,伴脐周压痛。所以粪便常规检查结合血常规和临床表现分析结果均支持肠道炎症(急性胃肠炎)的诊断。

(2)简述该患者粪便常规检查结果对护理工作的指导意义。

答:粪便常规检查结果示该患者腹泻与肠道感染有关(不洁饮食史,白细胞8～10个/HP、红细胞 3～5 个/HP、血常规白细胞 18.8×10⁹/L,中性粒细胞 83.9%),且患者腹泻、呕吐时间已超过 2 天,体液丢失较多,营养不足,结合临床表现,故护理诊断有:腹泻:与肠道感染有关。有体液不足的危险:与腹泻所致体液丢失过多有关;营养失调——低于机体需要量:与呕吐、腹泻有关;有皮肤完整性受损的危险:与排便次数增多及排泄物对肛周皮肤刺激有关。所以护士在护理该患者时重点应遵医嘱进行补液、抗感染治疗,纠正水电解质和酸碱平衡紊乱,补充营养,遵医嘱行肠胃营养支持。协助患者做好肛门及周围皮肤的护理,如手纸要柔软,擦拭动作轻柔,避免用力擦拭,便后用温水清洗肛门及周围皮肤,随时检查肛周皮肤的状态。

思考题答案

略。

第五部分　心肌损伤实验室检查

实训流程题答案

阅读下列案例,进行小组讨论并回答问题

(1)请分析表 5-10 中检查结果的临床意义。

答:该患者有劳累后胸痛史,且发射至左肩部和背部,应高度怀疑急性心肌梗死,首先选择心电图检查和肌红蛋白检查,患者心电图示Ⅲ、aVF 见异常 Q 波,倒置 T 波,符合急性心肌梗死心电图特征,此时可不必等实验室结果出来即可进行确诊并采取必要的治疗措施。心肌标志物的测定可用来进一步证实诊断和估计梗死的严重程度及确定有无再度梗死发生。该患者肌酸激酶为 558U/L,升高幅度超过参考值 2 倍,具有诊断意义,见于急性心肌梗死、心肌炎和肌肉疾病等。同时肌酸激酶同工酶(CK-MB)测定为 41.73μg/L,肌酸激酶同工酶(CK-MB)测定已达参考范围 8 倍,提示梗死面积大。心肌肌钙蛋白 I 为 41.73lng/ml,升高明显,见于急性心肌梗死、微小型心肌梗死、心肌炎等,该患者有高血压史,吸烟史,工作繁忙,压力大,在心功能不足情况下运动幅度大(爬 4 层楼梯),这些成为心肌梗死的病因和诱因。间歇性发作胸骨后疼痛,闷痛,无或有放射为心肌梗死典型表现。所以结合患者的病史和临床表现,上述三项阳性结果均支持急性心肌梗死诊断。

(2)简述该患者心肌损伤标志物检查结果对护理工作的指导意义。

答:该患者肌酸激酶(CK),肌酸激酶同工酶(CK-MB)测定和心肌肌钙蛋白 I(cTnI)检查结果均大幅度升高,符合心肌梗死表现,患者有高血压史,吸烟史,工作繁忙,压力大,在心功能不足情况下运动幅度大(爬 4 层楼梯),间歇性发作胸骨后压榨性、放射性疼痛。结合上述辅助检查结果和临床表现,相关护理诊断有:疼痛:与心肌坏死有关;活动无耐力:与心功能下降有关;潜在并发症:心律失常、心源性休克、猝死、血栓形成。护士应要求患者绝对卧床休息,避免诱因减少疼痛发生。监测心电图、心率、心律、血压的变化,观察尿量、疼痛性质。应用抗凝药物时应严密观察有无出血倾向。

思考题答案

略。

第六部分　肾病实验室检查

实训流程题答案

阅读下列案例,进行小组讨论并回答问题

(1)请分析表 5-12 中检查结果的临床意义。

答:血清尿素增高见于器质性肾功能损害,如各种原发肾小球肾炎、肾盂肾炎、肾肿瘤等,患者血清肌酐和尿素明显升高达 5 倍,临床表现少尿,血尿。体格检查示血压高,眼睑水肿,双下肢呈凹性水肿,尿蛋白(2+),24 小时尿蛋白定量 2.2g,尿红细胞增多,提示肾功能受损。患者咽部感染,白细胞增多,提示有前驱感染,以上均支持肾小球肾炎的诊断。

(2)简述该患者检查结果对护理工作的指导意义。

答:根据案例中提供的患者的临床表现和辅助检查信息,可得出时相关护理诊断有:体液过多——双下肢凹陷性水肿、血压升高;与肾小球滤过率下降(血清尿素显著升高相关,提示肾功能受损,肾小球滤过率下降,且血清肌酐显著升高,提示肾脏病变较重)导致水钠潴留有关。有皮肤完整性受损的危险:与皮肤水肿(双下肢凹陷性水肿)、营养不良(白蛋白下降)有关。潜在并发症:急性肾衰竭、高血压脑病。所以护士在护理该患者时应嘱患者急性期应绝对卧床休息 2～3 周,严格执行优质蛋白、低盐饮食,遵医嘱进行利尿消肿、减少尿蛋白治疗和激素治疗等,同时观察药物的不良反应,监测生命体征变化,预防压疮。

思考题答案

略。

第七部分　肝病实验室检查

实训流程题答案

阅读下列案例,进行小组讨论并回答问题

(1)请分析表 5-14 中检查结果的临床意义。

答:转氨酶的活性取决于肝细胞进行性坏死的程度,终末期肝硬化转氨酶活性正常或降低,急性肝细胞损伤丙氨酸氨基转移酶轻度升高(54 U/L)。碱性磷酸酶 147 U/L,轻度升高提示累及肝实质细胞,结合彩超结果肝弥漫性损害声像图伴结节样改变,符合肝硬化的检查结果。肝硬化非活动期,γ-谷氨酰转移酶可持续升高(130 U/L)。血清前清蛋白降低,反映肝胆系统疾病:肝硬化、肝炎。综合临床患者尿偶有黄染,皮肤偶有瘙痒提示黄疸。临床表现及实验室检查均支持肝硬化的临床诊断。

(2)简述该患者检查结果对护理工作的指导意义。

答:根据案例中提供的临床表现和辅助检查信息,可得出的相关护理诊断有:疼痛——肝区疼痛,偶呈针刺样疼痛;与肿瘤生长迅速、肝包膜被牵拉有关;潜在并发症:上消化道出血、肝性脑病;有皮肤完整性受损的危险——皮肤偶有瘙痒;与皮肤瘙痒、干燥有关。作为护理人员应保持病室环境安静、舒适,倾听患者述说疼痛的感受,及时做出反馈,教会患者做深呼吸、听音乐等放松和转移注意力的方法,必要时遵医嘱使用镇痛药。叮嘱患者高热量、高蛋白、高维生素饮食,饮食易消化,戒烟戒酒,适当摄入脂肪。同时注意皮肤的护理,勿抓挠,不用刺激性沐浴及护肤品,以免加重皮肤损伤。遵医嘱用药,注意观察用药的不良反应,定期监测生命体征。

思考题答案

略。

第八部分　血清脂质与脂蛋白检查

实训流程题答案

阅读下列案例,进行小组讨论并回答问题

(1)请分析表 5-16 中检查结果的临床意义。

答:高脂血症的实验室改变主要是总胆固醇和三酰甘油升高,此患者三酰甘油 4 倍升高,总胆固醇也升高,同时患者高血压发现 3 年,糖尿病史 20 余年,所以高脂血症的可能性大。血清低密度脂蛋白水平增高与冠心病发病呈正相关,此患者血清低密度脂蛋白轻度升高,同时伴有高血压、高血脂、高血糖三高症状,要警惕冠心病的发生。

(2)根据该患者的检查结果,护士该如何进行健康教育?

答:根据案例中提供的临床表现和辅助检查信息,该患者有血压、血糖控制不佳,已出现糖尿病肾病并发症,说明患者缺乏疾病预防、高血压用药知识。作为临床护士,要及时给予患者疾病知识指导,高血压、高血糖、高血脂同时存在并发症极易发生。低盐、低脂、优质蛋白糖尿病饮食。监测血压、血糖、心率,注意低血糖反应。协助患者制定运动方案。坚持用药控制血压、血糖,不能擅自停药,同时观察药物的不良反应,1 个月随诊 1 次。

思考题答案

略。

第 6 章　心电图检查

第一部分　常规心电图描记

思考题答案

1. 常规心电图 12 导联的名称与顺序,心电图检查中应注意的事项有哪些?

答:(1)导联名称与顺序:Ⅰ、Ⅱ、Ⅲ、aVR、aVL、aVF 及 $V_1 \sim V_6$。

(2)心电图检查中应注意的事项:①做好解释工作(无创、无痛苦),如果受检者紧张会造成基线不稳;②心电图机参数的设置,以标准走纸速度(25mm/s)、标准电压(1mV＝10 小格)为主,如有变化需要标注,以便于测量分析;③安置电极位置要准确,不要放置于骨骼突起或肌肉发达和皮肤皱褶处,以免产生心电图干扰,如肌电干扰波;④连接电极要涂生理盐水,增加导电性;⑤毛发影响电传导,如果毛发稠密需要剪去;⑥描记心电图时,要观察心电图基线,基线平稳后按工作键进入描记状态,描记后及时标注受检者的一般项目(姓名、年龄、性别、时间等)。

2. 请按照序号标出下图 6-7A 心电图的名称。

答:①P 波;②QRS 波群;③ST 段;④T 波;⑤P-R 间期;⑥Q-T 间期。

3. 按照 QRS 波群的命名原则,为下图 6-7B QRS 波群正确命名。

答:①QS 型;②Qr 型;③QR 型;④rS 型;⑤Rs 型;⑥R 型。

4. 根据图 6-6 案例 1 心电图,判断心率、心电轴、心脏钟向转位的情况。判断心电轴、心脏钟向转位的意义是什么?心电轴偏移表示心脏异常吗?

答：(1)心率：68次/分。心电轴无偏移(Ⅰ、Ⅲ QRS波群的主波方向都是向上的)。心脏无钟向转位(V₁ QRS波群的主波方向向下、V₃ QRS波群的主波方向上下相等、V₅ QRS波群的主波方向向上)。

(2)心电轴、心脏钟向转位用来反映心脏的位置。

(3)电轴偏移不代表心脏异常，有些正常人也可以有轻度的心电轴偏移，要结合临床和心电图的其他情况进行综合考虑。

5. 根据图6-6案例心电图，进行心电图测量。

答：(1)电压：①R波电压 aVR＝0mV、V₁＝0.1mV、V₅＝1.5mV；②$RV_1+SV_5=0.1+0.1=0.2mV$、$RV_5+SV_1=1.5+0.4=1.9mV$。

(2)时间：①P＝0.11秒；②P-R间期＝0.18秒；③Q-T间期＝0.38秒。

(3)上述测量的指标都在正常范围内。

第二部分 心房、心室肥大

思考题答案

[案例1] 患者，女性，69岁。风湿性心脏病，二尖瓣狭窄病史，入院行瓣膜置换术，术前心电图检查，见图6-12。

答：1. 心电图诊断 ①心率115次/分；②左心房肥大。

2. 诊断依据

(1)心电图特点：①P波增宽，在Ⅰ、Ⅱ、aVF、V₄～V₆导联P波时间≥0.12秒，Ⅱ、aVR、V₄～V₆导联P波呈双峰形，峰距≥0.04秒；②V₁导联的P波，负向波深而宽，$PtfV_1$绝对值≥0.04mm·秒；③上述二项符合"二尖瓣型P波"的心电图特点。

(2)患者有风湿性心脏病病，二尖瓣狭窄病史。

[案例2] 患者，男性，51岁。胸闷气急5年，加重1个月，高血压病史20年，入院行冠状动脉造影术，术前心电图检查，见图6-13。

答：1. 心电图诊断 ①心率56次/分；②左心室肥大伴劳损。

2. 诊断依据

(1)心电图特点：①左室电压增高，$RV_5=2.5mV$，$RV_5+SV_1>4.0mV$，$R_Ⅰ=1.5mV$，$RaVL>1.2mV$，$R_Ⅰ+S_Ⅲ>2.5mV$；②心电轴左偏，Ⅰ导联QRS主波向上，Ⅲ导联QRS主波向下，心电轴左偏；③R波为主的导联(Ⅰ、aVL、V₃～V₆导联)ST段下移>0.05mV，伴T波倒置，以S波为主的导联(Ⅲ、aVR、aVF、V₁导联)T波直立；④具备左心室肥大标准的第1、2、4项，诊断为左心室肥大伴劳损。

(2)病史：具有高血压病史20年。临床症状：胸闷气急5年，加重1个月。

[案例3] 患者，男性，77岁，咳嗽发热就诊。原有慢性非阻塞性肺病史20年。心电图检查，见图6-14。

答：1. 心电图诊断 ①心率108次/分；②右心房肥大；③电轴右偏；④顺钟向转位。

2. 诊断依据

(1)心电图特点：①Ⅱ、Ⅲ、aVF导联P波高尖，振幅≥0.25mV；②P波时间正常，<0.12秒；③上述二项符合"肺型P波"的心电图特点；④心电轴右偏：Ⅰ导联QRS主波向下，Ⅲ导联QRS主波向上，心电轴右偏；⑤顺钟向转位：V₃导联QRS主波向下，V₆ QRS主波上下相等，即

V_3出现 V_1 波、V_6 出现 V_3 波,是心脏顺钟向转位。

(2)病史:患者有慢性非阻塞性肺病史。

[案例4] 患者,男性,43岁,先天性心脏病,室间隔缺损,术前检查心电图,见图6-15。

答:1. 心电图诊断 ①心率105次/分;②右心房肥大;③右心室肥大兼劳损。

2. 诊断依据

(1)心电图特点:①Ⅱ、Ⅲ、aVF 导联 P 波高尖,振幅＞0.25 mV,P 波时间正常,＜0.12秒,上述二项符合"肺型 P 波"的心电图特点,右心房肥大;②右心室高电压:V_1、V_2 导联 QRS波群主波向上,V_5、V_6 导联 S 波加深,RV_1+SV_5＞1.2 mV;③心电轴右偏:Ⅰ导联 QRS 主波向下,Ⅲ导联 QRS 主波向上,心电轴右偏;④V_1、V_2 导联 ST 段下移＞0.05mV,V_1 导联 T 波倒置。具备右心室高电压、心电轴右偏、继发性 ST-T 改变(V_1 导联 ST 段下移、T 波倒置)。V_1导联 R 波增高的伴有 ST-T 改变称为右心室肥大伴劳损。诊断为右心室肥大伴劳损。

(2)病史:有先天性心脏病、室间隔缺损病史。

第三部分　心肌缺血与心肌梗死

思考题答案

[案例1] 患者,男性,58岁,胸闷气急 5 年,加重 1 个月。高血压病史 15 年。当日晚餐后 2 小时突发胸痛近 1 小时,急诊心电图检查,见图6-25。

答:1. 心电图诊断 变异性心绞痛发作。

2. 诊断依据

(1)心电图特点:①Ⅱ、Ⅲ、aVF、V_6 导联,ST 段抬高＞0.1mV,T 波直立高耸;②aVL、V_1～V_4 导联 ST 段下移。

(2)病史:①高血压病史 15 年,胸闷气急 5 年,加重 1 个月;②安静状态下(晚餐后 2 小时)发生胸痛,持续时间长(近 1 小时),休息不能缓解。

[案例2] 患者,男性,61岁,高血压病史 10 年。发作性胸闷 5 年。因发热 2 天入院,住院时心电图检查,见图6-26。

答:1. 心电图诊断 慢性冠状动脉供血不足。

2. 诊断依据

(1)心电图特点:①Ⅰ、Ⅱ、V_5～V_6 导联 ST 段水平下移;②Ⅰ、Ⅱ、Ⅲ、aVF、V_4～V_6 导联 T波倒置。

(2)病史:①高血压病史 10 年,有心绞痛发作病史(发作性胸闷 5 年);②心绞痛未发作时,有心肌供血不足的心电图表现。

[案例3] 患者,男性,56岁,有高血压病史 15 年,冠心病病史 10 年,冠状动脉介入治疗后 5 年,再次胸痛发作 1 天入院。当日急诊心电图检查,见图6-27。

答:1. 心电图诊断 急性前间壁心肌梗死。

2. 诊断依据

(1)心电图特点:①V_1～V_3 导联 QRS 波群呈 QS 导联(坏死性 Q 波);②V_1～V_4 导联 ST段弓背向上抬高,与 T 波融合。

(2)病史:①有高血压病史 15 年,冠心病病史 10 年,冠状动脉介入治疗后 5 年;②胸痛发作 1 天,休息不能缓解。

[案例 4] 患者,男性,47 岁,突发性胸痛近半小时,急诊就医。原有高血压病史。急诊心电图检查,见图 6-28。

答:1. 心电图诊断 急性广泛前壁心肌梗死。

2. 诊断依据

(1)心电图特点:①V$_1$～V$_5$、I、aVL 导联 QRS 波群有坏死性 QS 波或 Q 波;②V$_1$～V$_5$ 导联 ST 段弓背向上抬高,与 T 波融合;③I、aVL 导联 T 波倒置。

(2)病史:①有高血压病史;②胸痛发作近半小时。

[案例 5] 患者,男性,75 岁,突发性胸痛近 1 小时。原有高血压病史。急诊心电图检查,见图 6-29。

答:1. 心电图诊断 急性下壁心肌梗死。

2. 诊断依据

(1)心电图特点:①II、III、aVF 导联可见坏死性 Q 波;②II、III、aVF 导联 ST 段抬高、T 波倒置;③aVL、V$_4$、V$_5$ 导联 ST 段水平型或上斜型下移,V$_4$～V$_6$ 导联 T 波低平。

(2)病史:①有高血压病史;②突发性胸痛近 1 小时。

第四部分 心律失常

(一)窦性心律与窦性心律失常

思考题答案

[案例 10] 患者,女性,38 岁,甲状腺功能亢近 2 年,近 1 周有发作性心悸感而入院治疗。入院后心电图检查,见图 6-53。

答:1. 心电图诊断 ①窦性心动过速;②ST 段改变(下移);③T 波改变(低平)。

2. 诊断依据

(1)心电图特点:①心率 107 次/分。心电轴无偏移,心脏无钟向转位。②P 波在 II 导联中直立,在 aVR 导联中倒置,P 波时间<0.11 秒;P 波电压:肢体导联<0.25 mV,胸前导联<0.20 mV。③P-R 间期时间:0.14 秒。④QRS 波群时间:0.75 秒。QRS 波群在 I、II、III 导联中主波向上,V$_1$～V$_6$ 导联中 R 波逐渐增高,S 波逐渐减小,QRS 波群电压无增高与低下。⑤II 导联 ST 段下移>0.05 mV。⑥T 波与 QRS 波群主波方向一致(除外 V$_1$ 导联),T 波电压:II、V$_5$、V$_6$ 导联 T 波低平。⑦Q-T 间期时间:0.31 秒。

(2)病史:甲状腺功能亢进 2 年,近 1 周有发作性心悸感,诊断窦性心动过速伴有心肌供血不足的心电图表现。

[案例 11] 患者,男性,64 岁,长期服用 β 受体阻滞药,近日,自测心率较慢而就诊,心电图检查见图 6-54。

答:1. 心电图诊断 窦性心动过缓。

2. 诊断依据

(1)心电图特点:①心率 53 次/分,心电轴无偏移,心脏无钟向转位。②P 波在 II 导联中直立,在 aVR 导联中倒置,P 波时间<0.11 秒,P 波电压:肢体导联<0.25 mV,胸前导联<0.20 mV。③P-R 间期时间:0.16 秒。④QRS 波群时间:0.9 秒,QRS 波群在 I、II、III 导联中主波向上,V$_1$～V$_6$ 导联中 R 波逐渐增高,S 波逐渐减小,QRS 波群电压无增高与低下。⑤ST 段无偏移。⑥T 波与 QRS 波群主波方向一致(除外 V$_1$～V$_3$ 导联),电压>同导联 R 波的 1/10。⑦

Q-T 间期时间:0.42 秒。

(2)病史:年龄、高血压病史、长期服用β受体阻滞药,可能的原因是与β受体阻滞药有关。

[案例12] 患者,女性,25 岁,体检发现心律失常就诊。心电图检查,见图 6-55。

答:1. 心电图诊断 窦性心律失常。

2. 诊断依据

(1)心电图特点:①平均心率 75 次/分,心电轴无偏移,心脏无钟向转位。②P 波在Ⅱ导联中直立,在 aVR 导联中倒置;P-P 间期时间不等,差值>0.12 秒。③P-R 间期时间:0.18 秒。④QRS 波群时间为 0.80 秒,QRS 波群在Ⅰ、Ⅱ、Ⅲ导联中主波向上,V₁~V₆导联中 R 波逐渐增高,S 波逐渐减小,QRS 波群电压无增高与低下。⑤ST 段无移位,T 波与 QRS 波群主波方向一致(除外 V₁导联),电压>同导联 R 波的 1/10。⑥Q-T 间期时间:0.38 秒。

(2)病史:患者为年轻人,没有其他的症状,最可能的原因是生理性心律失常。

(二)期前收缩

[案例13] 患者,男性,74 岁。胸痛 7 年,气急 2 周,有高血压病史十余年,为接受冠状动脉造影而入院。入院后心电图检查,见图 6-56A。

答:1. 心电图诊断 ①窦性心律;②室性期前收缩(三联律)。

2. 诊断依据

(1)心电图特点:①心率 63 次/分,心电轴无偏移,心脏无钟向转位;②P 波在Ⅱ导联中直立,在 aVR 导联中倒置;③P-R 间期时间 0.17 秒;④可见提早出现的 QRS-T 波群,其前无 P 波,QRS 波宽大畸形,代偿间期完全;⑤ST-T 无明显异常。

(2)结合病史,高血压和冠心病可能是本病例频发室性期前收缩的基础疾病。

[案例14] 患者,男性,69 岁,胸闷心悸 2 个月就诊。心电图检查,见图 6-56B。

答:1. 心电图诊断 ①窦性心律;②多源房性期前收缩;③ST 段异常改变。

2. 诊断依据 ①心率 85 次/分,心电轴无偏移,心脏无钟向转位;②P 波在Ⅱ导联中直立,在 aVR 导联中倒置,P-R 间期 0.15 秒;③可见提早出现的 P'-QRS-T 波群,P'波与窦性 P 波形态不同,P'-R 间期>0.12 秒,QRS 波群形态正常,代偿间歇不完全;④Ⅱ导联中可见房性期前收缩 3 个,其中第 1 个房性期前收缩的 P'波与第 2,3 个房性期前收缩的 P'波形态不同;⑤Ⅱ、Ⅲ、aVF 导联 ST 段明显下移,下移>0.05 mV,T 波无明显异常。

[案例15] 患者,女性,45 岁,心悸 2 周就诊。心电图检查,见图 6-56C。

答:1. 心电图诊断 ①窦性心律;②交界性期前收缩。

2. 心电图诊断依据 ①心率 74 次/分,心电轴无偏移,心脏无钟向转位;②P 波在Ⅱ导联中直立,在 aVR 导联中倒置;③P-R 间期时间 0.16 秒;④可见提早出现的 P'-QRS-T 波群;P'波在Ⅱ导联中倒置,在 aVR 导联中直立,P'-R 间期<0.12 秒,QRS 波群形态正常,代偿间期完全;⑤ST-T 无明显异常。

(三)阵发性心动过速

[案例16] 患者,男性,78 岁。原有心动过缓,今天自觉心率加快而就诊。心电图检查,见图 6-57A。

答:1. 心电图诊断 ①阵发性室上性心动过速;②ST 改变。

2. 心电图诊断依据 ①心率 192 次/分,无法识别 P 波,P-R 间期无;②快速而节律规则的心动过速,QRS 波群形态正常;③Ⅰ、Ⅱ、aVL、V₄~V₆导联 ST 段下移。

[案例 17]　患者,男性,15 岁。突发心悸 3 天,当地医院拟诊"室上性心动过速"治疗,心动过速未终止,为此转来本院。门诊心电图检查,见图 6-57B。

答:1. 心电图诊断　阵发性室性心动过速。

2. 心电图诊断依据　①平均心室率 153 次/分,P-R 间期无,QRS 波时间 0.14 秒;②连续出现快速的 QRS 波宽大畸形的心动过速。

(四)扑动与颤动

[案例 18]　患者,女性,63 岁。阵发性心悸 5 年,药物治疗中复查心电图,见图 6-58A。

答:1. 心电图诊断　心房扑动(4:1等比传导)。

2. 心电图诊断依据　①基本特点:心房率 308 次/分,平均心室率 77 次/分,P-R 间期无,QRS 波时间 0.10 秒;②P 波消失,代之以节律规则的呈锯齿样的心房扑动波"F"波;③F 波与 QRS 波呈 4:1比例下传至心室,QRS 波形态正常。

[案例 19]　患者,男性,69 岁。胸痛心悸 6 年,高血压病史 6 年。入院行冠状动脉造影,心电图检查,见图 6-58B。临床资料:超声心动图示左心房增大,轻度二尖瓣关闭不全。

答:1. 心电图诊断　心房颤动。

2. 心电图诊断依据　①基本特点:心房率 350～600 次/分,平均心室率 79 次/分,P-R 间期无,QRS 波时间 0.08 秒;②P 波消失,代之以大小、形态、节律不规则的 f 波;③R-R 间距绝对不规则,心室率绝对不齐,QRS 波形态和时限正常。

[案例 20]　患者,男性,58 岁。因胸痛心悸 1 周入院。高血压病史 15 年。心电图检查结果,见图 6-58C。问题:病人的心脏处于何种状态?

答:病人的心脏处于心搏骤停状态,急需立即心肺复苏抢救。

(五)传导阻滞

[案例 21]　患者,男性,47 岁。胸闷 3 个月,胸痛 3 天。入院后心电图检查,见图 6-59。

答:1. 心电图诊断　一度房室传导阻滞。

2. 诊断依据　①心率 67 次/分,P-R 间期 0.34 秒;②P-R 间期时间延长;③P 波后均有 QRS-T 波,QRS 波群形态正常。

[案例 22]　患者,女性,32 岁。上呼吸道感染后胸闷 2 天。心电图检查,见图 6-60。

答:1. 心电图诊断　二度Ⅰ型房室传导阻滞。

2. 诊断依据　①心房率 81 次/分,心室率 75 次/分;②P-R 间期 0.22～0.40 秒,QRS 波群时间 0.10 秒;③P-P 间距规则,P-R 间期逐渐延长,直到 P 波后出现 QRS-T 波脱落,脱落前的 P-R 间期最长,脱落后的 P-R 间期最短;④QRS 波群形态正常。

[案例 23]　患者,男性,79 岁。急性心肌梗死后 5 天,突然心率减慢。心电图检查,见图 6-61。

答:1. 心电图诊断　①急性下壁心肌梗死;②二度Ⅱ型房室传导阻滞(2:1下传)。

2. 诊断依据

(1)心电图特点:①心房率 96 次/分,心室率 48 次/分;②P-R 间期 0.24 秒,QRS 波群时间 0.09 秒;③P-P 间距规则,房室传导均呈 2:1,QRS 波群形态正常;④Ⅲ和 aVF 导联有坏死性 Q 波,ST 段抬高,T 波倒置。

(2)结合病史:急性心肌梗死伴发房室传导阻滞。

[案例 24]　患者,女性,36 岁。腹痛和腹泻 3 天,伴有发热。突感心动过缓、头晕而急诊

就诊。心电图检查,见图 6-62。

答:1. 心电图诊断 ①三度房室传导阻滞;②交界性逸搏心律。

2. 诊断依据 ①心房率 80 次/分,心室率 50 次/分,P-R 间期无,QRS 波群时间 0.09 秒;②P 波规律出现,P-P 间距规则,QRS 波群也有自己的规律出现,但 P 波与 QRS 波群无固定关系(P-P 间距与 R-R 间距各有其自己固定的节律),房率>室率;③QRS 波群形态正常。

[案例 25] 患者,男性,63 岁。冠状动脉支架术后 2 年,再次发生胸痛 1 个月入院。入院后心电图检查,见图 6-63。

答:1. 心电图诊断 ①一度房室传导阻滞;②完全性右束支阻滞。

2. 诊断依据 ①心率 61 次/分;②P-R 间期 0.22 秒,QRS 波群时间 0.16 秒;③QRS 波群增宽,时间>0.12 秒,V_1 VAT>0.05 秒;④V_1 导联的 QRS 波群形态呈 rsR′("M")型,Ⅰ、V_5 导联 S 波增宽、粗钝;⑤V_1 导联 ST 段下移,T 波倒置。

[案例 26] 患者,女性,75 岁。胸痛 15 年,高血压病史 10 年,冠状动脉造影显示左前降支中段 60% 狭窄。心电图检查,见图 6-64。

答:1. 心电图诊断 不完全性左束支阻滞。

2. 诊断依据

(1)心电图特点:①心率 71 次/分,P-R 间期 0.14 秒,QRS 波群时间 0.11 秒;②QRS 波群增宽,但时间<0.12 秒;③V_1 导联的 QRS 波群形态呈 rS 型,V_5、V_6 导联的 QRS 波群形态呈单向粗钝 R 波型;④Ⅰ、Ⅱ、aVF、V_5、V_6 导联 ST 下移,T 波负正双向。

(2)结合病史:有器质性心脏病,高血压、冠心病病史。

参 考 文 献

陈文彬,潘祥林.2010.诊断学.7版.北京:人民卫生出版社.

陈瑄瑄,钟云龙.2015.健康评估.北京:中国医药科技出版社.

崔月丽,高丽美.2014.一例外籍患者中发生文化休克的护理体会.中国疗养医学.13(4):233-234.

韩光,张连波,李艳秋.2012.一例老年肺癌病人角色适应不良的护理.中国肺癌临床与康复.9(4):117-118.

李乐之,路潜.2012.外科护理学.5版.北京:人民卫生出版社.

刘霞.2015.经典心电图图谱.上海:上海科学技术出版社.

吕探云,孙玉梅.2010.健康评估.3版.北京:人民卫生出版社.

吕探云,孙玉梅.2012.健康评估学习指导及习题集.2版.北京:人民卫生出版社.

尚红,王毓三,申子瑜.2015.全国临床检验操作规程.4版.北京:人民卫生出版社.

万学红,卢雪峰.2013.诊断学.8版.北京:人民卫生出版社.

王绍锋,刘旭东.2014.健康评估.2版.北京:科学出版社.

谢玉琳,田洁.2009.健康评估.北京:中国医药科技出版社.

姚菊峰,薛原,赵春红,等.2003.时辰法药理学在临床给药护理中的实用价值.中华护理杂志,18(21):21-22.

尤黎明,吴瑛.2012.内科护理学.3版.北京:人民卫生出版社.

张朝霞,史绍蓉,刘芳.2015.健康评估基本技能.西安:第四军医大学出版社.

张新民.2016.临床心电图分析与诊断.北京:人民卫生出版社.

周丽娟,卢天舒,徐凤.2015.临床心理护理指导手册.北京:人民军医出版社.

Frank G Yanowitz.2014.临床实用心电图实例分析与解读.长沙:中南大学出版社.

Springhouse.2007.护理心电图解读.北京:北京大学医学出版社.